全国高等卫生职业教育"十三五"规划教材

供临床医学、护理、医学影像技术、医学检验技术、康复治疗技术、药学、口腔等专业使用

附数字资源增值服务

医学伦理学

YIXUE LUNLIXUE

主　编　廖淋森　周宏菊

副主编　武玉清　向纹熠　曲福玲　崔　燕

编　委　（以姓氏笔画为序）

王华山　肇庆医学高等专科学校

曲福玲　吉林大学第二医院

向纹熠　重庆三峡医药高等专科学校

李瑞峰　内蒙古医科大学第二附属医院

武玉清　青海卫生职业技术学院

周宏菊　肇庆医学高等专科学校

崔　燕　内蒙古医科大学

廖淋森　铜仁职业技术学院

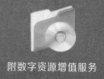

U0345139

华中科技大学出版社
http://www.hustp.com
中国·武汉

内 容 提 要

本书是全国高等卫生职业教育"十三五"规划教材。

全书共十四章,内容包括绪论、医学伦理学的发展、医学伦理学的基本理论及基本规范体系、医疗人际关系伦理、临床诊疗伦理、护理伦理、基层卫生工作与长期照护的伦理、预防医学伦理、临终关怀与死亡伦理、卫生管理伦理、生育控制与辅助生殖技术伦理、生命医学发展中的伦理、科研伦理,以及医学伦理教育、评价与修养。

本书适用于临床医学、护理、医学影像技术、医学检验技术、康复治疗技术、药学、口腔等专业。

图书在版编目(CIP)数据

医学伦理学/廖淋森,周宏菊主编. —武汉:华中科技大学出版社,2018.8(2024.7重印)
全国高等卫生职业教育"十三五"规划教材
ISBN 978-7-5680-4433-2

Ⅰ. ①医… Ⅱ. ①廖… ②周… Ⅲ. ①医学伦理学-高等职业教育-教材 Ⅳ. ①R-052

中国版本图书馆 CIP 数据核字(2018)第 186701 号

医学伦理学 廖淋森 周宏菊 主编
Yixue Lunlixue

策划编辑:史燕丽
责任编辑:张 琳
封面设计:原色设计
责任校对:杜梦雅
责任监印:周治超
出版发行:华中科技大学出版社(中国·武汉)　　电话:(027)81321913
　　　　　武汉市东湖新技术开发区华工科技园　　邮编:430223
录　　排:华中科技大学惠友文印中心
印　　刷:武汉市籍缘印刷厂
开　　本:889mm×1194mm　1/16
印　　张:17.5
字　　数:440千字
版　　次:2024 年 7 月第 1 版第 4 次印刷
定　　价:48.00 元

Preface 前　言

党的十九大以来，以习近平同志为核心的党中央高度关注人民群众的身心健康，注重基层医疗卫生的发展，加大基层医疗卫生人才的培养。高职医学教育的迅速崛起，为基层医疗卫生人才的培养奠定了基础。随着近年来医学的快速发展，医患矛盾、基层医疗卫生机构缺医少药矛盾日益突出，动物克隆技术的问世、胚胎干细胞研究的突破、人类基因组的解码、器官移植和辅助生殖技术的开展、新药临床试验等，引发了一系列复杂的伦理问题和法律争议，伦理问题得到越来越广泛的重视。着力提升每一位医疗工作者的医学道德修养和水平，就应该了解医学伦理学知识，为基层医疗卫生事业的发展奠定有益的理论基础。

为了适应我国高职医学教育改革和发展的需要，在华中科技大学出版社的组织下，来自全国的临床及教学一线的工作人员进行了本书的编著。我们希望这本书能够成为一本适应时代发展、适合高等卫生职业教育的经典之作，成为医务工作者继续医学伦理教育的有益的参考书。

在本书编写中，我们遵循高等卫生职业教育的培养目标，结合医学的发展动态，重点突出了健康伦理、环境伦理、医患关系伦理、全科医学伦理。结合每章内容，在各章引入了相关案例，通过案例引导环节，生动形象地将本章内容引出，并引导学生在学习中思考伦理相关问题。在每节中，穿插知识链接、知识拓展，扩充正文中的相关知识，使学生更好地理解正文内容，拓展医学伦理学相关知识。同时，在篇幅允许的范围内，努力做到既能展现医学伦理学的基本知识、基本理论，又能反映当前医学环境中的最新伦理观，在夯实医学伦理学基础的同时拓展学生的视野和伦理思维，突出本书的实用性。

本书每章开篇的学习目标能使学生有重点地学习相关伦理知识。每章结束后的本章小结将本章重点内容进行总结，目标检测可使学生进一步深入掌握本章内容。

　　本书的编者都是我国教育界及临床上的骨干,有着丰富的教学、临床和科研经验。在本书的编写过程中,我们得到了华中科技大学出版社有关领导的关怀和指导,得到了各位编委所在单位领导的大力支持,在此深表谢意。另外,在本书的编写中参考了众多学者的文献及著作,在此一并感谢。

　　由于编者知识和水平有限,书中的错误和不足之处在所难免,恳请读者和同道不吝赐教。

编　者

目 录

MULU

第一章 绪 论

学习目标

掌握：医学伦理学的研究对象与内容；职业道德的含义及基本内容；学习医学伦理学的意义。

熟悉：医学伦理学的学科性质及分类；医学道德的特点及作用。

了解：伦理与伦理学的概念；道德的含义、特征及作用；学习医学伦理学的方法。

案 例 引 导

2003年春节刚过，非典型性肺炎（非典）开始在广州一些地区流行，广东省中医院二沙岛分院承担了接诊非典型性肺炎患者的任务。面对具有强烈传染性的患者和死神的挑战，作为急诊科护士长的叶欣，始终坚持战斗在第一线，每当有疑似或确诊患者送来，她总是冲在最前面，为减少其他人的感染机会，一句"这里危险，让我来！"常常挂在嘴边，她几乎包揽了所有的工作，她冒着生命危险抢救和护理患者，一次又一次地把危重患者从死神手中夺了回来。3月4日，叶欣开始出现发热症状，但还是坚持在科室里忙碌着，后来被确诊染上非典型性肺炎，她不幸倒在了与非典型性肺炎昼夜搏斗的战场上，走的时候年仅47岁。

叶欣作为抗非典战斗英雄的杰出代表，被追授为全国优秀共产党员、革命烈士，感动中国"双百"人物，荣获白求恩奖章、国际南丁格尔奖。

分析思考：

叶欣护士长身上有哪些值得我们学习和推崇的医学职业道德精神？

医学伦理学是一门运用一般伦理学原理，主要研究医疗实践活动中人与人之间道德关系及道德规范的学问。学习医学伦理学的目的，是认识和理解医学道德的作用、意义和发展规律，掌握医学道德的原则和规范，自觉地培养和提高医疗职业伦理精神，全心全意地为人民的身心健康服务。因此，医学生系统地学习医学伦理学的理论知识，对于在今后的医疗职业实践中协调医务人员与患者、同行、社会之间的关系，提高医疗服务质量，促进医学科学和卫生事业的发展，具有十分重要的意义。

Note

第一节　伦理学、医学伦理学和生命伦理学

一、伦理学

（一）伦理学的含义

"伦理学"这个词源于希腊文 ethikos，与 ethos（品格、德行）有关。拉丁文在习惯上也称它为"道德哲学"。在伦理学、道德学说研究的历史长河中，人类关于"伦理学"的界定虽然表述不同，但实质差异并不大。结合社会道德实际，综合各家学说，我们认为，伦理学是研究道德现象的起源、本质及其发展变化，揭示人类社会道德现象及规律的科学，是一门关于人的道德品性、修养和行为规范的科学。简言之，伦理学是以道德作为研究内容的，是对人类道德生活进行系统思考和研究的一门科学。

伦理学在人类文明史中是比较早的学科之一。早在公元前 3 世纪，古希腊哲学家亚里士多德就对人类社会的道德现象进行了系统论述并首创了"伦理学"这个概念，他也被后世称为"伦理学之父"。他对伦理学的形成做出了巨大的贡献，给后人们留下了三部伦理学著作：《尼可马克伦理学》《欧德米亚伦理学》和《大伦理学》。其中《尼可马克伦理学》相传是由他的儿子尼可马克根据他的讲述整理而成的世界上第一部伦理学专著，而且使伦理学从哲学中逐渐分离出来而成为一门独立的学科。

（二）伦理学的分类

1. 描述伦理学　描述伦理学是伦理学的一个分支，是利用描述和归纳的方法，进行经验研究或事实研究社会道德的理论或研究方法。

2. 分析伦理学　分析伦理学是把现有社会状况和行为规范放在一边，只从语言学和逻辑学的角度去判断道德，其承认道德判断和具体道德命令可以具有真理性。

3. 规范伦理学　规范伦理学是一种应用伦理学。它将人们的道德理想和价值观用道德原则和规范体现出来，并加以实践，促进了自身的完善，推动了社会的进步。

二、医学伦理学

（一）医学伦理学的含义

医学伦理学是研究医学道德的科学。它是一种特殊的意识形态和特殊的职业道德，既具有一般社会道德共性，又有着与医疗卫生工作直接联系的职业道德特点。它是在医疗卫生中形成，并依靠社会舆论和内心信念指导的，用于调整医务人员与服务对象以及医务人员相互之间关系的行为规范的总和。

（二）医学伦理学的研究对象

医学伦理学属于应用伦理学的范畴，医学伦理学研究的是医疗领域的医学道德现象，即医学道德意识现象、医学道德规范现象和医学道德活动现象，由于各种医学道德现象必须要通过医学道德主体去实现和体现，同时医务人员在医疗实践活动中，无时无刻不发生着个人与患者、与同行、与社会之间的各种复杂关系。所以，医学伦理学实质研究的对象是医疗实践中各种复杂的医学道德关系，具体表现为如下四个方面。

1. 医务人员与患者之间的关系　简称医患关系,双方间最基本的关系是通过服务与被服务的形式体现出来的,医患关系是医学伦理学的核心问题和最主要的研究对象。因为在医疗实践中,医务人员处于主体地位,医患关系的各种具体问题要通过医务人员去解决。作为医务人员,其职责就是帮助患者早日康复。这就要求医务工作者把患者的利益放在第一位,全心全意地为患者的身心健康服务。

2. 医务人员之间的关系　简称医际关系,包括医生与医生、护士与护士、医生与护士,以及医务人员与行政管理人员、后勤人员之间的关系等。医院这些人员,由于分工不同,承担着不同的职责,但相互之间又有着广泛的联系,彼此间需要相互合作与协调。医务人员之间应该如何忠于职守、相互配合,如何防止和对待医疗差错事故,这是医学伦理学所要面对和解决的问题。

3. 医务人员与社会之间的关系　医务人员的医疗活动,不但关系到患者及其家属的利益,而且关系到社会的利益,如卫生预防、计划生育、传染病和流行病的控制、安乐死等问题。如果不从整个社会利益考虑,医务人员就很难进行行为的选择,医疗卫生行政管理机构以及社会也很难评价其行为是否合乎道德。

4. 医务人员与医学学科发展之间的关系　随着生物医学的迅速发展和临床应用,出现了许多难题,诸如基因诊断与治疗、人类辅助生殖技术、胚胎干细胞的研究与应用、人体实验以及器官移植的实施等,这些都存在许多复杂的伦理、法律、社会难题。因此,医务人员与医学学科发展之间的关系,已成为医学伦理学研究的重要对象。

三、生命伦理学

由于生命伦理学本身还处于发展过程中,其概念目前还无法统一。本书认为:生命伦理学是指对生命诸问题的道德哲学诠释,是对人类生存过程中生命科学技术和卫生保健政策以及医疗活动中的医德现象进行系统研究所形成的有关解决人的健康利益追求、生存状态和终极关怀等问题的学说体系。它应包括"理论生命伦理学"和"应用生命伦理学"两部分。

第二节　道德、职业道德和医学道德

道德作为人类社会一种特殊的意识形态,其形成是人类文明的重要标志。人类千百年发展形成的优秀道德是人类精神文明的体现和重要成果。职业活动是人们社会实践活动的一种基本形式和普遍组成部分,是社会道德在人们职业生活领域的重要体现。

一、道德

(一) 道德的含义

如果把道德作为一种事物或现象,学界关于道德概念较为集中的表述是:在一定社会经济条件下,用善恶作为评价标准,依靠社会舆论、内心信念和生活习俗调节人与人之间、个人与社会之间关系的行为准则和规范的总和。

道德是一种意识形态,属于上层建筑;它是对社会存在的反映,是由经济基础决定的。马克思主义科学揭示了道德的本质。恩格斯指出:人们自觉或不自觉地,归根到底总是从他们阶级地位所依据的实际关系中——从他们进行生产和交换的经济关系中,吸取自己的道德观念;一切以往的道德归根到底是当时的社会经济状况的产物。道德的根源在于社会经济关系,一定社会的道德是在一定社会经济关系中产生的。马克思主义伦理学认为,道德是调整人与人之间、人与社会之间利益关系的行为规范或准则,社会经济关系的性质决定道德的性质,即有什么样的经济关系,就有什么样的道德体系。

（二）道德的特征

1. 阶级性　由于道德由一定的社会经济基础所决定而且为一定的社会经济基础服务,因此道德在社会中具有明显的阶级性特征。

2. 稳定性　道德虽然也随着社会经济关系的变化而变化着,但与其他的上层建筑如政治、法律、哲学等相比,由于旧的道德观已经渗透到文化传统、社会习俗等各个方面并内化为人们的内心信念,因此道德的变化速度缓慢,道德具有更大的稳定性。

3. 规范性　作为反映社会意识存在的特定形式,道德能以善恶、是非、荣辱等标准评价和指引社会公众方方面面的行动,从而对公众行为具有一定的规范和约束作用,由此使道德具有了规范性特征。

4. 多层次性　不同历史发展阶段道德体系的构建,除形成一个最基本的道德原则外,还必须在这一原则的支配和指导下形成不同层次的、众多的具体道德规范,以调节公众在各个领域的行为和意识,这就形成道德独特的多层次性特征。

5. 广泛的社会性　由于道德遍及社会的各个领域并渗透于各种社会关系当中,只要有人与人的关系存在,道德就将一直存在着并调节人们之间的相互关系,而不会像法律、政治等其他的上层建筑一样只是存在于阶级社会中。因此,道德显现出与人类社会共存亡的更广泛的社会性特征。

（三）道德的作用

道德具有认识、教育和调节三大基本作用。道德的认识作用是通过道德标准、道德判断和道德理想等特有方式来发挥的。道德能够使人正确地认识自己与他人、社会的关系以及对家庭、社会、民族、国家和环境应负的责任和义务,正确地认识社会生活中的道德规范以及生活的意义等,从而提高辨别善与恶、应当与不应当、正当与不正当的能力,正确地选择自己的人生道路。道德的教育作用是通过道德评价、激励等方式来发挥的。道德能够造成社会舆论,形成社会风尚,树立道德典型,塑造理想人格,培养人的道德自觉意识、行为习惯和高尚品质,从而提升人的道德境界。道德的调节作用是通过评价、示范、劝诫等方式来发挥的。道德能够指导、规范和纠正人们的行为,从而调节人与人、人与社会、人与自然的关系,以便使个人与社会、局部与整体、近期与长远等的利益追求达到协调一致,并保持人类生存环境的动态平衡。道德的三大作用中,认识作用是基础,教育作用是认识作用的发挥和体现,调节作用是道德的主导功能。

道德的积极作用如果充分释放出来,就会对社会及其人的全面发展产生重大的推动作用。首先,为人们合理追求名利提供必要的辩护、保障,良好的社会秩序有利于生产力的发展、经济基础的巩固以及社会生活的有序进行;其次,为每一个社会成员提供做人的规矩和导向,促进精神世界的发展。

二、职业道德

1. 职业道德的定义　职业道德也被称为行业道德,是指占社会主导地位的道德或阶级道德在职业生活中的具体体现,是人们从事特定职业活动的过程中应该遵循的行为准

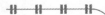

知识链接

Note

则和规范。它涵盖了从业人员与服务对象、职业与职工、职业与职业之间的关系。随着社会的不断发展和进步,在市场竞争日趋激烈的今天,职业道德在整个社会道德体系中占有越来越重要的地位。

2. 职业道德的基本内容　职业道德包括职业理想、职业态度、职业责任、职业技能、职业纪律、职业良心、职业荣誉以及职业作风等方面。不同的职业道德具有不同的专业特点,但其基本要求都是忠于职守、热爱本职。

3. 职业道德的作用　职业道德规定并约束本行业的从业者应该遵循的职业准则。职业道德的建设既是社会主义道德建设的突破口,也是实现社会主义现代化的有力保证,更是改善职业中各种社会关系、树立职业信念、良好职业社会风气的推动力。

三、医学道德

(一)医学道德的含义

医学道德,简称为医德,是一种特殊的职业道德,是特指医务人员在医疗卫生服务的职业活动中应具备的道德品质。它是社会一般道德在医疗卫生服务领域中的具体体现,是医务人员在长期的医疗卫生实践中逐渐形成的比较稳定的职业心理素质和职业习惯,是调节人与人之间、人与社会之间关系的行为规范的总和。

医学道德是人们在长期的医疗卫生服务活动中产生、积累和发展起来的,具有很强的实践性。医学道德与其他职业道德相比,社会对其有更高的要求,在整个社会道德体系中占有重要地位。这是因为医疗职业就是一门"生命所系,性命相托"的职业,所以,古今中外著名的医学家都十分强调和重视医学道德修养。

(二)医学道德的特点

1. 鲜明的专业性　医学道德的专业性是指它具有区别于一般社会道德和其他职业道德的鲜明职业特殊性。医学道德根植于医学的实践活动及患者的健康利益,因为医学的实践活动及患者的健康利益得以实现的途径具有鲜明的专业性和独特性,因此尽管医德与一般道德也相互渗透、密不可分,但医德绝不是对一般道德的简单照搬或应用,其基本理念、规范内容、表述话语、实现机制等都具有独特的专业性质,如敬畏生命理念、对病人说"善意谎言"的准则、医学职业精神、伦理审查设计等。随着医学的飞速发展,尤其是医学分科越来越细,医德专业性的特点甚至在不同的医疗保健服务岗位之间,尤其是临床医院各科室之间,也日益凸显。例如同是知情同意准则,在临床医疗与人体实验、临床一般医疗与器官移植医疗之间,其伦理要求虽有大同之意,却也有不可忽视的小异之处。

2. 显著的普世性　医学道德的普世性是指医学道德主要理念、基本规范及其适用范围具有超越地域、民族、文化、经济发展水平甚至国度等限制的显著同一性。健康利益是人类最一致的合理诉求,医学是人类同疾病做斗争的通用手段,医学道德是人类追求和实现健康利益的共同保障。由此决定了即使在阶级社会和有阶级存在的社会里,医学道德的活动、关系和意识虽然不可避免地受到阶级道德及其意识形态的影响甚至左右,但都具有更多、更显著的人类共同性,即普世性。医德的普世性集中表现为敬畏生命、恪守人道、不伤害患者等通用、通行于世界的医学职业"金规则"。

3. 突出的传承性　医学道德的传承性是指在发展与嬗变过程中,医学道德的内在本质、基本精神、基本原则等具有突出的稳定性或连续性。医学道德的传承性同样取决于医学实践及其健康利益追求等这些不变的本质特点和发展规律。另外,由熟手向新手进行专业传习的职业方式也是影响医学道德代代传承的重要条件。医学道德的传承性主要表现为：一是宏观层面的职业道德价值导向，如敬畏生命、以人为本、利他主义等；二是微观层面的医者职业道德心理和美德，如爱心、同情心、责任心、事业心、真诚、正直、审慎、胆识等。这两个方面常常交织在一起，以职业习俗、职业惯例等方式流传久远，具有显著的稳定性、连续性。

总之，由于医学具有极强的专业独立性，距离阶级利益及政治诉求相对较远，与其他职业相比，通过医者的积极努力，医学道德能够最大限度地体现人人享有健康权益的共同诉求。因此，在人类整个道德生活中，医学道德在时间维度的传承性和在空间维度的普适性体现得特别突出，即医学道德全人类属性的"含金量"最足。

（三）医学道德的作用

1. 维护作用 医学实践活动以维护人的身心健康为服务对象和目的。医学道德水平之高低，服务质量之优劣，直接关系到人的生活质量和生命安全。因此，那些具有高尚医学道德、精湛医术，关心患者、爱岗敬业，又有高度责任心的医务工作者，就能真正起到人类健康"保护神"的作用。

2. 协调作用 道德是社会关系的调节器。在医疗服务活动中，医学道德的原则和规范要求医务人员发挥团队精神，协调好彼此之间、医患之间以及与社会之间的关系，在尊重患者、关心患者、爱护患者的基础上，与患者一道战胜疾病，共同为维护人类健康服务。

3. 约束作用 高尚的医德修养是医疗职业活动的客观要求，也是医务人员应努力追求的崇高道德境界。在医疗服务实践中体现为医务人员能够自我约束各种不道德行为，自觉把救死扶伤作为自己的神圣义务和使命，形成内心的坚定信念，进而做出合乎医德要求的医疗行为。

4. 促进作用 医学道德作为一种特殊的意识形态，它既是医学实践的产物，又可能反作用于医学实践活动，因而对提高医疗服务质量、改善医院管理、发展医学科学，以及促进整个社会道德风尚和精神文明建设等都具有重要作用。

第三节　学习医学伦理学的意义和方法

一、学习医学伦理学的方法

学习医学伦理学，要坚持辩证唯物主义和历史唯物主义的方法，坚持理论联系实际的方法，坚持案例分析讨论的方法。

（一）坚持辩证唯物主义和历史唯物主义的方法

人们的社会物质关系是道德产生和存在的基础，只有从人们的社会关系中解释道德问题，才能得出科学结论。医学伦理学以医学领域中的医学道德现象为研究对象。这种医德现象，既受一定社会经济基础的影响，又受社会政治、哲学、法律等思想的影响，它是医学实践的产物。因此，考察医德现象，只能从一定的社会历史条件出发，做全面的、历史的和具体的分析，才能得出科学的答案。

在社会主义条件下，学习和研究医学伦理学，必须从社会主义经济关系出发，坚持辩证唯物主义和历史唯物主义的世界观和方法论，以马克思主义、毛泽东思想和邓小平理论为指导，坚持以人为本的科学发展观。只有这样才能正确认识社会主义医德的本质和发展规律,掌握社会主义医德的真谛。

（二）坚持理论联系实际的方法

理论联系实际是马克思主义分析问题、解决问题基本的方法论之一,是学习和研究医学伦理学的最根本的方法论原则。一方面,我们要认真学习和研究医学伦理学的基本理论及相关学科的知识,同时要注意了解医学科学的发展动态;另一方面,要把所学的医学道德理论、规范运用到医疗实践中去,以指导自己的行动。同时要紧密联系我国医疗卫生领域的实际状况,注意调查研究医疗实践中产生的新的医学伦理学问题,不断更新医学伦理学观念,以适应医学模式转变的要求,推动医学科学的发展。

（三）坚持案例分析讨论的方法

案例分析讨论的方法是就具体的医学道德案例进行医学的、伦理的、法律的、经济的、文化的分析讨论,并进而做出综合的评判。还可以结合电视、广播将每个案例编辑直播,以增强案例教学分析讨论的直观性。由于其具体、形象、可操作性强,不失为学习研究医学伦理学的一个有效方法。

二、学习医学伦理学的作用

（一）促进新时代医学人才的培养

新时代的医务人员要胜任临床工作,必须具备三个条件,即高尚的医学道德、精湛的医疗技术、先进的医疗设备。而能否充分发挥医疗技术和先进设备的作用,则与医务人员道德水平的高低有着密切的联系,高尚的医学道德是医务人员一个不可缺少的基本条件。就医务人员的素质而言,道德素质是医务人员整体素质中重要的组成部分。只有道德高尚的人,才能正确地、自觉地处理好医患关系、医际关系和医社关系,才能刻苦钻研专业知识,提高自身技能,才能抵御不正之风的侵袭,才能认真履行为患者解除痛苦的义务。古今中外,凡是在医学方面做出重大贡献,并深受人民爱戴的专家、学者,都是医德医风高尚的人。因此,未来医务工作者就必须具备高尚的医德素养。

（二）加快新时代医学科学的发展

医学伦理学的道德观念与医学科学的发展总是相互影响、相互制约、相互促进的。医学道德观念的转变受医学科学发展水平的制约;医学科学的发展又受旧的医学观念的束缚。新的医学观念的提出和建立,必然推动医学科学理论和医疗实践的发展,而医学科学的发展和新的医疗技术的应用,又对传统的医德观念提出了挑战。而且在医学科学研究中,也经常遇到一些和传统伦理相矛盾的问题,如人工流产、器官移植、严重缺陷新生儿的处置及"克隆人"等。正确解决这些问题,将有利于加快医学科学发展进程。

当今医学科学的飞速发展,影响和改变着人们的医学伦理道德观念,提出了许多伦理新课题。如人工授精、试管婴儿的成功带来的家庭伦理问题,优生学、遗传学的发展提出的缺陷儿的标准及对待问题,脑死亡新概念引起的死亡标准和安乐死问题等。医学伦理学只有不断汲取医学科学发展的新成果,建立和形成新的伦理观念,才能具有活力,并对医学科学产生有益的影响,推动医学科学的发展。

（三）推动新时代医疗卫生事业的健康发展

一是推动新时代医疗卫生事业高技术化的健康发展。医学高技术化在给人类带来福音的同时,也产生了一些负面效应。例如,医务人员在依赖高科技手段治疗患者、挽救患者生命的同时,也就减少了与患者之间的沟通和交流,而且高科技的治疗,客观上造成了费用猛涨,出现了低收入阶层视求医为畏途的窘境和社会医疗经费入不敷出的危机等问题。这一现代矛盾,由美国著名未来学家约翰·奈斯比特在研究西方社会的基础上,于20世纪80年代首先提出,他称之为"高技术与低情感",并且提出了"高技术与高情感"和谐发展的解决对策。奈斯比特的思想在医学领域中尤其值得研究。但在实际工作中解决起来实在不容易,面对医学高技术化所造成的医学手段与医学目的、技术追求与人文关怀日益分裂的局面,传统医德素质已不足以应对,只有全员、全面地培养医学伦理学素质,才有可能解决这类问题。

二是推动新时代医学卫生事业高度社会化的健康发展。首先,医学卫生事业高度社会化带来了前所未有的医学价值冲突——医生不仅要保证患者诊治质量的治疗价值,还要保证医学发展的科学价值、维护社会整体健康利益的社会价值,在器官移植医学、计划生育医学、传染病学、人体试验等领域,上述的三种价值之间很容易产生冲突,医学卫生事业高度社会化使医务人员不能单一考虑患者的诊治价值,它要求医务人员必须进行各种价值和义务的比对、筛选和兼顾。其次,医学卫生事业高度社会化使有限的医疗卫生资源的合理分配受到社会的极大关注,我国是社会主义国家,卫生事业是社会公益性事业,公民享有平等的医疗保健权,那么医疗卫生资源的分配应该怎样体现新时期的医疗卫生工作方针和社会公正原则呢?再次,医学卫生事业高度社会化还提出了彻底更新医学观念和充分拓展医德观念的问题。这些问题都是在实践中提出来的,如:试管婴儿、医疗美容等技术服务算不算诊治疾病呢?手术刀加特效药加生物疫苗再加基因手段永远是医学的标准模式吗?现代医德是否应该涉足健康所及的一切领域呢?事实是,高度社会化了的医学实践已经大大拓宽和提高了人们对健康的需求,更新了人们的医学和健康观念,使人们对大医学观、大健康观、大医德观有了更精确的了解。从某种意义上说,医学已成为人类文化和生活方式,为此,当今时代的人们不得不重新思考:医学究竟是什么?医学目的是否需要再设定?医学服务到底应该做些什么?这些问题的解决,最终都离不开医者全员、全面地进行医学伦理学的教育和培养。

三、学习医学伦理学的意义

(一)有利于弘扬医学事业的优良道德传统

学习医学伦理学,可以使我们了解医学道德的历史发展轨迹,感受历史上国内外的医学道德,树立献身医学事业、全心全意为患者服务的思想,坚定投身医学事业、全心全意为人民健康服务的信念。

(二)有利于提高医疗质量和管理水平

现代医学心理学和行为科学研究表明,医务人员如果缺乏医德修养,言行不当,就会影响甚至破坏患者的正常心理状态,加重患者紧张、恐惧、焦虑和消极情绪,引起一系列不良心理反应,甚至影响治疗效果。相反,医务人员如果具有高尚的医德,就会以高度的同情心、满腔的热情对待工作、对待患者。在医疗实践中,这样的医务人员总是千方百计地采取有效的医护措施,为患者创造良好的治疗环境和护理环境,并以谦和的语言、端庄的行为慰藉和鼓励患者,使患者建立起良好的心理状态,从而有利于患者情绪的稳定、疾病的防治和康复,达到提高治疗效果的目的。

医德和医院管理有着密切关系。医德是医院管理的基础,医院管理离不开医务人员和管理人员对医疗工作高度的责任感、使命感以及各项严格的规章制度和操作规程。因此,加强医学伦理学教育,提高医院管理人员的医德水平,可以促进医院工作环境的改善,推动医院优质医疗服务体系建设,建立高效、有序的医疗工作秩序,提高医疗管理水平和社会效益。可见,学习医学伦理学有利于医务人员提高医疗服务质量,有利于医院管理人员提高医疗管理水平。

(三)有利于促进社会精神文明建设

道德建设是社会主义精神文明建设的重要内容,而医学道德作为一种职业道德是构成整个社会道德体系的一个重要方面。因此,推动医学道德教育发展,建设高尚的医德医风,就为社会主义精神文明做出了贡献。从另一个角度讲,医疗护理工作是一个特殊的职业,涉及千家万户,关系每个人的生老病死和家庭的悲欢离合,与人民群众有着密切的联系,具有广泛的社会性。因此,医务人员以精湛的技术和高尚的护理道德,一丝不苟地为患者治疗、护理,不但能使患者获得安全感、安慰感,使患者早日康复,而且患者及其家属还可以从高尚的医学道德、优质的服务中得到启迪和感染,从而产生感情上的共鸣,并通过他们把这种感情传递到家庭、单位和社会,促进全社会的精神文明建设和安定团结。

本章小结

绪　　论	学　习　要　点
概念	伦理学、医学伦理学、生命伦理学;道德、职业道德、医学道德
学习重点	医学伦理学和医学道德的概念
学习难点	医学伦理学的学习方法及作用

目标检测

一、选择题

A1 型题

1. 伦理学的分类不包括(　　　)。

A. 描述伦理学　　　　　　　　　B. 分析伦理学

C. 规范伦理学　　　　　　　　　D. 护理伦理学

E. 以上皆是

2. 对道德的描述中,不正确的是(　　　)。

A. 研究人与人之间关系的科学

B. 道德是一种意识形态,属于上层建筑

C. 道德的根源在于社会经济关系,一定社会的道德是在一定社会经济关系中产生的

D. 马克思指出:人们自觉或不自觉地,归根到底总是从他们阶级地位所依据的实际关系中——从他们进行生产和交换的经济关系中,吸取自己的道德观念

E. 马克思主义伦理学认为,道德是调整人与人之间、人与社会之间利益关系的行为规范或准则,社会经济关系的性质决定道德的性质

3. 对职业道德的描述中,不正确的是(　　　)。

A. 是占社会主导地位的道德或阶级道德在职业生活中的具体体现

B. 职业道德在整个社会道德体系中并没有非常重要的地位

C. 是人们从事特定职业活动的过程中应该遵循的行为准则和规范

D. 涵盖了从业人员与服务对象、职业与职工、职业与职业之间的关系

E. 不同职业的道德都具有专业特点,但其基本要求都是忠于职守、热爱本职

4. 医学道德属于( )。

A. 社会公德   B. 职业道德   C. 家庭道德

D. 临床道德   E. 护理道德

5. 医学伦理学是( )。

A. 研究人与人之间关系的科学   B. 研究人与社会之间关系的科学

C. 研究医学道德的科学   D. 研究科学道德或科学哲学的科学

E. 研究医疗人际关系的科学

6. 医学伦理学的研究对象不包括( )。

A. 医务人员与患者之间的关系,简称医患关系

B. 医务人员之间的关系

C. 医务人员与社会之间的关系

D. 医务人员与医学学科发展之间的关系

E. 医务人员与政府之间的关系

7. 对医学道德描述不准确的是( )。

A. 简称为医德,是一种特殊的职业道德

B. 是特指医务人员在医疗卫生服务的职业活动中应具备的道德品质

C. 它是社会一般道德在医疗卫生服务领域中的具体体现

D. 是医务人员在长期的医疗卫生实践中逐渐形成的比较稳定的职业心理素质和职业习惯

E. 是只调节医生和患者之间关系的行为规范

8. 关于学习医学伦理学的方法,以下描述不正确的是( )。

A. 坚持辩证唯物主义和历史唯物主义的方法

B. 以马克思主义、毛泽东思想和邓小平理论为指导,坚持以人为本的科学发展观

C. 坚持以国际标准为唯一标准,不用考虑国内医疗卫生领域的实际状况

D. 坚持理论联系实际的方法

E. 坚持案例分析讨论的方法

9. 关于学习医学伦理学的作用,以下描述不正确的是( )。

A. 促进新时代医学人才的培养

B. 加快新时代医学科学的发展

C. 能够强化医务人员的法律意识

D. 推动新时代医疗卫生事业高技术化的健康发展

E. 推动新时代医疗卫生事业高度社会化的健康发展

10. 关于学习医学伦理学的意义,以下描述不正确的是( )。

A. 有利于弘扬医学事业的优良道德传统

B. 促进医院工作环境的改善,推动医院优质医疗服务体系建设

C. 建立高效、有序的医疗工作秩序,提高医疗管理水平和社会效益

D. 有利于促进社会精神文明建设

E. 学习医学伦理学只对医生产生意义,对护士及其他医务人员无意义

Note

A2 型题

1. 某县医院经济效益一直不好,在解决经济效益问题的院务会上,一位负责人提出,应该向市场经济靠拢,并提议:应要求医生多给患者开检查项目,特别是 CT、MRI 等,在处方中也应尽量开进口药,并将医生的开方情况作为发放奖金的依据,这一提议得到了许多与会者的赞同,但某科室主任提出异议,认为这样做是不道德的。下列分析最合乎医学伦理的是( )。

    A. 在市场经济条件下,该医院重视经济效益是可以理解的

    B. 即使不是在市场经济条件下,医院也要重视经济效益

    C. 该医院应该把社会效益放在首位,正确处理社会效益和经济效益之间的关系

    D. 即使是在市场经济条件下,医院也不能重视经济效益

    E. 医院应该重视社会效益,重视经济效益必然影响医德的落实

2. 年仅 22 岁的孕妇李某因生命垂危,在自称其丈夫的人的陪同下到某医院就诊。虽然孕妇身无分文,但医院见其病情危重,决定允许其免费入院治疗,经过多方会诊决定立即为李某进行剖宫产术。可此时,陪同的"丈夫"却无视医生的百般劝说,坚决不同意实施剖宫产术,并在手术通知单上写下"坚持用药治疗,坚持不做剖宫产术,后果自负"。最终,李某因抢救无效死亡。下列分析最合乎医学伦理的是( )。

    A. 在医患纠纷激烈的背景下,医院不为患者实施手术可以理解

    B. 即使没有涉及医患纠纷,医院也要遵守法律中关于患者及其家属签字的相关规定,对患者不实施手术

    C. 医院应该保护医院和医务人员的利益,不能让医务人员有任何法律风险

    D. 该医院应该把患者利益放在首位,正确处理法律规定不足和医学伦理之间的关系

    E. 医院应该检查患者丈夫的身份,可以用患者丈夫的意见代替患者本身的真实意愿

选择题答案

二、简答题

1. 什么是医学伦理学?

2. 医学伦理学研究的对象是什么?

3. 学习医学伦理学有何意义?

参 考 文 献

[1] 王柳行,颜景霞.医学伦理学[M].2 版.北京:人民卫生出版社,2014.

[2] 宫福清.医学伦理学[M].北京:科学出版社,2013.

[3] 焦玉梅,冉隆平.医学伦理学[M].2 版.武汉:华中科技大学出版社,2014.

(重庆三峡医药高等专科学校 向纹熠)

第二章　医学伦理学的发展

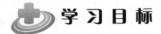
掌握:中外医学伦理思想的形成和经历的阶段;生命伦理学的一般原则。
熟悉:中外医学伦理思想的共性和差异;生命医学伦理产生和发展。
了解:中国古代医德精神的内涵及其意义。

案例引导

杏林春暖

　　三国时期,江西有一位名医董奉,他隐居茅山,专为贫民治病,不取报酬。患者痊愈后,凡来感谢者,他让其在他家周围种银杏树,病轻的种一棵,病重的种五棵。多年后,董家周围的银杏树蔚然成林。杏子成熟后,董奉把杏子换成粮食,接济贫民,这一故事广为传颂,后被称为"杏林佳话"。于是,后人常用"杏林春暖"来表示对医生的敬意。

　　分析思考:

　　中国古代有哪些优良的医学道德传统是值得我们今天的医务工作者去继承的?

　　医学从一开始就不是单纯地只具有自然科学的知识,它同时还包括了丰富的伦理思想。崇尚的医疗职业道德,是自古以来中外医家的优良传统。人类文明发展史上医学伦理学和医学伦理思想的由来是伴随着人类医疗实践的产生而产生、发展而发展的,研究中外医学伦理思想的形成和发展,对于借鉴和吸收历史的经验,继承和弘扬传统医德思想的精华,提高医务人员的职业道德素质,促进医德建设和医学伦理学的发展都具有重要的意义。

第一节　中国医学伦理学的历史

一、中国古代医学伦理思想

中国医学具有数千年的悠久历史。伴随着医学产生和发展的步伐,中国医学伦理思想经过各个朝代医家的实践和补充,形成了中国医学独特的医德传统,铸就了中华民族灿烂文明史的重要篇章。中国古代医学伦理思想的发展过程可分为以下四个时期。

（一）萌芽时期

从原始社会的晚期到奴隶社会的初、中期,包括传说中的五帝时期和夏朝。由于当时生产力水平低下,对疾病和健康的本质认识尚不清楚,人们用神灵来解释疾病的发生和治疗,形成巫医合流的局面。但这一时期也有一些先进者力图用自然的方式研究和解释健康与疾病的问题,尝试用比较科学的方法治病,这些先进者因此成了远古时代医药的最早实践者。

《淮南子·修务训》记载:神农氏……尝百草之滋味,水泉之甘苦,令民知所避就……一日而遇七十毒。《帝王世纪》里面有:伏羲画卦,所以六气、六腑、五脏、五行、阴阳、四时、水火升降,得以有象,百病之理,得以有类,乃尝味百药而制九针,以拯夭枉焉。宋代刘恕《通鉴外纪》里记载:古者民有疾病,未知药石,炎帝始味百草之滋……尝一日而遇七十毒,神而化之,遂作方书,以疗民疾,而医道立矣。黄帝是传说中继神农之后的又一个医药创始人。黄帝时代的名医,传说中就有黄帝、雷公、岐伯等。我国现存最早的医学典籍《黄帝内经》一书,就是托名黄帝与岐伯、雷公等讨论而成的医学著作。

从神农、伏羲、黄帝的这些传说可以看出,中华医德从一开始就倡导行医者勇于探索的精神和自我牺牲的社会责任感,强调行医者的行医准则是千方百计地为患者着想,这是远古时代医学伦理思想的萌芽。

（二）形成时期

随着医疗实践经验的不断丰富,中华医德的思想内容也不断丰富,殷周至春秋战国时期,当时儒家、道家、墨家等百家争鸣的思想家们侧重于人性、自然方面的探讨,为医学理论及医学伦理思想注入了新的活力,医德理论和实践显现出传统医德的基本轮廓,医德思想体系已初步形成。

在医德中体现儒家人文主义精神的,主要是孔子的仁学思想,"仁"字在《论语》中出现了一百多次。"仁"是自我修养过程,医术是"仁术","济世活人"是行医的宗旨,"普救含灵之苦"是医学的目的。儒家称医术为"仁术",即医是一门"救人生命""活人性命"的科学技术,要求行医者重视人的生命,要以"无伤"为原则。孟子说:"无伤也,是乃仁术也。"(《孟子·梁惠王上》),强调用药要慎重,开处方要安全可靠。"医乃仁术"贯穿于全部医德的内容之中,不仅体现了人道主义精神,而且也反映了医学的社会职能和行医者的职业道德特点。

成书于战国时期的《黄帝内经》把尊重人的生命价值作为医道的基本原则,这标志着中国医学伦理学体系的确立。《黄帝内经》记载:天覆地载,万物悉备,莫贵于人。正是因为人的生命是天地万物中最宝贵的东西,所以医生要珍惜人的生命,并以此作为自己职业活动的出发点。《黄帝内经》分《素问》和《灵枢》两大部分,其非常重视医德评价,在"疏五过论""征四失论"和"师传篇"等文中对医德做了专门的论述,对行医者提出了一系列的道德要求。《周礼》用"十全"的标准来衡量行医者的业绩,"十全"中包含医德和医术两个方面的内容。《黄帝内经》则对"十不全"做了深入而精辟的分析,认为造成行医者"十不全"的根本原因是学识浅薄、医术不精又喜欢谋功的不良品德和草率行为。《素问·金匮真言论》对医科学生和学徒的挑选提出了严格的要求:"非其人勿教,非其真勿授",不是适合学医的对象,绝对不教,不是准确无误的医学知识,也绝不传授,强调了爱护医学和对从医的严肃和负责任的态度。

战国时期的名医扁鹊,他不仅医术高明,还表现出高尚的医德。他谦虚谨慎,从不居功自傲。他治好虢太子的尸厥证后,虢君十分感激,大家也都称赞他有起死回生之术,扁鹊却实事求是地说,患者并没有死,我只不过是把他的重病消除,回复到原来的状态而已,并没有"起死回生"的本领。扁鹊对巫术深恶痛绝,认为医术和巫术势不两立。他的医疗道德思想,被后人概括为六条戒律,称为"六不治",其中有信巫不信医不治、骄恣不论于理不治、轻身重财不治。

以上史实说明奴隶社会末期至西汉,特别是春秋战国时期的医德思想既继承了远古时期行医者为患者谋利益的传统,又得到了补充和扩充,已经基本形成体系,为后来的医德思想的发展奠定了坚实的基础。

(三)发展时期

我国进入封建社会后,一方面,医学被称为"方技","学而优则仕"的观念深入人心,行医者在社会上的地位比较低下;另一方面,"三纲五常"的思想长期影响着人们的伦理观念,新思想、新技术常常被反对和禁锢。即便如此,在当时科技文化发展的推动下,医学的发展仍取得了长足的进步,各个历史阶段的医家不论是从自身的实践,还是从理论上都说明了医德对医学的重要性,从而促进了我国传统医德思想的发展和完善。

东汉杰出的医学家张仲景(约150—219年),以他的巨著《伤寒杂病论》开辟了中华民族医学辨证论治体系。这部巨著中的序言《伤寒论序》就是一篇具有很高价值的医德文献。序言继承了东汉以前的传统医德观念,对医学的性质、宗旨、医德、医术的发展都做了精辟的论述。序言谴责了当时医界中因循守旧、敷衍塞责、"不留神医药"而"竞逐荣势"的行医作风,指出治病应不分贫富贵贱,以救人活命为己任,以仁爱救人为准则;并且倡导从医应该"精究方术""爱人知人""勤求古训,博采众方",结合临床实践,继承发扬前人的医学成就,以推动医学的发展。这些医德思想一直为历代医家所称颂,对后世影响深远。

隋唐时期是我国封建社会繁荣鼎盛时期,科学文化十分发达,名医辈出,医德理论得到了进一步的发展,医德也更加规范化,其中孙思邈(581—682年)堪称我国传统医德的集大成者。孙思邈一生淡泊名利、扶危济困,为中华医学做出了卓越的贡献。他的医德思想集中反映在其编撰的《备急千金要方》里,该书命名含义为"人命至重,有贵千金,一方济之,德逾于此"。开卷序列论的《大医习业》和《大医精诚》,主张医家专业修养必须要"精",医德修养必须要"诚",医风要廉,仪表要庄重,举止要端庄。该书明确指出学医的人首先要具有仁爱的"大慈恻隐之心""好生之德",要廉洁正直,不得追求名利,对患者要"普同一等""一心赴救",认真负责,不得浮夸自吹、诋毁他医等。《备急千金要方》全面论述了医生品德、专业学习、对患者的态度、与同道的关系等方面的医德准则,认为只有具备"精"和"诚"的医家才是"大医"。这是中国医学史上最早的全面而系统地论述医德的专著,它对后世医德发展产生了深远的影响。

(四)相对完善时期

宋、元、明、清时期,中国的封建社会进入后期。宋元时期战争频繁,疾病流行,因而产生了新的用药规范和治疗理论,而且还产生了十分具体的医德规范。如,张杲的《医说》、林通的《论医》、陈自明的《论医者更易良方》等,都对医德规范有具体而详细的论述。

明代已开始出现资本主义萌芽,受西方近代科学的影响,各种医学著作中关于医德的论述更加广泛,更加深入,医德原则、规范更加完善。陈实功(1555—1636)的《外科正宗》对我国古代医德做了系统总结,他概括的《医家五戒十要》被美国1978年出版的《生命伦理百科全书》列为世界古典医药道德文献之一。龚廷贤(1522—1619)在《万病回春》一书中首次对医患关系进行了系统的论述。他认为正常的医患关系取决于医患双方,理想的医生要有三方面的修养:思想修养、理论技术修养和道德修养;理想的患者是能够积极配合治疗的患者。龚廷贤还在书中首次提出了患者就医道德规范:一择明医,二肯服药,三宜早治。

清代实行文字狱,对外闭关自守,使得当时国内的科学技术未能得到应有的发展,医学也同样趋于保守。这时的代表作主要有张石顽的《张氏医通》中的"医门十戒"、陆以湉的《冷庐医话》。当时影响较大的是喻昌的《医门法律》"治疗"篇中提出的"六大失""六不治",较为详细地论述了行医者应遵守的职业道德原则和规范,确立了医德评价的客观标准。

在宋、元、明、清时期,涌现出一大批受人爱戴、道德高尚的医家,如被誉为"金元四大家"的李杲、刘完素、张从正、朱震亨和明代大医药学家李时珍等人,他们不慕名利、精求方术、作风正派、忘我献身,是后人学习的楷模。

二、中国古代医德精神的内涵及其意义

(一)尊重和珍视生命的"贵人"思想

中国第一部医学典籍《黄帝内经》中说:"天覆地载,万物悉备,莫贵于人。"《内经·素问》中的《疏五过论》和《征四失论》篇也提到医生应避免五种过错、四种过失,告诫医生要从病理心理等方面分析病因,这样才能为患者解除疾病。唐代孙思邈的"人命至重,有贵千金,一方济之,德逾于此"的名言更说明了重视生命和医德的重要性。

(二)"医乃仁术"的行医宗旨

"医乃仁术"意为医学是施行仁道主义的术业,它是儒家的仁义与医学本质的完美结合。我国儒家文化一直强调要"先知儒理,方知医理"。"儒医"是一般伦理学与医学密切结合的结果,仁既是一般伦理学的核心,也是医学伦理学的核心。《孟子·梁惠王上》称:"无伤也,是乃仁术也。"历代医家皆以"医乃仁术"为行医宗旨、为医德的基本原则。唐代名医孙思邈强调医生必须"先发大慈恻隐之心,誓愿普救含灵之苦"。明代龚廷贤在《万病回春》中的"医家十要"篇中说,一存仁心,二通儒道,三精脉理,四识病原,十勿重利。明代陈实功《外科正宗》中的"医家五戒十要"篇中,提出第一"要"为先知儒理,然后方知医理。"医乃仁术"的命题即使在今天仍具有重要现实意义,它提示医学在任何时候都要坚持以人为本,要做到"仁"与"医"相结合,医患相互合作。

(三)"普同一等"的行医原则

古代医家从"仁爱救人""医乃仁术"的道德观念出发,强调对患者一视同仁,"普同一等""一心赴救"。孙思邈提出:作为一个医生要做到"若有疾厄来求救者,不得问其贵贱贫富,长幼妍媸,怨亲善友,华夷愚智,普同一等,皆如至亲之想"。明代医生闵自成仁而好施,丐者盈门——应之不厌。医生赵梦弼赴人之急百里之外,中夜叩门,无不应者,七八十岁时"犹救以往"。朱丹溪是金元时期四大医家之一。他行医时,"四方以疾迎候者,无虚日",先生"无不即往,虽雨雪载途,亦不为止"。仆人告痛,先生谕之曰:"病者度刻如岁,而欲自逸耶?""窭人求药无不与,不求其偿,其困厄无告者,不待其招,注药往起之,虽百里之远,弗惮也。"宋代医生张柄,治病救人"无问贵贱,有谒必往视之"。元末明初的名医刘勉曾任太医,在他一生的医疗实践中,把"不分贵贱,一视同仁"作为自己的信条。他常说:"富者我不贪其财,筑者我不厌其求。"在等级森严的封建社会,人的道德地位是分

等级的。我国古代医家这种崇尚把患者视为亲人的医患关系的优良医风是十分可贵的，是值得现当代医务工作者学习和借鉴的。

（四）重义轻利的道德观念

明代医生潘文元医术高明，行医施药从不计报酬。他虽行医 30 年，但仍贫穷得几乎没有土地。他死后，当地百姓为他送葬，以表示哀悼。"杏林春暖"的佳话和"万人空巷"的传说代表了我国古代典型的重义轻利的道德观。

（五）清廉正派的行医作风

我国古代医家清廉正派的事例不胜枚举。如《小儿卫生总微论方》的医书中，就强调医生要品行端正、医风正派。明代陈实功在《医家五戒十要》的"五戒"的二戒中规定：凡视妇女及孀尼僧人等，必候侍者在旁，然后入房诊视，倘旁无伴，不可自看。张杲在《医说》中记载：北宋宣和年间的医家何澄，有一次为一患病多年而百医不愈的士人诊治，其妻因丈夫抱病日久典卖殆尽，无以供医药，愿以身相酬。何澄当即正色说，娘子何为此言！但放心，当为调治取效，切勿以此相污！这士人在何澄的精心治疗下终于获得痊愈。何澄的这种高尚的道德情操，一直为世代传颂。

（六）尊重同道的谦虚品德

孙思邈在其著名《大医精诚》篇中论述了医生与同行之间的关系：夫为医之法，不得多语调笑，谈谑喧哗，道说是非，议论人物。炫耀声名，訾毁诸医，自矜己德。陈实功所著《医家五戒十要》中倡议：凡乡井同道之士……年尊者恭敬之，有学者师事之，骄傲者逊让之，不及者荐拔之。他的同行范风翼在《外科正宗》序中写道，陈实功从来胸怀坦荡，仁爱不矜，表现了同业之间互相敬重、虚心好学的品德。"金元四大家"中的养阴派首创人朱震亨（又名朱丹溪）曾为一患结核病的女子治病，病将愈，但其颊上有两个红点不消。朱丹溪实无他法可医，于是他亲笔写信让患者家人请江苏省的葛可久治疗，果然患者得以彻底痊愈。这些事例，感人至深，发人深省。

（七）注重道德的自律和修养

《黄帝内经》作为中国第一部医学典籍，它标志着中国传统医学理论体系的初步形成，是我国医学和医德教育方面的早期重要论著。孙思邈作为一个被历代医家所推崇的"精诚大医"，他十分重视道德的自律和修养。他少年时代因病而学医，以毕生精力致力于医药学研究。隋唐两帝曾多次召其做官，他拒而不受，终身为民除疾治病。他为解除麻风患者疾苦，竟带 600 余名患者同住深山老林，不怕传染，亲自看护，精心医治，详细记录病情变化和治疗过程，对患者"莫不一一亲自扶养"，共治愈了 60 多人。他德高望重，被人称为"孙真人"和"药王"。晋代的杨泉在《物理论》中说，夫医者，非仁爱之士，不可托也；非聪明理达，不可任也；非廉洁淳良，不可信也。即古代任用医生，一定要选品德好的人。宋代林逋的《省心录·论医》中与此相关的另一句名言是"无恒德者，不可以作医"。清代名医喻昌在其名著《医门法律》中，除了极大地丰富和完善了传统医德的医德评价理论外，他对医德的另一重要贡献，是他在医德修养上首倡医生的自我反省，他希望世界上有"自讼之医"。

（八）忠于医业的献身精神

许多古代医家具有不畏权势，不图名利，不计较个人得失，为医学事业和人民大众献身的精神。在封建社会，我国医家地位很低，常被列入"三教九流"之列，和算命看风水的同属一等，称作"医卜星相"。但他们为了救人，却弃绝官职，甘当人民医家。宋代范仲淹有"不为良相,愿为良医"之说。东汉名医华佗医技高明,却淡于名利,一生三次弃官,坚持民间行医。明代李时珍为撰写《本草纲目》,前后花了整整 27 年时间,跋山涉水,采访四方,三易其稿,系统总结了我国 16 世纪以前医药学的丰富经验,对我国的医药发展做出了重要贡献。晋代的皇甫谧,家中贫苦,自幼务农,20 岁发愤读书,42 岁因得风痹病半身不遂、耳聋,54 岁因治病服寒石散又大病一场,险些丧生,但他并没有因为身体不佳而放弃学医,反而一心扑在针灸学的研究上,经过多年不懈的努力,终于写成了《黄帝三部针灸甲乙经》的针灸学巨著。该书是我国现存最早的针灸学专著,较系统地阐述了针灸学的理论知识,为针灸学发展奠定了深厚基础。他被后人称为针灸学之祖。

我国古代医德学的优秀内容和传统,今天仍值得我们继承并结合时代的特点不断发展。但我国古代医德学也有其历史和阶级的局限性,主要表现在两个方面。第一,受封建宗法思想和等级观念及某些封建迷信思想的影响。例如,"三从四德""三纲五常"等封建道德观念,就使妇女看病受到一些清规戒律的限制。另外,封建统治阶级的"忠""孝""仁""义""礼"等伦理观念,对医德也带来消极影响。如在"身体发肤,受之父母,不敢毁伤"的观念之下,古代中国人把尸体解剖视为不孝、不仁、不义行为而被禁止,严重阻碍了我国人体解剖学研究的进展。我国古代医德规范要求中,还有不少儒家学说中封建宗法等级的表现。如《礼记·曲礼》中记载,君有疾饮药,臣先尝之,亲有疾饮药,子先尝之。这是封建的"君、臣、父、子"的宗法等级观念的表现。第二,我国古代医学道德虽有较完善的医德规范论述,但缺少较系统的伦理学理论。古代医德学的优秀内容和传统,今天仍值得我们继承并发扬。

三、中国近、现代医学伦理思想

（一）中国近代医学伦理学的概况

半殖民地、半封建社会的近代中国,不断遭到英国殖民主义者和其他帝国主义列强的瓜分侵略。面对国家民族的存亡,林则徐领导了禁烟爱国运动,医家何其伟研究古方编辑成《救迷良方》一书。1838 年,林则徐给皇帝的奏折的第四部分"戒烟断药方"就是根据何其伟的《救迷良方》改写的。正是林则徐领导的禁烟事业和何其伟的《救迷良方》,拯救了中国四百万以上的吸毒者,使他们脱离了痼毒的苦海,恢复了健康,重新做人。

晚清时期,许多具有爱国主义思想和民族主义思想的医生,开始探索救国救民的道路,他们的爱国主义精神充实了我国医学伦理思想的内容。这时最杰出的代表人物是孙中山和鲁迅。孙中山(1866—1925 年)出生于广东省香山县翠亨村的一个贫苦农民家庭,早年学医,1892 年毕业于香港西医书院。他怀着"医亦救人之术"的意愿学医。他的伦理思想是讲"仁爱",这是他思想体系中的一个重要组成部分。鲁迅也是怀着"医学不仅可以给苦难的同胞解除病痛,但愿真的还可以成为我们民族进行社会改革的杠杆"的希望学医的。这两人都是从医家成为革命家、从医人转为医国,从重医德进而重政德的代表。

民国时期,随着西方医学在我国的进一步传播和发展,出现了西医和中医问题的长期纷争。当时有三派观点:一派主张全盘西化;一派主张完全复古;一派主张中西汇通。这三派中,中西汇通派看到了中西医各自的长处,如施今墨、恽铁樵、张锡纯等代表人物,他们在主张中西医相互学习和促进祖国医学发展方面,取得了卓越的成就。从此我国逐步形成了中医、西医、中西医结合并存,共同造福人类健康的新局面。

1932 年 6 月,爱国学者、现代医学教育家、我国医学伦理学先驱宋国宾(1893—1956

年），撰写出版了我国第一部医学伦理学专著《医业伦理学》，他在书中以"仁""义"这一传统道德观念为基础，对医生之人格、医生与患者、医生与同道、医生与社会的"规己之规"做了精辟的论述，强调医生必须加强医德修养，良医当勤其所学，忠其所事，出其热忱，修其仪表。他的学说，不但在当时具有"众醉独醒之卓见"，而且为我国近、现代医学伦理学的发展做出了重要的贡献。

从中国近代医学伦理学的发展情况可以看出，这时期的医学人道主义精神得到了升华，突出体现了高度的爱国主义、人道主义和中西文化交流的特色。

（二）中国现代医学伦理学的发展

1949 年后，我国现代医学伦理学的发展经历了以下三个阶段。

第一阶段（1949—1966 年）：1949 年以后，防病治病，救死扶伤，全心全意为人民群众服务的医学伦理思想和医学伦理原则，在更加广泛的范围内得到体现和发展。在这时期内，党领导全国人民对旧中国遗留下来的医药卫生事业进行改造和整顿。1949 年中国人民政治协商会议通过了《共同纲领》，其中第四十八条规定了提倡国民体育，推广医药卫生事业，并注意保护母亲、婴儿和儿童的健康的任务。1952 年党中央提出了卫生工作原则是：面向工农兵、预防为主、团结中西医、卫生工作与群众运动相结合。1954 年 9 月，我国第一部《宪法》明确规定了保护人民群众健康的权利，确立劳动者有权享受休息、休养、治疗和福利设施。从 1950 年起，人民政府就不断扩大和新设医疗卫生机构，大力发展医学教育和科学研究，组织防治医疗队在控制危害人民健康的重大传染病如霍乱、鼠疫、性病、血吸虫病等方面，以及在常见病、多发病、地方病普查普治方面取得了可喜的成绩。与此同时，党在社会范围内开展了社会主义和共产主义思想教育，倡导学习白求恩精神，争做白求恩式的医生，清除剥削阶级思想影响，广大医务人员思想觉悟和医德修养显著提高。在抗美援朝战争中，我国医药卫生界先后组织了 308 个医疗防护增援队入朝工作，发扬了白求恩的国际人道主义精神，为中朝人民和志愿军伤病员服务，为抗美援朝战争的胜利做出了巨大的贡献。

第二阶段（1966—1976 年）：此时期，伦理道德被横加批判，医学伦理学的研究被视为禁区，阻碍了我国医学伦理学的建设和发展。这十年的医德是科学与愚昧的搏斗，是团结发展中西医与摧残中西医相结合思想的搏斗。但是，社会主义医德依然深深扎根在广大医务人员心里，在医药卫生队伍中，绝大部分医务人员仍然是忠于职守、排除干扰、忍辱负重，抱着对人民健康负责的态度，勤奋工作，并且仍然保持着高尚的医德情操。

第三阶段（1976—1988 年）：自 20 世纪 70 年代末医学伦理学在中国复兴以后，特别是党的十一届三中全会以来，党在指导思想上拨乱反正，恢复了党的实事求是的思想路线，并把职业道德作为社会主义思想道德建设的重要内容之一。

总的来说，1949 年后至党的十一届三中全会之前，我国的卫生政策侧重于预防为主，卫生工作重点放在农村和中西医结合上，体现了社会主义医学伦理学的价值取向，即为社会绝大多数人谋利益。但这一时期我国的医学伦理学理论基础相对薄弱，主要依靠政治、哲学对它进行指导，即社会主义的集体主义价值观念是医学伦理学价值判断的准绳。

（三）生命与健康伦理学阶段

生命与健康伦理学是近现代医学伦理学的进一步发展和完善，它不仅研究并回答了医学科学高度发展引发的医学难题，而且将视野由医疗卫生领域扩大到整个生命与健康科学的各个领域。

中国比较系统地对医学伦理学进行教学和科研始于 20 世纪 80 年代。1981 年 6 月，在上海举行了第一次全国医学伦理学学术讨论会,会议拉开了医学伦理学理论研究新的一幕。它标志着中国的医学界、理论界已开始认识到医学伦理学理论建设与医学发展的关系,并且开始了我国的医学伦理学理论建设。会议提出的医德原则是全心全意为人民服务;救死扶伤、防病治病;实行革命的人道主义。这一原则被以后十年的医德实践证实是符合中国国情的。1982 年,全国第二次医德讨论会在大连召开,会议探讨了人工授精、试管婴儿、安乐死、器官移植等新领域中的伦理问题。1984 年,全国第三次医德讨论会在福州举行,除了理论问题向纵深发展之外,全国医学院校已经注意到了医德教育,纷纷成立了教研室,相继开设医学伦理学课程,进一步推动了医学伦理学的理论研究。1986 年,全国第四次医德讨论会在南宁召开,讨论的主要问题是医学伦理学的义务论、价值论、公益论的理论与实践,个人伦理与社会伦理的关系和结合,道德理论与道德实践的转化和提高,以及中国伦理法规和护理伦理法则及生命伦理问题。1988 年 10 月,全国第五次医学伦理学讨论会暨中华医学会医学伦理学会成立大会在西安召开。这次会议标志着我国医学伦理学的理论队伍已经形成并走向正规化。1991 年 6 月,全国第六次医学伦理学会在成都召开,会议总结了前 10 年的医德建设,并对 20 世纪 90 年代的医德建设提出了展望。

自 20 世纪 80 年代以来,随着我国医学院校医学伦理学课程的开设,杜治政著《医学伦理学纲要》等一大批医学伦理学教材也陆续出版,具有中国特色的医学伦理学体系随之基本确立。《医学与哲学》和《中国医学伦理学》的专业杂志也于 1980 年和 1988 年先后创刊,对推动我国医学伦理学的发展起了重要作用。

我国自 20 世纪 90 年代以来,随着改革开放和发展社会主义市场经济以及科学的进步,人们的道德观念、价值观念发生了重大变化。我国社会主义医学伦理学面临生命与健康伦理学的挑战,遇到了安乐死、临终关怀、人类辅助生殖技术、器官移植、严重缺陷新生儿的处理以及人体实验等大量社会、伦理、法律等问题。我国医学伦理学工作者为此开展了一系列学术活动。1988 年 11 月,在上海召开了全国首次安乐死和脑死亡理论讨论会。1990 年在上海召开了全国性健康道德专题讨论会。1999—2001 年,我国的生命伦理学学术活动十分活跃,体现在人类基因组研究、克隆技术研究、遗传生殖技术发展应用等相关伦理问题的凸现和探讨的白热化,器官移植等临床医学领域与伦理学相关案件的出现及媒体的关注,国家卫生保健制度及机构改革与生命伦理学学术界的参与;生命伦理学、医学伦理学领域对医学生、医务人员职业道德的重视和反思,中国及国际生命伦理学界加强合作,多次联合召开会议等。关于生命伦理学研究的论著也陆续出版,如邱仁宗著《生命伦理学》《生命伦理基础学》,杜治政著《医学伦理学探析》,邱仁宗、瞿晓梅主编的《生命伦理学概论》,沈铭贤主编的《生命伦理学》,徐宗良、刘学礼、瞿晓敏著《生命伦理学:理论与实践探索》,孙慕义、徐道喜、邵永生主编的《新生命伦理学》等。生命伦理学正在走近我们。当代医学实践和医学科学发展对医学伦理学提出的一系列需要回答的生命与健康的新课题,已将我国当代医学伦理学推向了生命与健康伦理学发展的最新阶段。

第二节　国外医学伦理学的发展历史

国外医学伦理学的演变和发展,与医学所处的社会制度、宗教信仰、经济、文化背景等有密切的关系。大体上以欧洲的文艺复兴为界,分为文艺复兴以前的以传统医学为特点的古代和中世纪医学伦理学、文艺复兴以后以实验医学为特点的近代医学伦理学。

一、国外古代的医学伦理思想

古代和中世纪,也就是文艺复兴前的医学伦理思想情况与我国古代情况相似,是属经验医学阶段的医德,其特点是实践经验的积累,并逐渐形成理论体系,带有明显的自然哲学的特色,是一种以尽义务为宗旨的行医美德。

(一) 古希腊的医德

古希腊是西方医学的发源地。古希腊医学约在公元前 4 世纪形成。随着医学的产生,医德也伴随着出现。古希腊医德最早是由被称为西方"医学之父"的古希腊杰出名医希波克拉底(Hippocrates,公元前 460—前 377)提出来的,他既是西方医学的创始人,又是西方传统医德的奠基人。在希波克拉底生活的年代,医巫并存,医德也带有浓厚的僧侣医学和寺院医学的色彩。他的主要功绩在于他把古希腊元素论思想应用到医学领域,创立了"体液学说",并把机体的生理、病理过程作为统一整体来认识,使医学逐渐摆脱了宗教迷信的束缚,从而创立了医学体系和医德规范。他的代表作是《希波克拉底全集》,这部典籍中收入了《誓言》《原则》《操行论》等医学伦理文献。《希波克拉底誓言》为医生取信于民提供了思想武器,它给西方各国的医生树立了楷模,后来欧洲人学医,都要按《希波克拉底誓言》宣誓。

《希波克拉底誓言》是一部经典的医德文献,其主要内容如下。第一,阐明了行医的宗旨,"遵守为病家谋利益之信条"。第二,强调医生的品德修养,"无论至于何处,遇男或女,贵人及奴婢,我之唯一的目的,为病家谋幸福,并检点吾身,不做各种害人及恶劣行为,尤不做诱奸之事"。第三,要求尊重同道,"凡授我艺者敬之如父母,作为终身同业伴侣,彼有急需我接济之。视彼儿女,犹如兄弟,如欲受业,当免费并无条件传授之"。第四,提出了为病家保密的道德要求,"凡我所见所闻,无论有无业务关系,我认为应守秘密者,我愿保守秘密"。第五,也提出了行医的品质和作风,"我愿尽余之能力与判断力所及,遵守为病家谋利益之信条,并检束一切堕落和害人行为,我不得将危害药品给予他人,并不作该项之指导,虽有人请求亦必不与之"。这些医学伦理思想都曾极大地影响了后世医学和医德的发展。至今仍然是医务人员和医学生医学伦理道德的基本教材。但是,作为医学伦理学的古典文献,它也有一定的历史局限性,如其中提到自己的医术和行医成绩是神授予的,传授医学存在"家传"和"行会"特点,对人工流产采取绝对排斥等,这些思想也对后世产生了一些消极影响。

(二) 古罗马的医德

公元前 2 世纪,古罗马人占领了古希腊后,继承了古希腊的医学和医德思想。罗马名医盖仑(Galen,130—200 年)继承希波克拉底的"体液学说",发展了机体的解剖结构和器官生理概念,创立了医学和生物学的知识体系,打开了早期实验医学之路,使古希腊医学和古罗马医学后来发展成为整个西方医学。盖仑不仅对医学做出了贡献,而且在推动古罗马医德发展方面也有不少建树。他曾愤怒地指责当时罗马的一些医生把目标全放在用医疗技术换取金钱上,他指出:作为医生,不可能一方面赚钱,一方面从事伟大的艺术——医学。他研究医学,抛弃娱乐,不求身外之物。这些医德思想,对西方医德的发展起了一定作用。但由于盖仑的思想体系是唯心主义的,如他认为人体的每个部分的功能都是上帝精心安排的,因而被基督教神学所利用,致使在中世纪长达一千多年的时间里

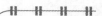

医德深深涂上了宗教的色彩,医学和医德的发展在较长时间里处于停滞状态。

(三) 古印度的医德

印度是世界文明的发源地之一,医学发展很早。医德最早主要表现在公元前 5 世纪名医、印度外科鼻祖妙闻的《妙闻集》,和公元前 1 世纪印度名医、印度内科鼻祖阇罗迦的《阇罗迦集》的言论中。他们对医学本质、医生职业和医学伦理都有精辟的论述。妙闻在文集中指出:医生要有一切必要的知识,要洁身自持,要使患者信仰,并尽一切力量为患者服务。他认为:正确的知识、广博的经验、聪明的知觉及对患者的同情,是为医者的四德。《阇罗迦集》中也有待患者应有"四德"的提法,反对医学商品化。阇罗迦在文集中提出:医生治病既不为己,亦不为任何利欲,纯为谋人幸福,所以医业高于一切;凡以治病谋利者,犹如只注意砂砾,而忽略金子之人。公元 1 世纪印度的医书《查拉珈守则》规定:医生应该不分昼夜,全心全意为患者服务,医生即使医术高明,也不能自我吹嘘,要为患者隐讳,生命的知识无涯,因此必须努力等,这些论述都体现了医学人道主义精神。

(四) 阿拉伯的医德

中世纪时,宗教神学占统治地位。这一时期的医学伦理学虽有发展,但具有浓厚的宗教色彩,使医德成为以宗教观念为轴心的医德。但在这个时期,阿拉伯地区的医德却有发展。它继承和发展了古希腊以来的医学和医德传统,成为世界医学史和伦理学发展史上的一个重要阶段。阿拉伯医学和医德上有建树的突出代表人物是犹太人迈蒙尼提斯(Maimonides)(公元 1135—1208 年),他著有《迈蒙尼提斯祷文》(后简称《祷文》),这是古代医德史上一篇具有重要学术价值和广泛社会影响的文献。《祷文》中提出:要有"爱护医道之心""毋令贪欲、吝念、虚荣、名利侵扰予怀";要集中精力"俾得学业日进、见闻日广";要诚心为患者服务,"善视世人之生死""以此身许职",总之,《祷文》在行医动机、态度和作风方面表现出了高尚的医德思想,它是在医德史上堪与西方医德中的《希波克拉底誓言》相媲美的重要文献。尽管如此,《祷文》把行医的成绩都归功为神的功劳,仍可看到宗教的深刻影响。

二、国外近、现代医学伦理思想

(一) 国外近代医学伦理思想

国外近代的医学伦理思想是从 14 世纪到 16 世纪的欧洲文艺复兴后开始的。这一时期的医学伦理思想是以实验医学为特点的。文艺复兴运动冲破了中世纪封建宗教的统治,当时代表新兴资产阶级生产关系的先进思想家们提出了人道主义的口号,批判了以神道为中心的传统观念。人道与神道的斗争,尖锐地反映在医学领域中。人道主义作为反封建统治的武器,为医学科学和医德摆脱中世纪宗教统治的束缚起了巨大作用,促进了以实验医学为基础的医学科学的迅速发展。

16 世纪,西班牙著名的医学家塞尔维特(Servetus)(1509—1553 年)通过解剖学的研究,提出了血液的循环学说,否定了盖仑的"三灵气学说",因而触怒了基督教,1553 年 10 月他被教会以火刑处死,为医学科学献出了宝贵的生命。解剖学之父,比利时医学家维萨里(Vesalius)(1514—1564 年),不畏艰辛,勇于实践,在郊区荒冢盗取残骨,在绞刑架下盗取残骸,历经 5 年,终于完成了《人体的构造》一书,建立了现代医学完整而巨大的构架基础。但他最终也被教会迫害而死。

17 世纪,实验生理学的创始人之一,美国医生威廉·哈维(William Harvey)(1578—1657 年),在塞尔特等前人研究成果的基础上,用实验方法发现了血液循环学说,成为生理学的先驱,他的学说标志近代医学的大发展。恩格斯说,哈维由于发现了血液循环学说,才把生理学(人体生理学和动物生理学)确立为科学。近代医学便牢固地在生物科学的基础上发展起来,随着近代医学的发展和医疗卫生事业的日益社会化,特别是医院出现以后,给医学实验伦理道德不断提出了新的课题。医生除了个人行医外,集中行医日益成为医疗活动的主要形式,医疗卫生成了一种社会性事业,医生与患者的个人关系扩大为一种社会关系。针对这个新课题,不少医家进行了研究。18世纪,德国柏林大学教授胡佛兰德(Hufeland)(1762—1836年)的《医德十二篇》就是其中的代表作。《医德十二篇》中提出了救死扶伤、治病救人的医德要求,在西方医学界广为流传,被称为《希波克拉底誓言》的发展。之后不久,即1781年,英国医学家、医学伦理学家托马斯·帕茨瓦尔(Thomas Percival,1740—1804年)专门为曼彻斯特医院起草了《医院及医务人员行动守则》,《医学伦理学》也于1803年出版。医学伦理学作为一门独立的学科,首先产生于18世纪的英国,并以1803年托马斯·帕茨瓦尔的《医学伦理学》一书的出版为标志。此书一个最大的特点是为医院而写的。它对医学伦理学的重大贡献在于:突破了医德学阶段仅有的医患关系的内容,引进了医际关系,即医务人员之间的关系,医务人员与医院的资助之间的关系等。1847年,美国医学会成立,以帕茨瓦尔的《医院及医务人员行动守则》为基础,制定了医德教育标准和医德守则。内容包括:医生对患者的责任和患者对医生的义务;医生对医生及同行的责任;医务界对公众的责任,公众对医务界的义务等。1964年8月,为解决战争中伤病员的救护和战俘问题,由瑞士发起在日内瓦召开会议,于1884年签订了《万国红十字会公约》,规定了医务人员在敌对双方保持中立性原则,成立了战地救护和战俘救护的组织机构。1949年8月,61个国家在日内瓦举行会议,订立关于保护战争受难者的《日内瓦公约》以后,医学伦理学逐步走向成熟,日益向着系统化、规范化、理论化方向发展。

(二)国外现代医学伦理思想

20世纪以来,医学科学的社会化使医学对社会担负起越来越多的道德责任。以前,各国虽然制定了许多医德规范,但已不适应医学和医德发展及国际交流的需要,于是制定世界医务人员共同遵守的国际性医德规范就显得十分迫切。

其中影响较大的有:1946年,纽伦堡国际军事法庭通过了著名的《纽伦堡法典》,制定了关于人体实验的基本原则:一是必须有利于社会;二是应该符合伦理道德和法律观点。1948年,世界医学协会出版了经过修改的《希波克拉底誓言》,并汇编成《医学伦理学日内瓦协议法》,它标志着现代医学伦理学的诞生。1949年,世界医学会在伦敦通过了《世界医学会国际医德守则》,进一步明确了医生的一般守则、医生对患者的职责和医生对医生的职责三个方面的内容。1953年7月,国际护士会议制定了《护士伦理学国际法》,1965年6月在德国法兰克福会议上修订并采纳,并于1973年通过时做了重要修改。1964年,在芬兰赫尔辛基召开的第十八届世界医学大会上通过了《赫尔辛基宣言》,制定了关于指导人体实验研究的重要原则,此文献于1974年又做过重要修改,强调了人体实验要贯彻知情同意。1968年8月世界医学大会第22次会议在澳大利亚的悉尼召开,通过了《悉尼宣言》,确定了死亡道德责任和器官移植道德原则。1972年10月,第十五次世界齿科医学会议在墨西哥举行,通过了《齿科医学伦理的国际原则》,作为每位牙科医生的指南。1975年10月,在东京召开的第二十九届世界医学大会上,通过了《东京宣言》,规定了关于对拘留犯和囚犯给予折磨、虐待、非人道的对待和惩罚时,医师的行为准则。1977年,在夏威夷召开的第六届世界精神病学大会,通过了关于精神病医生道德原则的《夏威夷宣言》,以上这些文件,都从不同方面对医务人员提出了国际性的医学道德原则。

与此同时,各个国家相继制定了全国性的医德法规与文件。如1962年日本最高法院制定了《安乐死条件》,1966年颁布了《医道纲领》,1971年制定了《日本齿科医疗伦理章程》,1982年日本医学会制定了《医院伦理纲领》;1963年英国医学会制定了《人体试验研究》的道德法规,1974年英国国家科学院(NAS)发布了《基因工程研究工作的规定》;1968年,美国医学会发表了《器官移植的伦理原则》,1973年美国医院联合会提出了《患者权利法案》,1976年美国护士会(ANA)制定了《美国护士章程》,1984年美国生育协会发表了《关于体外受精的道德声明》,1988年颁布了《美国医院的伦理守则》;1970年《苏联和各加盟共和国卫生立法纲要》中对医务人员的医德做了明确的规定,1971年苏联通过《苏联医师宣言》,要求每一名毕业生要进行宣誓;丹麦也于1978年制定了《丹麦医学生毕业誓词》;法国颁布了长达90条的《医学伦理学法规》。

1981年10月,在澳大利亚悉尼召开了第十二届国际医院协会会议,会上就医院与初级卫生保健、医疗评价、医院与残疾者等问题进行了探讨。国外学者目前对残疾人的道德问题也很重视。1989年在德国、1990年在美国分别召开的第一届、第二届国际医学未来学术讨论会上,均把残疾人的道德问题列入主要议题。

三、中外医学伦理思想的比较

中国医德传统与国外医德传统分别产生于不同的历史文化背景,具有不同的医德价值观,但它们都是与医学相伴而生的,并且随医学的发展而发展,同为医学发展不可缺少的重要组成部分。比较中外医德传统的异同,把握它们的共同特性,分析它们的不同特点,让中外医德在互相学习借鉴中取长补短,共同繁荣,共同发展,共同进步,对推动现代医学事业健康、良性发展具有重要意义。

（一）中外医学伦理的共性

1. 在多元文化的冲突和融合过程中形成和发展　不管是中国的医学伦理学还是国外的医学伦理学,都不是一元的,各种宗教、哲学思想在医学伦理学中都有反映。中国古代的主要宗教、哲学体系的儒道思想对中国的医学伦理思想的形成和发展均有显著的影响,如被人称为中国古代医学伦理经典的《大医精诚》,实际上就包含了儒家、道家、佛家三家的道德观。古代西方社会医学道德观念的伦理学基础主要受到了传统犹太教、基督教、天主教和古希腊、古罗马时期的自然哲学思想的影响。所以,在医学伦理学领域存在着各种理论,如道义论、价值论、美德论、后果论、自然律论等。这些理论之间有共同之处,有些还存在着矛盾和冲突。

2. 强调人的生命神圣,重视发挥医德的作用　战国时期的《黄帝内经》指出:天覆地载,万物悉备,莫贵于人。孙思邈提出:人命至重,有贵千金。西方的毕达哥拉斯也认为:生命是神圣的,因此我们不能结束自己或别人的生命。当然,中国传统医德的"生命神圣论"是在"身体发肤,受之父母"的宗法观念指导下,感到生命是神圣的;而西方传统医德的"生命神圣论"则是在强调个人价值的基础上产生的。在"生命神圣论"思想的指导下,中外医学伦理学都十分重视发挥医德的作用。历代医学家都把救人性命、恢复患者健康作为自己的从医目的,并为此而严格要求自己,从患者的利益出发,提出了许多高尚的医德规范。中外古代医德主要是以个人誓约的形式散见于医学论著之中,其中大部分是个人医疗实践经验的总结,是零散、不系统的,主要用来约束自己的思想、行为和对弟子进行言传身教。

（二）中外医学伦理的区别

中外医德传统既有着行医目的、行医原则、医德良心等诸多一致性，也存在着文化背景、表现形式、传播方式等重大差异。具体地说，中外医学伦理的主要差异表现在以下几个方面。

1. 所处的经济文化背景不同　中国古代医学伦理道德观念深受儒教、道教、佛教哲学和宗教思想的影响。儒家以"仁爱"为核心的道德哲学思想和以"孝"为核心的宗法道德规范，道教"重生恶死，以生为乐"的生命观，佛教"布施得福""因果报应"等宗教思想，对中国古代的医学伦理道德观念的形成都产生了重要的影响。而国外古代医学伦理道德观念主要受西方三大宗教即传统犹太教、基督教、天主教和古希腊、古罗马时期的自然哲学思想的影响。"上帝主宰人的生命与健康""生命神圣原则""博爱与慈善"等宗教伦理思想对西方医学道德观念的形成和医学伦理思想的发展产生了重要的影响。中世纪的西方天主教学者从基督教神学伦理学的观点探讨医学伦理学。古希腊和古罗马时期的自然哲学思想中，有很多的思想是医学与哲学思想结合的产物，这些思想也成了早期医学道德观念和医学伦理思想的来源。

2. 具有各自不同的突出特征　中国古代医学伦理的突出特征：一是具有较强的人民性，我国古代医学伦理强调"仁者爱人""一视同仁"，要求"博施济众""贫富虽殊，药施无二"，凡病家来请"不以贵贱，有所召必往"，因而，我国古代医家身上表现出来的高尚医德思想，在很大程度上代表了当时劳动人民的愿望和要求，具有较强的人民性；二是强调医德的自觉性，与国外医学伦理相比，我国古代医德思想具有更高的自觉意识，历代医家视治病救人为己任，对苦恶求教者，一心赴救，十分注重自身品德修养与"慎独"自律，医德思想已经成为他们的自觉意识并贯穿行医活动中。国外古代医学伦理的突出特征：着眼于患者的福利和健康，如对待生与死的问题等。

3. 关注的重点问题不同　国外医德思想一是认为痛苦的、空虚的生命比死还坏，安乐死是符合患者利益的，是道德的；器官移植是为了成千上万的人获得生命与幸福，也是道德的；二是着眼于医学的发展，对于人体实验，中国的世俗观念认为是不道德的，而国外医德思想认为在医学发展的过程中，人体实验是必要的、可行的，是符合伦理道德的，它使广大医务工作者敢于理直气壮地开展各种人体实验，从事医学研究，促进医学的发展；三是直接为医学实践服务，国外医学伦理所研究的问题，大部分来自实践，而且不少是迫在眉睫的问题，如器官移植，虽然较广泛的器官移植发生于 1985 年之后，但从 20 世纪 50 年代就开始了对器官移植伦理问题的研究，从而为医学实践提供了伦理上的支持。

4. 思维方式不同　中国古代医学伦理受传统文化影响，对人体生命活动和疾病本身的认识，始终贯穿着整体观，要求医生辨证施治。《黄帝内经》的辩证观，就是朴素辩证法在医学上的典型体现。中国历代医家都提出过，在为患者治病时，要联系自然环境、社会因素及人体自身的情况进行辩证分析，做到因时、因地、因人、因证而异的行医要求。而国外医学伦理则重"局部"，采用"机械论"方法等，思维方式重逻辑、重分析，突破传统，探求真知，苏格拉底的"知识即道德"的观点对西方传统医德观念有深刻影响。

5. 传承方式不同　中国古代医德受传统文化影响，其传承方式以师徒相授、言传身教为主。即在传授医术的同时进行医德感化，要求医家用自己的言行，耳提面命对弟子进行感召，使弟子既掌握医术，又受到医德的启迪。国外医德则以学校教育为主要传承方式。早在 2000 多年前，古代希腊就出现了许多学园，并在学园里传授医术和医德。这成为后来西方传播医德的主要方式。学校教育,使医德传播形式与内容相对规范化、系统化、条理化。

第三节　生命伦理学的兴起和发展

一、生命伦理学的产生与发展

(一)生命伦理学的产生

生命伦理学(bioethics)于 20 世纪 60 年代末形成于美国并发展至今。1971 年,美国威斯康星大学教授波特(Potter. V. R,1911—2001 年)在其所著的《生命伦理学:通向未来的桥梁》一书中创造性地使用了"生命伦理学"一词,其意在于建立一门新的"把生物学知识和人类价值体系知识结合起来的学科",作为科学与人文学科的桥梁,帮助人类生存,维持并促进世界文明。波特指出:生命伦理学是利用生物学以改善人们生命质量的事业,同时有助于我们确定目标,更好地理解人和世界的本质,因此它是生存的科学,有助于人类对幸福与创造性的生命开具处方。他认为,生命伦理学要研究以往医学伦理学的全部问题,但又超出原有的范围。

肯尼迪伦理学研究所组织编写了四卷本《生命伦理学百科全书》,其主编 Warren Reich 把生命伦理学定义为:对生命科学和卫生保健领域中人类行为的系统研究,用道德价值和原则检验此范围内人的行为。随着生命伦理学的深入发展,学者们也使用和借鉴其他学科的研究方法与伦理研究方法共同研究生命伦理问题,以解决生命科学与人的需求及人与社会、人与自然、人与人的冲突。

(二)生命伦理学的发展

推动生命伦理学发展的是第二次世界大战末期出现的三大事件。第一是 1945 年广岛的原子弹爆炸。制造原子弹本来是许多科学家向美国政府提出的建议,其中包括爱因斯坦、奥本海默等人。他们的本意是想早日结束世界大战,以免旷日持久的战争给全世界人民带来无穷灾难。但是他们没有预料到原子弹的爆炸会造成那么大的杀伤力,而且引起的基因突变会世世代代遗传下去。数十万人的死亡,许多受害人的家庭携带着突变基因挣扎地活着,使许多当年建议制造原子弹的科学家改变了态度,投入了反战和平运动。第二是 1945 年在德国纽伦堡对纳粹战犯的审判。接受审判的战犯中有一部分是科学家和医生,他们利用集中营的受害者,在根本没有取得受害者本人同意的情况下对他们进行惨无人道的人体实验。第三是世界范围的环境污染威胁人类生存以及地球本身的存在。当时揭露的主要是有机氯农药大量使用引起的严重后果,人们只考虑到有机氯农药急性毒性较低的优点,但忽略了它们的长期蓄积效应,结果使一些物种濒于灭绝,食物链发生中断,生态发生破坏,人类也受到疾病的威胁。这三大事件迫使人们认识到,对于科学技术成果的应用以及科学研究行动本身需要有所规范,这推动了生命伦理学的迅速发展。

生命伦理学的研究范围

生命伦理学的主要研究内容是医学伦理学难题。它不仅存在于科研、临床及医药领域,还存在于医疗卫生决策领域,集中体现为生命控制、死亡控制、行为控制、人体实验及医疗卫生资源分配等。

就目前各国的现实状况而言,生命伦理学研究可以分为两大层面:其一为学术理论层面,研究生命伦理学学科的学术思想基础和理论框架以及论证的方式和方法;其二为实践、规范和政策层面,研究医学实践、人体实验以及所有与生命道德问题相关的伦理政策和规范,是生命伦理学应用研究的集中体现。

二、生命伦理学的一般原则及其运用

生命伦理学的一般原则主要包括尊重自主原则、不伤害原则和公正原则。

(一) 尊重自主原则

1. 尊重原则　生命伦理学中基本要求之一。狭义的尊重原则是指医患双方在交往时都应真诚地尊重对方的人格,并强调医务人员尊重患者及其家属的独立而平等的人格与尊严。广义的尊重原则是指医务人员要尊重患者及其做出的理性决定,即除尊重患者的人格外,还包括对患者自主权的尊重。临床医疗卫生工作的基本点是患者的信任,这样才能建立真诚、良好的医患关系,避免或减少医疗纠纷的发生,维护正常的医疗活动。

患者享受人格权,是尊重原则之所以具有道德合理性并能够成立的前提和基础。所谓人格权是一个人生而有之并应该得到肯定和保护的权利。在我国,公民享有的人格权利非常广泛,如生命权、健康权、姓名权、肖像权、名誉权等,可分为物质性人格权和精神性人格权两类。尊重原则实现的关键是医方对患方的尊重,要求医务人员在与患者交往时,必须真诚地尊重患者人格,尊重患者及其家属的独立而平等的人格、尊严和自主,但同时也要求患方尊重医方。如果患方对医方缺少应有的尊重,良好的医患关系和正常的医疗秩序将难以建立和维护,必将给医疗过程和疗效带来严重的影响。

2. 自主原则　自主原则是指在医疗活动中患者有独立的、自愿的决定权。自主原则体现在对自主的人及其自主性的尊重。它是维系医患之间的服务与被服务关系的核心。尊重患者的自主,就是保证患者自己做主、理性地选择诊治决策的伦理原则。自主原则包括患者自主知情、自主同意、自主选择。其实质是对患者知情、同意和选择等权利的尊重和维护。

在一般情况下,自主原则的实现要有一定的条件:一是要求医患人员要为患者提供正确、适量并能被患者理解的医疗护理信息;二是要求患者有正常的自主能力,决定是经过深思熟虑并与家人研究后做出的;三是要求患者自主选择的决定不与他人利益、社会利益发生严重冲突。因此,患者在行使自主原则时需要得到医务人员的支持和帮助。医务人员有义务主动提供适宜的环境和必要的条件,以保证患者充分行使自主权,尊重患者及其家属的自主性或自主决定。医务人员在履行自主原则时必须处理好患者自主与医生责任之间的关系,尤其要正确运用好医疗干涉权。因为,患者自主、医方做主既相容又矛盾,医疗干涉既必要又不可滥用。尊重患者的自主性,绝不意味着放弃自己的责任。尊重患者包括帮助、劝导甚至限制患者进行选择。医生要帮助患者选择诊治方案,必须

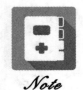

向患者提供正确、适量、易于理解、有利于增强患者信心的信息。当患者充分了解和理解了自己的病情的信息后,患者的选择和医生的建议往往是一致的。当患者或家属的自主选择与他人或社会的利益发生冲突时,医生既要履行对他人、社会的责任,也要使患者的损失降到最低限度。对于缺乏或丧失选择能力的患者,如婴幼儿、儿童、严重精神病者和严重智力低下者,其自主选择权由家属或监护人代理。

（二）不伤害原则

不伤害是指不给患者带来本来可以避免的经济上的伤害,以及肉体和精神上的痛苦、损伤、疾病甚至死亡。简言之,就是不做伤害患者的事。不伤害除了指不伤害他人外,也指不将他人置之于受伤害的危险情境中。在临床诊治过程中,不使患者受到不应有的伤害,是医学伦理具体原则中的底线原则。医疗伤害作为职业性伤害,是医学实践的伴生物,历来受到中外医家高度关注。

在临床医疗过程中,医疗上还具有一定的必然性。根据其与医方主观意识的关系,可以划分为有意伤害、可知伤害、可控伤害和责任伤害四种。

（1）有意伤害是指医方出于打击报复心理或极其不负责任,拒绝给患者以必要的诊治手段或急诊抢救,或者出于增加收入等狭隘目的,为患者滥施不必要的诊治手段等直接造成的故意伤害。与此相反,不是医方出于故意而是实施正常诊治所带来的间接伤害,则属于无意伤害。

（2）可知伤害是指医方可以预先知晓也应该知晓的对患者的伤害。与此相反,医方无法预先知晓的对患者的伤害,则是无意伤害,如麻醉意外等。

（3）可控伤害是指医方经过努力可以也应该降低其损伤程度,甚至可以杜绝的伤害,与此相反,超出控制能力的伤害,则是不可控伤害。

（4）责任伤害是指医方有意伤害以及虽然无意但属可知、可控而未给予认真预测与控制、任其出现的伤害。意外伤害是虽可知但不可控的伤害,则属于非责任伤害。不伤害原则是针对责任伤害而提出的。不伤害原则的真正意义不在于消除任何医疗伤害(这样的要求既不现实,又不公平),而在于强调培养医务人员对患者高度负责、保护患者健康和遵守生命医学伦理原则的理念和作风,正确对待医疗伤害现象,在实践中努力避免不应有的医疗伤害。

不伤害原则对医务人员的具体伦理要求:强化以患者为中心的服务思想,坚决杜绝有意的责任伤害;恪守职责,努力预防和减少难以避免的伤害;不给患者造成本可避免的身体上、精神上的伤害和经济上的损失;对利害得失全面评价、权衡,选择受益最大、伤害最小的优化治疗方案,并在实施过程中尽最大的努力,把不可避免但可控伤害控制在最低限度之内。

不伤害与有利是密切相关的。有利包含不伤害,不伤害是有利的起码要求和体现,是有利的一个方面。有利是指医务人员实施医疗行为时,要以维护医患利益为前提,有利就是行为能够带来客观利益和好处。有利原则由两个层面组成,即低层次原则是不伤害患者,有利原则在此基础上设定了更加广泛而且具有进取性要求的伦理准则。有利原则是社会主义医学人道主义诸多要求中最高的和首要的要求。

有利原则对医务人员的具体伦理要求:树立全面的利益观,真诚关心患者,以患者的生命和健康为核心,提供最优化的服务,努力使者受益,避免早死、追求安详死亡,预防疾病和损伤,促进和维护健康;努力预防和减少难以避免的伤害;对利害得失全面权衡,选择受益最大、伤害最小的医学决策;坚持公益原则,将有利于患者同有利于社会健康公益有机统一起来;注重近期效果与长远效果的结合;考虑医药卫生资源的合理消费,减少患者及家属的精神与经济负担,使患者在生理和精神上受益。

(三) 公正原则

公正原则是指医务人员公平、正直地对待每一位患者的伦理要求。在基本的医疗条件下,力求做到人人享有基本的医疗保健,医疗人员以同样的服务态度、医疗条件对待有同样需要的患者。在医学卫生服务中,要公平、正直地对待每一位患者。公正是一个历史的范畴,它的含义是公允、正义、不偏私。

在某一特定的时代、特定的社会所倡导和实行的公正观,总是由两个相互区别又互相联系的层次,即形式层面的公正与内容层面的公正组成。形式公正是指对同样的人给予相同的待遇,对不同的人给予不同的待遇。内容公正是指依据个人的地位、能力、贡献、需要等分配相应的负担和收益。当代倡导的医学服务公正观,正是形式公正与内容公正的有机统一,即:具有同样医疗需要和同等社会贡献和条件的患者,应得到同样的医疗待遇,不同的患者分别享受有差别的医疗待遇;在基本医疗保健需求上要求做到绝对公正,即应人人同样享有,在特殊医疗保健需求上做到相对公正,即对有同样条件的患者给予同样满足。

在当代社会,公正原则作为医学伦理的原则,其依据主要有如下几点:患者与医方在社会地位、人格尊严上是平等的;患者虽有千差万别,但仍然享有平等的生命健康权和医疗保健权;患者处于医患交往双方中的弱势地位,理应得到医学所给予的公正、正义的关怀。这些因素决定了医疗公正的必然性与合理性。

公正原则主要体现在两个方面:一是人际交往公正;二是资源分配公正。人际交往公正要求医务人员公正地对待每一位患者,一视同仁,平等相待,不因性别、种族、民族、国籍、宗教、信仰等不同而有所区别。资源分配公正要求以公平优先、兼顾效率的基本原则,优化配置和合理利用医疗卫生资源。医疗卫生资源是指满足人们健康需要的可用的人力、物力、财力的总和。其分配包括宏观分配和微观分配两部分。宏观分配是由医院和医务人员,针对特定的患者在临床诊疗时进行的分配。在我国,目前主要是指住院床位、手术机会以及贵重稀缺医疗资源的分配。临床上,公正原则针对微观医药卫生资源分配,要求医方依次按医学标准→社会价值标准→家庭角色标准→科研价值标准→余年寿命标准综合权衡,在比较中进行优化筛选,以确定稀缺医药卫生资源优先享用者资格。其中:医学标准主要考虑患者病情需要及治疗价值;社会价值标准主要考虑患者既往和预期贡献;家庭角色标准主要考虑患者在家庭中的地位和作用;科研价值标准主要考虑该患者的诊治对医学发展的意义;余年寿命标准主要考虑患者治疗后生存的可能期限。在这些标准中,医学标准是必须优先保证的首要标准。

克服医疗不公正的现象,由不公正到公正,由低层次到高层次公正,需要政府、医疗卫生机构以及全社会医务人员共同努力,各司其职,营造医疗公正氛围。首先,政府要当好医疗公正的"守门人"。政府从管医上全面肩负起保障医疗公正的职责,在改革中建立一套以广大人民群众基本医疗保健机制和贫困阶层医疗救助机制为核心的基础的完善的医疗制度和规则,依法管医。其次,医疗卫生机构要做好医疗公正的"设计人"。医疗卫生机构从办医上直接承担起医疗公正的职责,构建和完善全面覆盖、结构合理、功能互补、分工合作的医疗保健格局,使全体公民享受得起数量充足、质价相称的医疗保健服务,使各层次的医疗服务需求者各得其所。最后,医务人员要做好医疗公正的"实施人"。医务人员从服务上直接肩负兑现医疗公正的责任,必须自觉加强现代公正素质修养,集美德论、义务论、公益论于一身，确保公正在医疗服务中得到充分体现。

本章小结

医学伦理学的发展	学习要点
概念	生命伦理学的一般原则
学习重点	中外医学伦理思想的形成，生命医学伦理的产生和发展
学习难点	中国古代医德精神的内涵及其意义

目标检测

一、选择题

A1 型题

1. 我国现存最早的医学典籍是（　　）。

A.《千金方》　　　　　　　B.《黄帝内经》　　　　　　C.《大医精诚》

D.《医家五戒十要》　　　　E.《伤寒杂病论》

2. 标志着中国医学伦理学体系确立的书籍是（　　）。

A.《千金方》　　　　　　　B.《黄帝内经》　　　　　　C.《大医精诚》

D.《医家五戒十要》　　　　E.《伤寒杂病论》

3.《黄帝内经》分为哪两个部分？（　　）

A.《素问》和《灵枢》　　　B.《素问》和《周礼》　　　C.《灵枢》和《周礼》

D.《论语》和《灵枢》　　　E.《素问》和《论语》

4. "天覆地载，万物悉备，莫贵于人"出自（　　）。

A.《千金方》　　　　　　　B.《黄帝内经》　　　　　　C.《大医精诚》

D.《医家五戒十要》　　　　E.《伤寒杂病论》

5. 下列哪一项，不属于中国古代医德精神的内涵及其意义？（　　）

A. 尊重和珍视生命的"贵人"思想　　　　　B. "普同一等"的行医原则

C. 清廉正派的行医作风　　　　　　　　　D. 注重法律法规高于一切的原则

E. "医乃仁术"的行医宗旨

6. 远古时期"尝百草之滋味，水泉之甘苦，令民知所避就"的人是（　　）。

A. 神农氏　　B. 黄帝　　C. 女娲　　D. 夸父　　E. 伏羲

7. 儒家思想中，将医术称为（　　）。

A. 人术　　B. 仁术　　C. 技术　　D. 方术　　E. 巫术

8. 提出的"六大失""六不治"的书籍是（　　）。

A.《医门法律》　　　　　　B.《黄帝内经》　　　　　　C.《大医精诚》

D.《医家五戒十要》　　　　E.《伤寒杂病论》

9. 标志着国外现代医学伦理学诞生的书籍是（　　）。

A.《赫尔辛基宣言》　　　　B.《希波克拉底誓言》　　　C.《医道纲领》

D.《医德十二箴》　　　　　E.《大医精诚》

10. 生命伦理学的一般原则不包括（　　）。

A. 尊重原则　　　　　　　　B. 自主原则　　　　　　　C. 不伤害原则

Note

29

D. 公正原则　　　　　　　　E. 简化原则

A2 型题

1. 某患者,男,23 岁,被确诊为再生障碍性贫血而住入某院。患者认为"再生障碍性贫血"是不治之症而拒绝一切治疗措施,甚至摔碎注射器。医务人员始终保持积极、耐心、和蔼的态度,一方面反复开导,讲解有关知识,陈述利害关系;另一方面精心治疗,获得患者信任。在患者主动配合下,通过中西医结合治疗,患者病情好转出院。这个患者出院至今生存 20 余年,并建立了幸福的家庭。在治疗中,体现的医生美德,不包括(　　)。

A. 重人贵于重病　　　　　　　　B. 维护患者利益

C. 医生的工作是崇高、繁重、有风险的工作　　D. "仁者爱人"包括利人、关怀人

E. 保护患者隐私

2. 一个怀第一胎的妇女,宫颈口发生病变,许多专家都诊断为宫颈癌,需做切除手术,如此胎儿就保不住了。主治医师林某通过查资料,并与病理科反复核对,以及仔细检查患者,她认为断定该孕妇为癌症的科学依据并不充分,终于做出暂不手术的决定。后经数个月的观察和行必要的防治措施,婴儿平安降生,产妇宫颈口的病变也消失了,主治医师林某深有感触地说:"如果开了刀治好了她的病,但她并不快乐,因为她得到了生命,却失去了幸福。医生不仅是用药治病,而且需要关心患者幸福。"此案例中,体现的医师美德,不包括(　　)。

A. 重人贵于重病　　　　　　　　B. 维护患者利益

C. 医师的工作是崇高、繁重、有风险的工作　　D. "仁者爱人"包括利人、关怀人

E. 保护患者隐私

二、简答题

1. 简述中外医学伦理思想的异同。

2. 生命伦理学的一般原则有哪些?

选择题答案

参 考 文 献

[1] 王柳行,颜景霞.医学伦理学[M].2 版.北京:人民卫生出版社,2014.

[2] 宫福清.医学伦理学[M].北京:科学出版社,2013.

[3] 焦玉梅,冉隆平.医学伦理学[M].2 版.武汉:华中科技大学出版社,2014.

[4] 孙福川,王明旭.医学伦理学[M].4 版.北京:人民卫生出版社,2013.

(重庆三峡医药高等专科学校　向纹熠)

Note

第三章　医学伦理学的基本理论及基本规范体系

学习目标

掌握：医学伦理学的基本规范；医学伦理学的基本范畴。
熟悉：医学伦理学的基本理论。
了解：医学伦理学基本规范的特点。

案例引导

世界上接受手术最多的人

患者雅各斯，49岁，英国人。患者出生20个月时，突然出现窒息现象。送入医院后，医生发现其气管壁上长出一颗息肉，阻碍呼吸，医生通过外科手术把息肉切除。术后2周，息肉再度长出，结果又进行了第2次手术，但息肉重生问题仍然无法根治。在其1—5岁的五年里，其每隔2周接受一次切除术。在"二战"期间，因麻醉药缺乏，雅各斯在未经麻醉的情况下手术。其疼痛不已，嚎叫声震撼医院。在第2次手术时还做了气管切开术，在喉部开了一个小孔，插入一条胶管，使他能呼吸，但他无法发声，变成了哑巴。20岁时，其一边肺叶感染，于是又做了肺侧切除术。至49岁时，他先后一共接受了324次手术，成为世界上接受手术最多的人，《海外文摘》称他是"最痛苦"的人。

分析思考：

1. 此案例医务人员遵循的是什么道德观？
2. 从生命质量观来看此举对患者、家属和社会带来怎样的影响？

第一节　医学伦理学的基本理论

医学伦理学的基本理论就是从哲学伦理学的立场、层次和角度揭示、阐释人们在医学活动中各种行为及其关系的理论体系，从根本上说明人们在医学活动中各种行为及其关系的本质和内在规律。医学伦理学的基本理论是构成医学伦理学学科体系的基石，医学伦理学的原则、规范、判断和行为等都是建立在此基本理论之上的，医学伦理学的基本理论主要有生命论、美德论、义务论、功利论和公益论等。

一、生命论

生命论是人们围绕如何看待人的生命而确立的理论,它包括生命神圣论、生命质量论及生命价值论三种观点。其是人类社会发展到一定阶段,伴随着社会的进步和医学科学的发展,人类生存及发展需要得到基本的满足和自身价值得到实现后的产物。

(一) 生命神圣论

1. 生命神圣论的含义及产生的社会文化背景

(1) 生命神圣论的含义。

生命神圣论认为人的生命具有最高道德价值,即人的生命至高无上,人的生命神圣不可侵犯。生命神圣论强调,任何情况下都要尊重人的生命,只要是人,无论是正常婴儿,还是严重缺陷的婴儿,无论是受精卵,还是胚胎,其生命都是神圣的,都应该无条件地活下去,并采取一切手段维护、保存和延长人的生命。生命神圣论追求的是生命的数量,反对对人的生命过程进行干预,反对对人口数量和质量实施控制。

(2) 生命神圣论产生的社会文化背景。

生命神圣论的形成及发展有一个历史过程,受众多因素的影响,其产生的社会文化背景包括如下三个方面。

一是生命的起源至今仍是一个科学之谜。古代人们对它的解释中宗教神学理论一直占据统治地位。西方基督教的上帝创世说、我国盘古开天地的神话等,都是宣扬神创造人的思想观点,长期以来被人们奉为圭臬。另外,生产力水平的低下、生命产生的不易、维持生命的艰难、人类命运的多舛等,这些都是早期生命神圣论产生的社会文化背景。

二是医学活动本身的内在要求。医学成为一种独立的社会职业后,古人将其社会目标概括为"使人生",也就是救人生命、活人性命,并将医业的社会含义定义为"医者,生人之术也"。很明显,从古至今医学都是以维护人的生命和健康、防病治病为己任的,而人的生命在天地万物中是最珍贵的。

三是自然科学和医学科学及欧洲文艺复兴运动赋予的动力。近代医学科学的发展和欧洲文艺复兴运动对生命神圣观的发展有直接的推动作用。随着近代自然科学的迅速发展,近代实验医学揭示了生命的奥秘,为维护和尊重生命奠定了科学基础。同时,伴随中世纪欧洲文艺复兴运动的兴起,资产阶级的思想家们对封建制度和宗教统治压抑人性、摧残生命等不珍惜人的生命的行为进行了无情抨击,唤起了人们对人自身价值的重视,促进了主张自由、平等、尊重人权观念的形成,在客观上为生命神圣论的发展提供了重要的政治及理论依据。以"人"为中心的人文主义运动,倡导人性论和人权论,使人们关于生命神圣的观点得到了进一步的系统化、理论化。

2. 生命神圣论的评价

(1) 生命神圣论的历史意义。

第一,从道德的角度强化了医学的宗旨,有利于唤醒世人尊重、关心、重视人的生命的良知,有利于医务人员树立救死扶伤的神圣理想。随着人类文明的进步、医学的成熟,生命虽然脱去神秘的外衣,置身于人类理性的平台,但是生命神圣论的理念仍然是经验医学乃至实验医学发展阶段医学道德的精神支柱。它使人们认识到,人的生命与世界上的其他事物相比具有至高无上性,从而树立珍重生命、爱护生命的道德观点,进而促进人类的生存、繁衍、发展和壮大。

第二，为医学人道主义的形成和发展奠定了思想基础。生命神圣论的许多思想精华，在现代医学伦理体系中仍占有很重要的地位，它应当发扬光大。例如，它要求人们热爱和珍惜生命、尊重患者人格、平等待人、济世救人，这些仍然是当代医学（生命）伦理学的基本理论原则。

第三，推动了医学科学职业的产生和发展。人的生命是最为宝贵的，如何保存和延续生命，如何消除生命受到的伤害，如何解除疾病对生命的折磨，激励着人们不断探索生命的奥秘，不断发现诊治疾病、促进健康的手段和方法，因而促成了医学科学职业的产生，并推动着医学科学的不断发展和医疗技术的不断进步。

（2）生命神圣论的局限性。

第一，生命神圣论缺乏人类成熟的理性基础：①生命神圣论原来以宗教等神秘主义为基础，而在科技发达的今天，已经逐步瓦解。②生命神圣论建立在对个体的纯粹生物学意义的朴素情感基础上，它提出尊重、珍视生命的要求是一种职业的直观折射。因而往往在重视人的生命数量及生物学生命时，忽视了人的生命质量及人的社会学生命。生命神圣论最终发展到生命绝对神圣论，不利于以控制人口数量、提高人口质量为主要内容的计划生育工作的开展。第二，生命神圣论是一种抽象的生命观。生命神圣论强调生命的价值和意义，强调对生命的尊重，这本是正确的，但它具有较大的模糊性和矛盾性。①它把生命神圣与生命价值及质量分开了。事实上并非一切状态的生命都是神圣的，生命神圣与否应当取决于生命价值与生命质量的统一。②它只重视个体生命意义而忽视了人类整体的利益的重要性。例如，一味反对堕胎甚至避孕，表面看来是尊重了人的生命，但却在人口过剩的国度，侵害了人类整体的利益。③生命神圣论在现实中导致大量医学伦理难题。如能否控制人口数量，能否实施生育控制措施，能否停止对患者的抢救，能否对生命进行研究，能否摘取人体器官进行移植等。

（二）生命质量论

1. 生命质量论概述

（1）生命质量论的含义：所谓生命质量论，就是根据人的生命质量（主要是指人的自然质量）的优劣来确定生命存在有无必要的理论。生命质量是指就个体的躯体性、心理性及认知能力等方面而言的，主张人类应该具有更高的生命质量，应根据生命质量的高低和主次来决定对生命的取舍，主张对高质量生命的人给予更多的保护。

（2）生命质量的类型：生命质量分为主要质量、根本质量和操作质量三种类型。主要质量是指个体生命的身体或智力状态的好坏，根据这一生命质量标准，生命质量论认为，诸如严重的先天心脏畸形和无脑儿等，其主要质量已经非常低，因此，已经没有必要进行生命维持。根本质量是指与他人在社会和道德上相互作用上的生命的意义和目的。根据这一生命质量标准，生命质量论认为，诸如极度痛苦的晚期肿瘤患者、不可逆的昏迷患者等已经失去了与他人在社会和道德上的关系，失去了生命的意义和目的，因此，已经没有必要进行生命维持。操作质量是指利用智商或诊断学的标准来定智力和生理状况所得的结果。根据这生命质量标准，有的生命质量论者认为，智商高于 140 的人是高生命质量的天才，智商在 70 以下的人属于智力缺陷，智商在 30 以下者是智力缺陷较为严重的人，智商在 20 以下的就"不算"是人了。

2. 生命质量论产生的社会文化背景　生命质量论及生命价值论是 20 世纪 50 年代随着生物医学工程技术的发展而逐渐产生的，它已成为现代医学（生命）伦理学的核心观

33

点,并为改善人类生命及生存条件提供理论依据。其产生的历史条件包括医学科技的进步和强烈的社会需求,具体内容如下。

(1)医学科技的进步:现代医学生物技术的发展,使人类对生命过程进行有效的道德干预有了技术保障,如辅助生殖技术、器官移植技术、生育控制技术、基因治疗等。它能有效地控制人类的生命进程,延长人类的寿命,提高人类的生命质量和生活质量,从而加深人类对生命本质的认识,改变人类的生命观念。

(2)强烈的社会需求:当今人类面临诸多难题,其潜在的首要因素是人口过剩。如果不能有效地控制人口的数量,提高人口的质量,人类自身的发展甚至生存就会遭到严重威胁。传统的生命神圣观,显然已无法适应当代社会的发展,人类生命观的变革,新的生命质量观及价值观的出现就成为一种历史的必然。

3.生命质量论的评价

(1)生命质量论的积极意义。

第一,生命质量论的产生,是人类思想观念的巨大进步。由传统的生命神圣论转向追求生命质量的新观念,更加适合现代医学科学发展的实际情况,有利于医疗资源的合理配置,有利于减轻患者的痛苦以及家人和社会的负担。

第二,生命质量论的产生,为临床医疗抉择提供了理论指导。按照生命质量论的观点,医务人员在考虑治疗方案时,应首先努力提高患者的生命质量,并力争最好的生命质量。

只有符合一定质量标准的婴儿或患者才有得到治疗的必要和意义。对于不符合特定生命质量标准的婴儿或患者则可以放弃或不予治疗。

第三,生命质量论的产生,为当前的人口政策、环境政策、生态政策等提供了重要的理论依据,也为人们避孕、人工流产、节育、遗传咨询等措施提供了理论依据。

(2)生命质量论的历史局限。

第一,生命质量论与生命神圣论一样,只把患者个人当作"自然人""抽象人",忽视人的社会性。生命质量论仅看到了高质量的生命个体对自身存在的意义,却忽视了以低生命质量形式存在的某些患者对家人和社会所发挥的精神激励价值。

第二,生命质量论的不足之处,还表现在对生命质量认识的历史局限性,如对绝症的认识。首先,"绝症"是一个历史概念,随着医学的发展,现今的许多所谓的绝症,将很有可能成为可治之症,一些本来生命质量极低并且没有治愈希望的绝症患者将有可能被治愈,那么放弃对这些患者的治疗甚至实行安乐死就是一个错误。其次,医学的发展离不开医疗实践,而要攻克绝症,就必须有绝症患者的参与,如果因为患者的生命质量低就放弃治疗,那又去哪里找参与医疗实践的患者呢?又谈何医学发展与进步?

(三)生命价值论

1.生命价值论的含义和分类

(1)生命价值论的含义。

价值就是客体能满足主体一定需要的属性,亦即客体对主体的特殊效用,所谓生命价值论,就是根据生命对自身和他人、社会的效用而采取不同的对待的生命伦理观,生命价值论是对生命神圣论和生命质量论的发扬和升华。首先,生命价值论认为,人的生命之所以神圣,其根基在于人具有"属人的"知识、情感和意志,具有独立的人格和尊严在于人的主体性和创造性等,没有这一切,单纯的人的生物学生命是没有什么神圣可言的,生物学生命只是作为社会学生命的载体而具有神圣性。其次,生命价值论涵盖和扩展了生命质量论主张人的生命质量决定生命的内在价值,生命对他人和社会的意义决定生命的外在价值,后者是生命价值的体现和归宿的思想,判断生命价值高低和大小,主要有两个因素:一是生命本身的质量;二是某一生命对他人、社会和人类的意义。生命价值论,从人的自然属性和社会属性相统一的辩证立场出发,实现了生命神圣、生命质量与生命价值的有机统一,从而构成现代生命伦理的核心理念。

（2）生命价值的分类。

①根据生命价值主体的不同,生命价值分为内在价值和外在价值两类,内在价值就是生命具有的对自身具有效用的属性,是生命具有的对自身的效用;外在价值就是生命具有的对他人、社会具有效用的属性,是生命具有的对他人、社会的效用。

②根据生命价值是否已经表现出来,生命价值分为现实的生命价值（现实价值）和潜在的生命价值（潜在价值）两类,现实价值是指已经显现出生命对自身、他人和社会具有的效用;潜在价值是指生命目前尚未显现、将来才能显现出的对自身、他人和社会的效用。

③根据生命价值的性质,生命价值分为正生命价值、负生命价值和零生命价值三类。正生命价值是指生命有利于自身、他人和社会的效用,即对自身、他人和社会有积极效用;负生命价值是指生命有害于自身、他人和社会的效用,即对自身、他人和社会有消极效用;零生命价值（无生命价值）是指生命无利无害于自身、他人和社会的效用,即对自身、他人和社会既没有积极效用又没有消极效用。

2. 生命价值论的历史和现实意义　生命价值论完善了人类对生命认识的医学伦理理论,在生命神圣论和生命质量论的基础上,人们提出了生命价值论,形成了人类对自身生命的完善认识。生命神圣、质量、价值论的统一,标志着人类的生命观和伦理理念有了历史性的转变。

（1）生命价值论使医学生命理论更深刻、更合理。生命价值论的问世是人类要求改善自身素质,以求更大发展的反映,是人类自我意识的新突破,它建立在生命神圣论和生命质量论基础上,但是与生命神圣论和生命质量论相比,在视野上更加开阔,在情感上更加理智,在思维上更加辩证。

（2）生命价值论使医学（生命）伦理学研究方法和理论基础更进步、更科学。生命价值论的确立,使医学（生命）伦理学的研究方法和理论基础发生了重大变革,传统医学伦理学理论主要建立在生命神圣观及道义论基础上,在理论上容易仅仅局限于医者的道德品质、职责,而且由此所导致的那种只顾道德律令不管行为后果,只对个体而不针对社会的要求的思想,是僵化和片面的。生命价值论则将传统医学伦理学单纯强调维护生命的理论格局,拓展到完整的伦理新格局,把个体生命利益与群体及人类的生命利益联系起来,把动机与后果联系起来,把珍惜生命与尊重生命质量和价值联系起来,从而使医学（生命）伦理学体系更加科学化和完善化。生命价值论为化解当代医学道德难题奠定了理论基础,生命价值论为解决当代医学道德难题提供了理论武器。在现代医疗中,生育辅助技术、基因治疗技术、器官移植术等的展开,出现了尖锐的道德冲突,这是过去的生命神圣观道义论所解决不了的。而使用并依据生命质量及价值论,我们就能为医学新技术的推广与应用提供伦理辩护,从而对一些医学伦理难题做出比较正确的医学（生命）伦理论证和结论。

3. 生命价值论的具体意义　第一,生命价值论为我国的人口政策提供了理论依据;第二,生命价值论为人类的生育措施提供了理论依据;第三,生命价值论为人类停止对不可救治患者的抢救提供了理论依据;第四,生命价值论为对生命进行研究提供了理论依

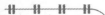
据;第五,生命价值论为摘取人体器官进行移植提供了理论依据。

二、美德论

(一)美德论的含义

美德,是指人的高尚、优良的道德品质。美德论,即美德伦理学的理论体系,又称为德行论或品德论,主要研究做人应该具备的品格、品德,换句话说,美德论就是告诉人们什么是道德上的完人和如何成为道德上的完人的理论。黑格尔认为:一个人做了这样或那样一件合乎伦理的事,还不能说他就是有德的;只有这种行为方式成为他性格中的固定要素,才可以说他是有德的。美德论的内容非常丰富,不同的时代、不同的国家和民族都有着许多的传统美德,如仁慈、诚实、审慎、公正、进取等。这些传统美德经过时代的验证,已成为人们社会生活中共同的行为准则和规范。

(二)医务人员应该具备的美德

1. 仁慈 仁慈即仁爱慈善,同情、关心、爱护和尊重患者。仁慈要求医务人员在医疗实践中应努力做到与人为善,关怀、帮助、体贴和理解患者。医务人员的仁慈心、爱心不仅是医德的保障,而且还会对患者的治疗效果产生直接的影响。

2. 诚挚 诚挚就是医务人员具有的坚持真理、忠诚医学科学、诚心诚意对待患者的品德,是医德的基本要求。医务人员若离开了诚挚,不但有悖于医德的要求,而且还可能会给患者造成损害,甚至产生医患之间伦理或法律的纠纷。诚挚要求医务人员在医疗活动中要讲真话、办实事,出了差错事故要敢于承认并吸取教训,具有实事求是的作风。

3. 公正 公正即公平、公道地对待患者及其权利。经济学的鼻祖亚当·斯密认为:公正对于社会的存在来说有着不可替代的作用;与其说仁慈是社会存在的基础,不如说公正是这种基础;没有仁慈之心,社会也可以存在于一种令人很不愉快的状态中,但是不义行动的盛行却肯定彻底毁掉它。公正的美德及原则是和谐社会之所以和谐的基石。公正要求医务人员在医疗活动中平等、一视同仁地对待一切患者,尊重患者的人格,尊重患者的权利,同时在医疗资源的配置、占有、使用、收益等方面坚持原则,不徇私情。

4. 节操 节操就是医务人员扬善抑恶、坚定遵循医学道德规范的品德。医务人员应有正确的利益观,正确处理个人利益与患者利益。做到以患者的利益为重,正确处理医德与金钱、名誉、官位的关系,不以医谋私。

5. 严谨 严谨就是医务人员具有对待医学和医术的严肃谨慎、一丝不苟的品德,这是科学精神在医学工作中的具体体现。医术关乎人命,不可不慎重。古代医书《本草类方》中有"夫用药如用刑,误即便隔死生""盖人命一死不可复生,故须如此详谨"的说法。病情往往很复杂,且瞬息万变,这就要求医务人员应尽可能通盘考虑,以达到最大限度的万无一失。

此外,医学美德还包括庄重、理智、耐心和尊重同行等道德品质。这些道德品质都是作为一个合格医务人员所必需的。医务人员如果具有这些道德品质,就会与人为善,时时处处为患者着想,全心全意为患者服务。

三、义务论

(一)义务论的含义

义务是指人们意识到的,自愿承担对社会、团体和他人的道德责任。义务与责任、使命同义。处于一定社会关系中的人们总是对与自己有关的他人、团体和社会负有一定的

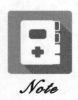

责任,承担着一定的使命、职责和任务,这就是义务。对每个社会成员来说,义务是维系社会存在的纽带。在社会生活中,存在着各种各样的义务,如法律义务、政治义务、道德义务等。伦理学的义务论只研究道德义务。道德义务具有与其他义务不同的特征:一是人们履行道德义务是不以获得对应的权力和报偿为前提的;二是人们履行道德义务不是外部的强制,而是建立在行为者的自觉、自愿的基础之上的,是行为者的一种道德责任感;三是道德义务涉及的范围广泛,涉及社会领域中所有具有效用的行为。

（二）义务论的特征

义务论有三个特征。一是注意行为本身,强调道德动机的纯洁性、道德法则的绝对性和道德价值的崇高性,对一个行为的正误的评价不在于诉诸行为的后果,而在于规定伦理道德的原则或规则,而有些原则或规则是不管后果如何都必须贯彻的。比较极端的义务论认为,伦理评价与行为后果无关,评价一个行为的对错,要看它是否符合规定了义务的伦理道德原则与规范;不那么极端的义务论认为,行为的对错,只是部分与行为的后果有关。二是强调道德自律,侧重社会伦理现象内在规制,崇尚道德的内在价值,即从道德主体的内部世界寻找道德的约束力和推动力。三是义务论不是立足于个人的利益,而是立足于全社会的人民大众的长远的或根本的利益的理论。

（三）义务论的类型和表达形式

1. 义务论的类型　义务论强调某种绝对的义务和责任,主张道德的行为必须符合某种普遍的道德原则,不管行为的结果如何。历史上的义务论都只注重行为的动机而不看重行为的结果,但在理论的具体论证上有所区别。由此把义务论分为行为义务论（或实质的义务论,又名直觉主义）和规则义务论（形式的义务论）两种类型。行为义务论者认为没有任何普遍的道德规则或理论,只有我们不能加以普遍化的特殊行为、情况和人。人们在某一特殊情况下所做出的决定是基于自己所相信或感觉应当采取的正确行为。可见,行为义务论不以理性为基础,而是诉诸人的直觉,所以又称为义务论直觉主义,主要代表人物是牛津大学的哲学家普理查德和罗斯。规则义务论者认为,作为道德的唯一基础的规则是存在的,遵循这些规则就是道德的,与行为的结果无关。康德的义务论是典型的规则义务论,英国的尤因是现代规则义务论的代表,他们对于表达义务的道德判断,都努力以分析其逻辑必然性、求证其普遍化为目的。

2. 义务论的表达形式　义务论的具体表达形式是人们应该做什么和不应该做什么,以及如何做才是道德的。任何一个社会和阶级为维护社会的协调和发展,总是要向本阶级和全体社会成员提出一些对他人、对社会的职责、任务和使命,以调整人们之间的关系,维系一种和谐、稳定的社会秩序,确保社会的有序发展。这种职责、任务和使命一旦为社会集团用道德规范的形式确定下来,就成为一种社会的道德义务。道德义务明确告诉人们什么是应当的,什么是不应当的。在这一层面上,道德义务是他律性的,是社会的外在道德要求。道德义务的他律性说明了道德义务不是神的意志、人的理性或自然本能,而是社会关系的客观要求,具体体现在社会的一系列道德原则和道德规范中。但是,道德义务又不仅仅是一些外在的社会要求、只停留在他律阶段,而是一旦道德主体将这些道德义务转变为自己内心的道德责任感时,自律阶段的转化,由外在的约束变成了内在的要求。

（四）医德义务的内容

医德义务是社会对医学界的职业责任要求,其具体内容就是由社会的医学道德体系所规定的。但随着医学的发展和社会的进步,医学界的职业责任要求也会发生一些变化,当今医德义务的基本内容是救死扶伤、防病治病、减轻痛苦、维护健康、延长寿命、提高生命质量等。

（五）义务论的评价

1. 义务论的意义　义务论在中西方伦理思想史上占有十分重要的地位,有着重要的意义。首先,医学义务论有利于医务人员明确自己的职业责任,医德义务论可以使医务人员认识自己对社会、对患者应承担的责任,并在医疗活动中加以实现,义务论的表达形式是应当做什么和不应当做什么,非常容易为人们所理解和接受。因此,义务论对指导人们进行道德活动发挥着重要的作用,特别是对人们道德品质形成过程有着重要影响。其次,医德义务论可以使医务人员提高自己的思想境界,愉快地履行自己的职责,全心全意为人民服务,在人们的道德活动中,一旦道德义务升华为人们的道德责任感,道德主体即具有积极向上的推动力,能够自觉履行道德义务,且不断提高自己、完善自我。最后,医德义务论在调节医患关系方面发挥着重要作用,义务论所包含的道德义务是经过历史检验的,证明对调节人际关系、社会关系是非常有用的道德原则和规范,它已成为规范伦理学中重要的内容之一。

2. 义务论的局限性　尽管义务论在伦理学理论中占有非常重要的地位,但随着社会的发展,新的问题不断出现,义务论也逐渐暴露出它的局限性。首先,义务论只强调行为的动机,否认行为的结果在道德判断中的作用。动机在人们的道德行为中起着指导作用,一般而言,好的动机常常产生好的结果,坏的动机产生坏的结果。但是,由于社会生活的复杂性,这种动机与效果的对应并不总是一致的。而且,动机存在于人们的思想意识中,不具有直观性,因此仅仅根据动机判断一个人的行为是否道德是比较困难的。动机与效果是辩证统一的关系,义务论割裂了两者之间的联系。其次,义务论还面临着对个人尽义务与对社会尽义务之间的矛盾。义务论强调道德规范的普遍性、道德义务的绝对性,否定道德义务的层次性。当对他人尽义务与对社会尽义务相矛盾时,义务论常常显得不知所措。最后,义务论在医学领域忽视了医患双方义务的双向性,义务论只强调医务人员对患者及服务对象的绝对性和无条件性,而忽视患者及服务对象应尽的义务。这种道德价值取向,在社会主义市场经济条件下,使义务论受到效果论的挑战。

四、功利论和公益论

（一）功利论

1. 功利论的含义　功利论(或称功利主义)是与义务论相对立的伦理学说,主张以人们行为的功利性效果作为道德价值的基础或基本的评价标准。功利论者把行为的评价结果作为对人进行善恶评价的依据,认为离开行为对人们的效果就不可能有道德上的善恶。当代美国道德学家弗兰克纳给功利论下了一个明确的定义,他认为,功利原则十分严格地指出,我们做一件事情所寻求的,总的说来,就是善(或利)超过恶(或害)的可能最大余额(或者恶超过善的最小差额)。这里的"善"与"恶",是指非道德意义上的善与恶。

功利论伦理思想是伴随着资本主义的发展而逐渐形成和完善起来的。资本主义市场经济的突出特点即是对利益的追逐,功利论的产生正是对资产阶级追逐利益行为的伦理学辩护。以霍布斯为首的心理上的利己主义,以及以休谟、亚当·斯密为代表的合理利己主义是功利论的雏形。随后,英国伦理学家边沁和密尔提出了"最大多数人的最大幸福"的道德原则,对功利论做了系统、严格的论证。

2. 功利论的类型　功利论因其只注重行为的后果而遭到其他伦理学家的强烈批评,

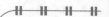

曾一度受到冷落,但 20 世纪中期以后,资源的短缺、对社会效用的关注以及社会整体思想发展的形成使功利论重新焕发生机,并形成了许多新的流派,最具影响性的是行为功利主义和规则功利主义。

(1)行为功利主义:行为功利主义者主张,行为的道德价值必须根据最后的实际效果来评价,道德判断应该是以具体情况下的个人行为的经验效果为标准,而不是以它是否符合某种道德准则为标准。他们认为,人人都应该使自己的行为给影响所及的每一个人都带来最大的好处,但没有什么可以遵循的规则,每个人都必须估量自己的处境,判断行为是否能带来最大的好处。

(2)规则功利主义:规则功利主义者主张,人类行为具有某种共同特性,其道德价值以它与某相关的共同准则的一致性来判断。道德判断不是以某一特殊行为的功利效果为标准,而是以相关准则的功利效果为标准。他们认为,每个人都应当始终遵循会给一切有关者带来最大好处的规则。

3. 功利论的意义和局限性 在道德实践活动中,功利论强调效果在道德评价中的作用,把效果作为最大的善来追求。这一思想客观上为资本主义生产关系的确立和发展做了伦理学辩护,起到了推动生产力发展和提高人们的生产和工作积极性的作用。在理论上,功利论避免了义务论只强调动机、忽视效果的道德评价方式所带来的一些现实问题。但是,不可否认,功利论对效果在道德评价中作用的过分强调,也撕裂了道德行为评价中动机与效果的辩证统一关系,难免导致道德评价中的片面性。在现实生活中,功利论很容易导致产生偏重个人利益、局部利益、暂时利益和经济效益而忽视集体利益、整体利益、长远利益和社会效益的思想和行为。

(二)公益论

1. 公益论的含义及主要内容

(1)公益论含义:公益论主张人们在进行道德评价时,应当从社会、人类和后代的利益出发,从整体和长远的角度来评价人们的行为,只有符合人类的整体利益和长远利益的行为才是道德的。从医学的角度看,公益论(theory of public interest)就是一种强调以社会公众利益为原则,是社会公益与个人健康利益相统一的医学伦理理论。

(2)公益论的主要内容。

①兼容观。我国医疗卫生工作的根本目的有两个:一是满足广大人民群众日益增长的健康和保健的需要;二是提高全社会,即中华民族的整体健康水平。而这两种目标没有根本的矛盾冲突。公益论主张社会和集体公益与个人利益相统一,三者兼容。

②兼顾观。该观点认为,任何医疗行为都应当兼顾到社会、集体、个人的利益。当三者发生冲突时,如果冲突不是以"非此即彼"的形式导致排斥性利益冲突,那么社会、集体无权做出否定个人正当利益的抉择,应尽量满足和实现个人利益。当冲突是以排斥方式产生时,应当从整体利益出发,贯彻社会优先的原则。个人无权损害社会、集体利益。

③社会效益观。医疗卫生服务的效果好坏、大小,是通过医疗服务的经济效益和社会效益体现出来的。经济效益与社会效益是辩证统一的关系。公益论强调在医疗服务中,坚持经济效益与社会效益并重、社会效益优先的原则。

2. 公益论产生的历史背景 公益论是 20 世纪以来,现代社会、现代医学及医患关系发生的深刻变化在医学伦理理论上表现出的必然结果,其产生的历史原因可归纳为如下几点。

(1)它是当今社会发展的需要。20 世纪以来,工业化在全世界的推进和科学技术的迅猛发展,在给人们的生活带来极大方便的同时,也使人类面临着一大堆的现实问题,如

Note

环境污染、资源短缺、人口猛增、贫富差距扩大等。所有这些问题能否解决,都关系到整个人类社会的生存与发展。而这些问题已不单纯是某个国家和地区的问题,其解决也不可能只依靠个别国家和地区的努力实现,必须依靠全社会的共同奋斗。公益思想正是在这种背景下形成和发展起来的,符合当今社会发展的需要。

(2) 它是医学社会化趋势的必然结果。20世纪以来,社会形成了庞大的医疗体系,医学的服务对象也由个体扩展到社会及人群,医学越来越社会化。医德关系也从单纯的医患关系、医际关系扩展到包括医务人员在内的医疗部门与社会的关系。对于这些变化,单纯的道义论已显得无能为力。特别是在调整与社会整体利益和长远利益的关系时,如何选择正确的行为,这是传统医学伦理理论回答不好的。此时,新的医学伦理理论就产生了。

(3) 它是解决现代医疗的道德冲突的必然结果。生命质量论与价值论的产生与道义论互补,为解决现代医疗道德冲突提供了理论武器,但它仍然不是万能的。在医学日趋社会化、医学社会价值越来越大、涉及群体及社会利益越来越大和越来越深刻时,公益及公正问题就凸现出来了。而这类矛盾单靠生命质量与价值论是解决不好的。而且,就是在医学活动中,生命质量及价值的精神的贯彻和实施,也需要解决社会公益与个人利益,以及两者与社会公正的关系问题,需要解决卫生决策、卫生资源的宏观及微观分配,临床价值与预防价值的平衡,人类当前利益与长远利益协调的问题。这些问题都需要新的理论来加以解决,公益及公正论的出现就是必然的。

(4) 医疗费用的迅速攀升和卫生资源的相对匮乏,使得有限的医疗卫生资源的公平、合理应用成为社会政府和医疗管理部门的首要问题。所有这些都把公益问题推到了人们面前。

3. 公益论的评价 公益论在化解功利主义时只是使人们关注到局部利益,却没有看到整体利益问题方面起到了一定的积极作用,但鉴于公益论尚不能算是完善的理论体系,无论是在理论论证方面还是实践方面,都存在很多问题没有解决。首先,公益论的核心仍然是利益,对医疗行为的道德评价的依据仍是行为的结果,在这一点上,公益论与公正论相较于功利主义的进步在于量的差别而非质的区别。其次,公益的确定是困难的。在伦理学领域中,数学的作用毕竟是非常有限的。而且,人们在今天所取得的医学进步是否对后代有益很难定论。现代社会所坚持的公益很可能并不等于后代所认同的公益,甚至可能相差万里。回顾医学发展史,反观现代的基因研究以及人们所表现出来的忧虑,应该就是对上述问题的部分回答。

总之,公益论一方面可以克服医疗领域中的绝对义务论所导致的某些不足和缺陷,另一方面也在尽可能地降低纯粹功利论在医疗工作中产生的诸多不利影响。

尽管公益论理论本身依然存在着很多问题,但在当前阶级社会存在的贫富差距不断加大情况下也难以彻底地实践和真正地实现,但毕竟公益论一经提出,作为一种思想理论体系,已经或正在对人类的生活特别是医疗活动起着重要的价值导向作用。人们必须明白,道德理论是简单的,道德生活却是复杂的,而道德实践则尤其困难。在医疗实践中,追求某一医疗行为的最善或许是可行的,而谋求人类健康生活的利益最优化和最大化,则是困难的,无论是义务论还是功利论甚至公益论都无法解决医疗道德生活中的所有问题。但是,这并不意味着在医疗领域中人类将无所作为,恰恰相反,人类的适当作为已经而且必将推动医学合理的发展,关键在于人们对"适当"的理解、把握和希冀的程度。印度民族独立运动的领导人甘地曾经说过,作为人类,我们的伟大之处与其说是在于我们能够改造世界,还不如说是我们能够改造自我。

第二节　医学伦理的基本原则

医学伦理的基本原则,是指反映某一医学发展阶段及特定社会背景中的医学道德的基本精神,是调节各种医学道德关系都必须遵循的根本原则和最高要求。它贯穿于医德发展的始终,在医学伦理学规范体系中居于首要地位,是医学伦理学规范体系的总纲和核心,是衡量医务工作者的个人行为和道德的最高准则。

一、医学伦理基本原则的含义

首先,它是对医学发展某一阶段及特定社会背景下医德精神的反映。我国社会主义医疗卫生事业是全体社会公民共享的公益性事业。医学伦理的基本原则,高度集中地反映了我国当代医学卫生事业服务的广泛的人民性、彻底的人道性、鲜明的时代性等医学理论的本质。

其次,它是协调医疗卫生领域中各种关系必须遵循的根本原则和最高要求。在社会主义社会,人民群众的健康利益、患者个人的健康利益与社会整体健康利益、医患双方的利益等,在本质上是一致的,但在每一种利益关系中,都包含着种种差异甚至是冲突。医学伦理的基本原则就是协调医疗卫生事业领域的各种利益关系,维护和建立良好的医学交往秩序。它是医学伦理学规范体系中普遍应用、居主导地位的最高标准。总之,医学伦理基本原则是社会主义社会医疗卫生事业服务性质的集中体现,是社会主义医德关系的最集中反映,是进行医德评价的最直接标准。

二、医学伦理基本原则的内容

1981年,全国第一届医德学术讨论会首次明确提出了我国社会主义医德的基本原则为防病治病,救死扶伤,实行革命的人道主义,全心全意为人民服务。后来进一步修订为防病治病,救死扶伤,实行社会主义的人道主义,全心全意为人民身心健康服务。它体现了社会主义人道主义与科学精神的统一,实现了历史性、时代性与专业性的统一。这一基本原则的内涵十分丰富,我们可从以下几个方面理解和把握。

1. 防病治病　防病治病明确指出了医学卫生事业的基本任务,体现了社会主义医德基本原则的职业特点和医学价值。它是从宏观层面指明了医学服务必须承担完整的医学道德责任,即无论医务人员身在哪一个工作岗位,无论医疗卫生单位属于何种性质,都必须肩负起防病与治病的使命。这就要求医务工作者树立和形成由传统义务论与现代公益论相结合的全新的医德义务观,正确认识和处理对患者个人、对健康人群、对生态环境、对社会每个成员全面健康需求等多重义务之间的关系,以实现医学目的。社会主义医德基本原则把全面的医德责任作为其首要内容,这是社会主义制度和现代医学发展等多种因素综合作用的必然结果。

2. 救死扶伤　救死扶伤是医疗卫生事业服务的首要职责,即所有的医务人员都应有把患者的生命和健康放在第一位的理念、为患者谋利益的信念。"救死扶伤是临床医务人员的天职"这一医德思想是古今中外优秀的医家的共识。我国医学界从"医乃活人之术"出发,以"医之使人生"的含义来命名医生。一代又一代的优秀医家,以其实践创立和丰富了"仁爱救人"的优良传统。西医之父希波克拉底,以"为病家谋利益"和"不伤害"等

Note

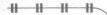

原则,阐述着同一个伟大思想。医学界的道德楷模白求恩和我国当代医学界的医德模范以及在特大地震中涌现的无数个救死扶伤的先进集体和个人的英雄事例,从理论和实践上,对救死扶伤做出了最为精彩的诠释。

3. 实行社会主义的人道主义 实行社会主义的人道主义,指明了协调医学人际关系的现实标准,它是处理好医学人际关系必须普遍遵循的现实的基本准则。社会主义医学人道主义是古今中外医学人道主义精神的精华,也是对革命人道主义传统的继承和超越,并在医学实践中不断地得到完善,成为社会主义医德的基本思想。近代以来,医学人道主义强调把医学看成全人类的事业,用于捍卫患者和人类社会的利益。而社会主义医学人道主义则要求,对人的生命加以敬畏和珍爱,对人的尊严予以理解和维护,对患者的权利予以尊重和保护,对患者的身心健康予以同情和仁爱。从而使过去只有优秀医家才会倡导和践行的精神,逐渐成为所有医务工作者的角色要求、自觉行动和普遍的社会现实。社会主义医学人道主义体现了在社会主义制度下,对人的生命价值的尊重以及提高生命质量的重视。同时,由于我国现在还处在社会主义初级阶段,在医学人道主义实践中经常遇到人道主义与功利主义的矛盾,经济利益与社会利益的不平衡,这就需要通过社会的进步和发展、人们道德修养和综合素质的提高等多种途径来逐步发展和完善。

4. 全心全意为人民身心健康服务 全心全意为人民身心健康服务,这是由我国社会主义制度和卫生事业的社会主义性质所决定的,也是医德行为的根本目的和方向。全心全意为人民身心健康服务的要求如下:首先,从服务对象上看,医务人员必须热爱人民,为广大人民群众服务,而不是为少数人服务,真正做到一视同仁;其次,从服务目标上看,医疗卫生工作必须围绕服务人民健康这个宗旨,既要防治患者的生理疾病,解除肉体痛苦,又要防治患者的心理疾病,做到防患于前、治病于后,达到身心整体健康;最后,从服务态度上看,医务人员必须尊重人民群众,做到服务全心全意,工作认真负责、科学严谨、一丝不苟、不畏困难、任劳任怨。

综上所述,医学伦理基本原则的四个层次相互支撑、相互作用、不可分割。在医疗实践中,必须全面掌握和努力实践这一基本原则,不断提高自身的医德境界。

第三节 医学伦理的基本规范

一、医学伦理规范概述

规范就是一种标准或准则,这种标准或准则既可以是人们约定俗成的,也可以是人们有意识制定的明文规定。规范是人类社会生活中普遍存在的现象,最常见于法律生活、道德生活等领域内。在众多的规范中,医学伦理规范有着自己鲜明的特点、特殊的作用领域和特殊的调节方式。与医学伦理基本原则相比,它是具体的、可变的,它是随着社会变迁和医学发展而不断更新的。

(一)医学伦理规范的含义

医学道德规范是指依据一定的医学道德理论和原则而制定的,用于协调医学实践活动中各种人际关系、评价医学行为善恶的准则或具体要求。

医学伦理规范作为医德意识和行为标准,是医务人员医学道德行为和道德关系普遍规律的反映,是社会对医务人员的基本道德要求,是医学伦理基本原则的展开和补充。医学伦理规范不但包括医疗、护理、药剂、检验等方面的规范,而且还有科研、预防、医药营销等领域的规范。

（二）医学伦理规范的种类

医学伦理规范一般可以分为两大类,即医学伦理一般规范和医学伦理特殊规范。

医学伦理一般规范,又称医学伦理基本规范,它反映医学伦理关系的共同特点,是一切医务人员必须共同遵循的职业行为准则。

医学伦理特殊规范,也称医学伦理个别规范或具体规范,它反映各种医德关系的具体特点,是不同医务人员各自遵循的医德行为准则。无论是在医院、社区、诊所,还是在其他医疗服务单位,每个医务工作者都有自己的具体工作岗位、人际关系和特殊要求,医学伦理特殊规范就是对具体医学实践活动中各种特殊医德关系和医德要求的概括和反映。由于医务人员的分工不同,岗位有别,活动形式、服务对象各异,医学伦理特殊规范的具体内容是各不相同、多种多样的。

（三）医学伦理规范的形式

医学伦理规范以"哪些应该做,哪些不应该做"的表述,将医学伦理学的理论、原则归结为医务人员在医学实践活动中遵循的具体标准。医学伦理规范一般以强调医务人员的义务为主要内容,或采用条文式,或以戒律、宣言、誓言、誓词、法典、法规和守则等形式,由国家和医疗行政管理部门颁布执行。如我国明代李梴在《医学入门》中提出的"习医规格",陈实功在《外科正宗》中提出的"医家五戒十要",我国现行的医学道德规范等都是条文式的。而古希腊的《希波克拉底誓言》、苏联的《苏联医师誓言》,以及我国的《中华人民共和国医学生誓词》等则是采用誓言、誓词等形式。此外,国际上一些国家政府、医学会和世界医学会等所制定的医学伦理规范则是采用法规、宣言和守则等形式。

（四）医学伦理规范的特点

1. 现实性与理想性的统一　现实性是医学伦理规范的首要特点。一个社会所倡导的医学伦理规范是现实医学道德的反映,它必须符合医学界道德实际状况。而人们在制定医学伦理规范时,不是简单地描述、复制现实生活,总是要在其中寄予价值追求、人格目标,希望以此超越现实,因而又具有一定的超前性、理想性。

2. 普遍性与先进性的统一　医学伦理规范行为准则,必须对所有的医务人员都具有明确要求和实际约束力。需要说明的是,这种普遍能接受的现实不能理解为"一刀切",而要充分考虑到医学道德要求的层次性,即应当依据医务人员不同的医德现状,分别提出统一的底线伦理要求和高标准的价值导向要求,以此达到约束作用,从而体现出医学伦理规范的普遍性和先进性的统一。

3. 一般性与特殊性的统一　医学伦理具有一般性和特殊性,它们应在如下两个方面进行统一:一是医学伦理规范既要符合社会道德的一般要求,又要突出医学职业的特定要求;二是医学伦理规范既要回答医学服务的共同要求,又要注意具体医学服务部门的个性要求。

4. 稳定性与变动性的统一　医学伦理规范的稳定性,取决于医学道德关系的相对稳定与医学道德基本思想的相对恒定。其变动性,取决于医学道德关系的发展变化以及人们认识的拓展和深化。这一特点表明,社会倡导的医德理念、准则、追求,都是随着医学和社会的发展进步而不断被赋予新的内涵和意义,实现其自身完善和升华的。

5. 实践性与理论性的统一　医学伦理规范来源于实践,其正确性与可行性必须经过

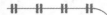

实践的检验,其价值最终只有在转化为实践、指导实践时才能实现,这就是它的实践性;医学伦理规范作为观念形态,又是人们对医德实践进行主观认识和理论加工的产物,体现出理论性特点。医学伦理规范就其规范本身而言,其内容集中体现为实践性,其形式集中体现为理论性,而就其行为主体而言,不仅需要认知,更需要实践。因此,缺少实践性或理论性,割裂实践性与理论性,医学伦理规范都将丧失可行性。

二、医学伦理基本规范的基本内容

医学伦理基本规范的内容是人们长期医疗实践活动的概括和总结,一经形成便具有相对的稳定性。我国医务人员应当遵守的医学伦理基本规范的内容如下。

(一)救死扶伤、忠于职守

救死扶伤是医务人员的神圣职责和最高宗旨。忠于职守是医务人员应有的敬业精神和职业操守。救死扶伤、忠于职守是医务人员正确对待医学事业的基本守则,是医疗卫生事业和人民健康利益的根本要求,历来为古今中外医学道德规范所倡导和阐释。在我国的医学传统中,人们一直强调"医本活人""济世救人",毛泽东则把"救死扶伤,实行革命的人道主义"视为医学道德的精髓。在国外的医学道德思想中,古希腊《希波克拉底誓言》是倡导救死扶伤、忠于职守的典范。古罗马名医盖伦要求自己和同行,将全部时间用在行医上,整天思考它。《日内瓦宣言》要求医务人员"当我开始成为医务界的一个成员的时候,我要为人道服务,神圣地贡献我的一生。"

在当代中国,救死扶伤、忠于职守这一规范,要求医务人员正确认识医学职业的人道性、神圣性以及社会的高期望值和要求的高标准,培养自身的高度的职业责任心和敬业、勤业精神。1991年发布的《中华人民共和国医学生誓词》明确提出每一位医学生要"自愿献身医学",1996年医务界28位院士联合倡导"全心全意为人民服务,为我国社会主义医疗卫生事业服务"。

(二)平等交往、一视同仁

平等交往、一视同仁是医务人员对待医患关系时必须遵守的准则之一。平等交往是指医患双方平等相处;一视同仁是指医务人员对所有的患者同等对待。这一准则可简化为平等待患。平等待患是对患者的权利、尊严的普遍尊重和关心,体现的是人际交往中社会地位和人格尊严的平等。这就要求医务人员对待服务对象,无论男女老幼、种族国别、地位高低、权力大小、美丑智愚、关系亲疏、金钱多寡、衣着好坏,都要平等对待。在治疗、护理、检查等方面,都应按照科学的原则办事。对患者提出的不合理要求,要做耐心的思想工作,不能简单生硬地回绝。要坚决杜绝那种厚此薄彼、亲疏不一、媚权重利、轻民薄义的不良作风。

(三)举止端庄、文明服务

文明礼貌服务是社会主义精神文明建设的重要组成部分。从道德的角度讲,它是调整人与人之间关系的社会公德,也是医务工作者必须遵守的伦理道德底线。医务人员举止端庄、语言文明,不仅是自身良好素质和修养境界的体现,还是赢得患者信任与合作的前提,并有助于患者的康复。早在2500年前,希波克拉底就指出世界上有两种东西能够治病,一是对症的药物,二是良好的语言。医学本身是科学的、文明的,医学时刻离不开举止文明、语言文明的支撑。

举止端庄要求讲究行为文明,语言文明要求使用文明语言。在医疗服务活动中,患者对医务人员首先感受到的是举止、神态、表情、语言等外在表现。可以说,医生是否文明礼貌服务,常常直接影响患者对医务人员的信赖感和治疗的信心。亲切的表情、得体的言谈举止、礼貌周到的服务,能够使患者产生尊敬、信任的情感,增强战胜疾病的信心和动力,这也是现代的生物-心理-社会医学模式所要求的。因此,医务人员在与患者接触时,要讲究文明礼貌,从称谓、声调、语气到交谈的内容及方式都要适时、适度,掌握好分寸,使患者感受到亲切、温暖,以稳定患者的情绪、改善患者的心态、增强患者抗病的信心和能力。切忌恶语伤人,令患者感到不安。尤其对待老年患者和儿童患者,更应语言文明,从各方面给予关心、关怀和体贴。

文明服务还要求举止文明,装束文明、得体。医务人员在着装、服饰上应与职业相适宜,做到规范、整洁、朴素、大方,既不主观随意,又不刻意包装。总之,文明服务体现了医务人员的修养程度。文明程度越高,医疗服务质量越好。

(四) 廉洁行医、遵纪守法

廉洁行医、遵纪守法是指医务人员在医事活动中必须清正廉洁、奉公守法,这既是祖国传统医德的主要内容,又是社会主义医德的基本规范。唐代名医孙思邈认为"凡大医治病,必当安神定志,无欲无求",要求"医人不得恃己所长,专心经略财物"。清代名医费伯雄指出"欲救人而学医则可,欲谋利而学医则不可,我若有疾,望医之救我者何如?我之父母妻子有疾,望医之相救者何如?易地以观,则利心自淡矣!"他要求每个医务工作者扪心自问,我为什么学医?是为救人,还是为谋利。在给患者诊治时,要设身处地地想一想,假如我是患者又怎样?如果为救人而学医,那么对患者一定会有一颗赤诚之心,一种好生之德。英国科学家弗莱明曾说,医学界最可怕而又冥冥杀人害世的,莫过于贪,贪名贪利都要不得!我国1988年颁布的《医务人员医德规范及实施办法》规定,医务人员要"廉洁奉公,自觉遵纪守法,不以医谋私"。这些至理名言从不同角度告诉我们,担负防病治病、救死扶伤的医务人员决不能利用手中的权力以医谋私,以权谋私;任何乘人之危收受患者财物,公开暗示、刁难、勒索患者的行为,都是不道德的。医务工作者在改革开放、发展社会主义市场经济的条件下,尤其是在新旧体制交替、利益格局调整和思想观念变化的情况下,更应该以人民利益为重,以国家利益为重,恪守廉洁行医、遵纪守法这一规范,自觉维护医疗行业的崇高声誉。

(五) 保守医密、诚实守信

诚实守信是医务人员对待患者的一条非常重要的普遍要求。唐代名医孙思邈在《大医精诚》中,用一个"诚"字来概括和诠释"大医风范"。毛泽东在《纪念白求恩》中,也用"诚"的精神来概括和诠释白求恩的崇高医德境界。他指出,白求恩精神表现在他对于工作的极端负责任,对同志对人民的极端的热忱。作为医务人员,只有忠诚于患者和医学事业才能成为一名合格的医务人员。而这就必须同弄虚作假、背信弃义、欺诈取巧的不良医风做坚决的无情的斗争。

保守医密,即保守医疗秘密,是指医务人员必须保守而不能泄露可能造成不良后果的有关情况。这是一条古老的医德规范。早在2500多年前,希波克拉底就说过:"凡我所见所闻,无论有无职业关系,我认为应守秘密者,我愿保守秘密。"世界医学会1948年通过的《日内瓦宣言》规定要保守一切被告知的秘密,即使患者死后也这样。法国巴黎大学医学院的校训规定"病家秘密,或见或闻,凡属医者,讳莫如深"。我国已将保守医密作为保护性医疗的重要措施,《中华人民共和国执业医师法》(后简称《执业医师法》)第二十二条明确规定:关心、爱护、尊重患者,保护患者的隐私。

医务人员对患者必要的保守秘密是一种心理治疗,是保护性医疗的一项要求。保守

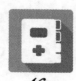
Note

医密,一般要求做到两个方面。一是为患者进行保密。患者的秘密涉及许多方面,主要有:患者不愿意公开透露的信息,包括病因、有些特殊疾病(性病、妇科病、精神病等)的诊断、进展及预后;患者不愿意他人接触的部分,特别是有生理缺陷的患者;患者不愿意他人观察的行为;患者不愿意他人知道的决定,如人工流产等;患者不愿意他人干扰的生活习惯。二是对患者保守秘密。包括有些暂不宜告知的不良诊断、进展、预后以及在给别人治疗过程中出现的一些问题。心理学研究表明,即使是临终患者,在生命垂危的状况下,仍然有活下去的期望,但总是害怕听见"坏消息"。那些预后不良的患者或临终患者,如果知道了自己的真实情况,很可能影响治疗效果或加速死亡。因此,保护性的医疗要求医务人员对那些病情预后不良的患者,采取隐瞒甚至说"善意的假话"的做法。

为患者保密,给患者提供一个安全的保障,使患者敢于全部说出与疾病有关的信息,即使有些信息说出来会令患者害羞、窘迫,但都关系着治疗的成败。保守医密使患者充分信任医务人员,从而得到更加适宜的医疗保健,同时有利于医务人员更好地执行其职责。更为重要的是,为患者保守医密,体现了对患者的权利、人格的尊重和维护。

(六) 互尊互学、团结协作

互尊互学、团结协作是正确处理医际关系的基本准则。它要求医务人员:共同维护患者利益和社会公益;彼此平等,相互尊重;彼此独立,相互支持和帮助;彼此信任,相互协作和监督;相互学习,共同提高和发挥优势;共同致力于医学事业的发展。

医学科学的发展和医学模式的转变,在许多方面都对医务人员提出了更高的医德要求。互尊互学、团结协作是医务工作者不可或缺的职业道德。医学是最充分体现人类互助精神的领域。一方面,医务工作者在医疗实践活动中的职业理想、工作任务、工作目标和服务对象是相同的,但每个人所接受的教育、医疗实践、工作环境和个人努力等方面又存在一定的差异,不可避免地会对疾病产生不同的认识。这就要求医务工作者:重视同行之间在学术和技术上的互相交流和切磋,在工作中互相支持和帮助;坚决反对故步自封、自以为是、自命不凡、推卸责任等。另一方面,现代医学科学既高度分化又高度综合,既向科学纵深发展又不断打破原有的学科间的壁垒。如果病情复杂,涉及多器官、多部位,主治医生应及时邀请有关科室专家会诊,共同研究制订治疗方案。坚决反对和杜绝互相推诿、拈轻怕重、互相拆台、嫁祸于人等不负责任的做法。

(七) 钻研医术、精益求精

钻研医术、精益求精是医务人员在学风方面必须遵循的伦理准则,它要求医务人员充分发扬科学的求实精神、进取精神、创新精神,学好业务本领、做精业务工作。

医德目标是通过医疗技术的实施而实现的,医疗技术水平的高低,医疗质量的好坏,直接关系到患者的生命健康和千家万户的悲欢离合。医德和医术是做好医疗工作、全心全意为患者服务的两个基本条件。钻研医术、精益求精,体现了医务人员的高度责任感和不断进取的精神,它对于促进医学科学发展和提高健康服务水平具有重要作用。首先,医学科学的发展要求医务人员要有刻苦钻研精神,及时了解医学发展动态,把握医学科研最新成果以及新技术的应用,尽可能多地掌握与医学有关的新学科知识,创造性地应用于医疗卫生实践中,更好地为人民服务。其次,新的医学模式要求医务人员把患者作为一个整体来看待,高度重视心理和社会因素对人们身体健康的影响。在疾病治疗过程中,医务人员除考虑生物因素外,还要注重心理治疗和社会诊治的作用。医务人员只有不断更新知识,拓宽知识面,才能适应生物-心理-社会医学模式要求,把相关的人文社会知识巧妙地运用到医学实践服务中,更好地为防病治病、促进患者身心健康服务。

第四节　医学伦理的基本范畴

一、医学伦理范畴的含义及其意义

(一)医学伦理范畴的含义

范畴(category)是构成一门学科的基本概念。范畴一词是从哲学中移植而来的,原意是指在实践基础上,人们的思维对客观事物的本质属性及其关系的最一般的概括和反映。医学伦理范畴又称为医德范畴,是人们对医德现象的总结和概括,是医学领域中医德现象和关系的基本概念。正确认识和研究医德范畴,有助于人们自觉调整医德关系,正确指导医疗活动,使医德原则和医德规范转化为医务人员的内心信念,增强道德责任意识,提高道德的自我评价能力。医德范畴可分为广义和狭义两种类型。从广义上说,医学伦理学这门学科所使用的基本概念,都可以看成是医德范畴,狭义的医德范畴,是指构成医学伦理学准则体系第三个层次的一些基本概念,主要有权利与义务、良心与荣誉、情感与理智、胆识与审慎等,本节使用的医德范畴是从狭义上来讲的。

(二)医学伦理范畴的意义

在理论上,医德范畴是医学伦理学准则体系中的一个不可缺少的组成部分。在这个体系的三个层次中,医德原则和规范是范畴的基础和指导,范畴则是体现和从属于原则和规范的内容。但是,范畴作为原则和规范的具体化和个体化,是以"自我规范"的形式,成为前两个层次的必要补充。前两个层次主要体现外在的社会要求,后一个层次主要体现内在的自我要求和约束。

在实践上,医德范畴是由他律转化为自律,由外在的约束转化为自觉行为的直接环节。医德原则和规范是社会对医务人员这一主体提出的普遍、外在、客观的道德要求,即"他人立法"。个人要实现社会要求,首先就要按照这些要求去做,这就是所谓的他律过程。而医德范畴则是医务人员用于把握道德要求的自我感知能力和评价能力,它以行为主体的心理及理性感知、判断、选择等形式来完成原则、规范的内在化,即"自我立法"。这是行为主体走向自律的直接前提和起点。

二、医学伦理的基本范畴的主要内容

(一)权利与义务

1. 权利　权利(right)意为权力与利益,在法律上即为公民依法享有的权利和获得的利益。在医学伦理学领域里,权利是指医患双方在道德上赋予的权力和利益。它主要包括两个方面的内容:一是患者在医学关系中所享有的权利;二是医务人员在医学关系中所享有的权利。

(1)患者权利:患者权利是指患者在患病就医期间所应享有的而且能够行使的权力和应该享受的利益,也称为患者权益。在实践中,患者权利主要包括两个层面,即法律权利与道德权利。患者的法律权利反映的是患者的基本健康权利,而道德权利反映的则是患者全面的更高层次的健康权益。

目前,我国尚无专门的患者权利法。根据现行的《民法通则》《执业医师法》《消费者权益保护法》《医疗事故处理条例》等法律、法规的有关规定,患者的法律权利主要包括以下几点。

①生命权:生命权是指患者在患病期间所享有的生存权。《民法通则》第九十八条规定:每一位中国公民都享有生命权。《执业医师法》第二十四条规定:对急危患者,医师应当采取紧急措施及时进行诊治;不得拒绝急救处置。

②健康权:健康权是指保护、恢复和增进患者健康的权益。《民法通则》第九十八条明确地将中国公民的健康权与生命权并列在一起规定。《执业医师法》明确指出"人民健康"是"神圣"的,是必须得到"保护"的。《执业医师法》规定患者享有医疗服务权,享有接受"健康教育"权等权利。

③身体所有权:身体所有权是指患者对自身正常和非正常的整体及其肢体、器官、组织、基因等都拥有所有权和支配权。身体所有权不仅为患者生前所享有,而且死后也是不容侵犯的。

④平等医疗权:平等医疗权是指患者有权享有同样良好的医疗保健服务和基本的合理的医疗卫生资源。要求医务人员与患者平等交往,尊重患者的人格尊严,公正分配医疗卫生资源。任何医疗机构和医务人员都无权拒绝患者的就医要求,也不能因为患者的地位高低、职权大小、收入多少等因素而给予不同的医疗服务。

⑤疾病认知权:疾病认知权是指患者对自己所患疾病的有关信息拥有了解和认可的权利。《执业医师法》第二十六条明文规定,医师应当如实向患者或者家属介绍病情。一般来说,患者对自己所患疾病的性质、严重程度、治疗情况及预后有知悉或了解的权利;在不损害患者利益和不影响治疗效果的前提下,医务人员应根据患者的要求提供有关信息。

⑥知情同意权:知情同意权是指患者对给予自己的诊疗、护理有权获悉,并在此基础上对医务人员所采取的医疗措施有决定和取舍的权利。《执业医师法》第二十六条规定:医师进行实验性临床医疗,应当经医院批准并征得患者本人或者其家属同意。根据规定,医院进行手术、特殊检查及特殊治疗时,必须征得患者的同意,并取得其家属或者关系人的同意并签字;患者有权拒绝治疗和拒绝参加医学实验。

⑦保护隐私权:保护隐私权是指患者享有的私人信息和私人生活依法受到保护,不被他人非法侵犯、获悉、搜集、利用和公开的一种人格权。《执业医师法》第二十二条明确规定:医师要关心、爱护、尊重患者,保护患者的隐私。这体现了对患者隐私权的保护。

⑧社会免责权:患者在患病期间免于从事不利于身体健康的工作,治疗结束后仍不能恢复正常身体功能的,由医疗机构出具合法的医疗诊断证明,就可以免除或减轻相应的社会责任和义务,并有权享有法律规定的各种福利待遇。

⑨诉讼索赔权:诉讼索赔权是指由于医方出现差错、事故,直接或间接对患者身体、精神造成无法弥补的伤害,患者享有要求给予经济和精神赔偿的权利。2002年9月1日起施行的《医疗事故处理条例》,用一章的篇幅对医疗赔偿做了明确规定。

(2) 医者权利:医者权利是指医务人员在医疗卫生服务活动中应享有的权力和利益。医者权利是患者权利赋予的,权利的享有是为了更好地实现患者的权利,保证医疗服务质量。《执业医师法》以法律的形式规定了医务人员享有下列权利。

①在注册的执业范围内,进行医学诊查、疾病检测、医学处置、出具相应的医学证明文件,选择合理的医疗、预防、保健方案。

②按照国务院卫生行政部门规定的标准,获得与本人活动相当的医疗设备基本条件。

③从事医学研究、学术交流,参加专业学术团体。

④参加专业培训,接受继续医学教育。

⑤在执业活动中,人格尊严、人身安全不受侵犯。

⑥获取工资报酬和津贴,享有国家规定的福利和待遇。

⑦对所在机构的医疗、预防、保健工作和卫生行政部门的工作提出意见和建议,依法参与所在机构的民主管理。

概括起来,医务人员主要有以下权利:维护患者身心健康的权利;诊断、治疗的权利(如体检权、化验检测权、处方权);特殊干涉权(对患者某些有害于自身或他人的行为进行限制);人体实验权;追求正当利益的权利。

2. 义务 义务(duty)就是责任、使命或职责,是指人们意识到的自愿承担的对社会、集体和他人的道德责任。在法律上,义务与权利是相对应的。医学伦理学中的义务是指道德义务,即人们在一定的内心信念和道德责任感的支配下自觉履行的对社会和他人的责任。医学伦理学中的义务主要是指医者的义务,但也包括患者的义务。

(1)医者义务:医者义务是指医务人员在医疗实践活动中所承担的对患者、对他人以及对社会的道德责任。它具有两个基本特征:一是医务人员在尽义务时不以获得对应的权利和报酬为前提;二是医务人员不是受外部强制的,而是在内心信念驱动下,自觉自愿地履行义务。《执业医师法》第二十二条规定了执业医师的义务如下。

①遵守法律、法规,遵守技术操作规范。

②树立敬业精神,遵守职业道德,履行医师职责,尽职尽责为患者服务。

③关心、爱护、尊重患者,保护患者的隐私。

④努力钻研业务,更新知识,提高专业技术水平。

⑤宣传卫生保健知识,对患者进行健康教育。

此外,该法还规定了如下义务:合法地填写、保护医学文书;对急危患者不得拒绝急救处置;合理使用药品设备,尤其是毒、麻等特殊药品;如实向患者或其家属介绍病情,特殊治疗应征得其知情同意,并经医院批准;奉命抗灾防疫;按规定报告疫情、非正常死亡或者涉嫌伤害事件等。医务人员的法律义务是其道德义务的底线和基础。

医务人员的道德义务主要是指作为一名医务人员在道德上应该履行的职责。医务人员肩负着如下多重道德义务。

①对患者的义务,治病救人是医务人员最基本的义务。

②对同事的义务,与同事互学互助、合理竞争是医务人员的重要义务。

③对医学的义务,即医务人员要通过专业学习、研究和创新来推进医学事业的发展。

④对社会的义务,即医务人员肩负履行社会公平和保护社会整体健康利益的职责。

(2)患者义务:建立和维护正常的医患关系是医患双方的责任。因此,患者就医时应该履行如下道德义务。

①如实提供病情和有关信息。

②在医务人员的指导下接受并配合医务人员的诊治。

③避免将疾病传播给他人。

④尊重医务人员和医务人员的劳动。

⑤遵守医院的规章制度。

⑥支持临床实习和医学发展。

(二)良心与荣誉

1. 良心 良心(conscience)是一个最基本的道德范畴,是道德情感的深化。它是人们在履行义务过程中所形成的一种自我道德意识,是人们对自身行为是否符合社会道德准则的自我认识和评价。

(1)医德良心的含义:医德良心是医务人员在履行医德义务过程中所形成的一种道德意识,是其医德观念、情感、意志和信念的有机统一,主要是对所负道德责任的自我感知能力和对道德行为的自我评价能力。医德良心的实质就是自律。良心是医务人员内心的道德活动机制,是发自内心深处的情感呼唤、道德律令,是自我选择、自我监督、自我调节、自我评价的自律过程。

(2)医德良心的作用:医德良心在医务人员准备从事某项活动时,支配自己的动机选择。它是医务人员在进行医疗实践活动的道德思想和情操的精神支柱,它的作用贯穿于医务人员行为的始终。医德良心的作用主要表现在以下三个方面。

①在行为之前,医德良心具有选择作用。当医务人员准备从事某项医疗活动时,良心支配自己的动机选择。它根据医德义务的要求,对行为动机进行检查。凡是符合医德要求的动机,就给予肯定;凡是不符合医德要求的动机,就进行抑制或否定。即使是在无人监督的情况下,也能自觉承担起对患者、对社会应尽的义务。一个医德高尚的医务人员,在良心的支配下,总会自觉地履行医德义务,做出正确的动机选择。

②在行为之中,医德良心具有监督作用。在医疗活动中,当医务人员的行为一旦产生不准确的情感、欲念时,医德主体就能够通过"良心发现"克制异常情感、私欲,抑恶扬善,从而调整自己的行为,进行自我约束,改变行为方向,避免不良行为的发生。

③在行为之后,医德良心具有评价作用。一个医务人员只有具备比较完善的良心机制,才能正确地评价自己。如果自己的行为结果给患者和社会带来了利益,给他人带来了幸福,行为主体就会有满足和欣慰感;如果自己的行为违背了社会利益或给患者造成痛苦和不幸,行为主体就会内疚和惭愧,并要求自己在今后的行为中加以改正,使医疗行为经得起医德要求的检验。

2. 荣誉 荣誉(honour)是医务人员理性上自尊的表现,在社会层面表达着对医务人员道德行为及其价值的肯定。

(1)医德荣誉的含义:医德荣誉是指医务人员履行了对社会和患者的义务后,社会舆论对其道德行为及社会价值的肯定和褒奖。医德荣誉包括两个方面:一是人们和社会对医务人员高尚的行为给予肯定;二是医务人员个人对自己的肯定性评价以及对社会肯定性评价的自我认同,表现为因履行道德职责受到褒奖而产生自我赞赏,进而获得满足感和幸福感。

(2)医德荣誉中的矛盾:医德荣誉中的矛盾主要有以下几方面。

①荣誉感与虚荣心的矛盾,这是主体内在的一对基本矛盾。荣誉感以集体主义为基础,由知耻心、自尊心与进取意识、竞争意识等整合而形成,表现为对自我追求的价值肯定,对自我行为的正确评价,具有浓厚的科学理性。虚荣心则是一种扭曲的荣誉感,它以个人主义为基础,把追求荣誉作为个人奋斗的最高甚至唯一目标,为荣誉而求荣誉,常以投机取巧、弄虚作假、阿谀奉承等恶劣手段骗取荣誉,满足个人的虚荣心,具有强烈的情绪色彩。荣誉感是不可缺少的,虚荣心是必须克服的。

②职业荣誉与个人荣誉的矛盾,这是行为主体中群体与个人的一对基本矛盾。一般来说,职业荣誉与个人荣誉相辅相成,但两者并非完全统一。由于医疗卫生服务关系到患者的生命健康,因此应特别珍惜职业荣誉,决不能靠牺牲职业荣誉而沽名钓誉,捞取个人资本。

③社会毁誉与个人褒贬的矛盾,这是荣誉评价中的一对基本矛盾。一般来说,社会

评价是构成荣誉的直接客观基础。自我评价或表现为对社会褒奖的认同,或是纯粹的自我评价。真实的荣誉应是这两种评价的统一。现实生活中,社会评价与自我评价也会出现种种不协调。如果两种评价不一致,要看哪一个评价符合实际、有利于人民健康利益,符合的接受,不符合的拒绝。注意防止单纯以医方或患方的是非为是非的片面做法,要客观、公正地看待这两种评价。

(3) 正确对待荣誉:医务人员的荣誉是以全心全意为患者的身心健康服务为基础的,将责任与义务、事业与荣誉有机地统一起来,而名誉是荣誉问题的焦点。正确对待医德名誉,能成为医务人员奋发进取、努力工作的动力源泉。因此,医务人员要树立正确的医德名誉观。第一,重视名誉。重视名誉,追求名誉,表明医务人员具有职业荣誉感和个人自尊心,同时也与社会的要求相符。第二,不唯名誉。医务人员的名誉永远同医术、医德相伴随。在追求名誉时,一定要与履行医德义务、为医学事业做出贡献紧密相连。如果离开医学事业,片面地追求个人名誉,名誉就变得虚伪,就毫无价值。第三,求名有道。从获得名誉,再到保持名誉,都必须确立正当手段。总之,医务人员要树立正确的名誉观,克服虚荣心理,不断提高专业知识、业务水平和能力,以高超的医术和高尚的医德为自己赢得名副其实的名誉。

(三) 情感与理智

1. 情感　情感(emotion)是指在一定社会条件下,人们根据社会道德观念和准则,去感知、评价个人和他人行为时的态度和体验。

(1) 医德情感的含义:医德情感是指医务人员在医疗实践中对自己和他人行为之间关系的内心体验和自然流露。医德情感包括同情感、责任感和事业感。同情感是最基本的道德情感,表现为对患者深切的同情,是促使医务人员为患者服务的原始动力;理性成分较大的责任感可弥补同情感的不足,使医务人员的行为具有稳定性,并能真正履行对患者的责任;事业感能够激励医务人员为医学事业的发展奋发图强,不计个人得失,敢于为患者的利益承担风险,真正实现全心全意为人民健康服务的道德原则。

(2) 医德情感的作用:医德情感的作用主要有以下几方面。

①有利于患者康复。良好的医德情感可以促进医务人员努力做好本职工作,从而有利于患者的康复。现代医学心理学研究以及临床实践证明,良好的医德情感能使患者减少顾虑,振奋精神,增强战胜疾病的信心和力量。这种良好的心理效应对患者可以起到帮助其早日恢复健康的作用。同时,良好的医德情感还有助于建立良好的医患关系,实现医患间的良好配合,这也有利于患者的康复。

②有利于促进和推动医务人员整体素质的提高。高尚的医德情感是促进和推进医务人员不断提高自身业务和综合素质的动力。正是基于对患者和医学事业的良好情感,医务人员刻苦钻研、努力工作,在实践中不断提高自己的道德修养和医术水平,从而实现整体素质的提高。

③有利于促进和推动医学科学事业的发展。强烈的责任感和事业心是激励医务人员投身医学科学研究和实践的原动力,正是广大医务工作者的不懈努力,推动着医学科学和医学事业不断向前发展。

2. 理智　理智(reason)是指人们在社会实践中对周围事物或现象经过思考与分析,来辨别其是非、利益关系,从而合理、自觉地控制自身的行为。

(1) 医德理智的含义:医德理智是指医务人员在医疗实践中以医学科学理论为基础,分析与判断自己所做出的行为选择是否符合医德原则与规范的要求,并根据医学规律去

Note

实施医疗活动的伦理选择的道德行为。

（2）医德理智的作用：医德理智的作用在于把握、调控、驾驭、优化情感。在医疗实践活动中，医务人员的努力和患者的希望是一致的，目的都是治疗疾病，使身体康复，但由于医患双方所处的地位不同，会做出不同的行为选择。理智要求医务人员把医德情感建立在医学科学的基础上，防范自我情感的不良应答、盲目诉求、过度膨胀以及情感缺失，以道德性全面整合自我情感世界，恪守科学原则和医德准则，通过优化情感并整合医学服务中的多元素质，为患者提供最佳的医学服务。

3. 医德情感与理智的关系　情感与理智都是医务人员必备的道德修养。一个合格的医务人员应该集两者于一身。这既是治疗疾病的需要，也是建立和谐医患关系的需要。医务人员必须正确认识和对待患者的情感，在患者痛苦不堪、心态不平而家属情绪化、不冷静的情况下，不为患方的不良心态所影响，不应以无意的廉价的情感去应付、迁就、讨好患方，而应坚持科学精神，保持理性的清醒的头脑，认真负责、实事求是地对待患者，用高度的医德理智驾驭自己的医德情感，正确地做出医疗行为的价值选择，为患者提供最佳的医学服务。

（四）胆识与审慎

1. 胆识　胆识（courage and wisdom）是指人们在处理事物时敢于承担风险和善于化解风险的勇气和能力。

（1）医德胆识的含义：医务人员在患者面临风险和难题而自己可以有所作为也必须有所作为时，能为患者预见到风险，敢于承担风险，并善于化解风险。胆识是胆量和见识。胆量以见识为基础，见识因胆量而呈现价值。常言道，艺高人胆大，说的就是胆识。胆识的深层本质是关心患者和尊重科学。

（2）医德胆识的价值：在临床实践中，面对某些特殊疾病时，胆识具有突出的价值。胆识可以帮助医务人员把握住有效抢救急、危、重症患者的时机，可以帮助医务人员在患者损伤不可避免时做出争取最大效果和最小恶果的合理选择，可以帮助医务人员对疑难病症及时做出正确诊断和处理。

（3）首诊负责：医务人员缺乏胆识，缺乏责任心，就会以各种借口推诿患者，尤其是急、危、重症患者，因而往往造成严重的后果。为防止此类现象的发生，从医院管理上实行首诊负责制，这是一种有效的他律机制。首诊负责，要求首诊医生和医院必须做到：急诊急救患者优先；敢于负责，必须负责，除本院确无该专科或病情允许时可以转院外，必须就地诊治和抢救；凡遇急救患者，依病情需要，可先行抢救，再补办有关手续和交款事宜；借故推诿或者不千方百计创造急救条件者，追究当事者、领导者的责任。

2. 审慎　审慎（circumspection）是指人们在行为之前的周密思考和行为过程的谨慎认真的态度。

（1）医德审慎的含义：医德审慎是指医务人员在为患者服务的过程中，处事慎重、严谨、周密、准确、无误。医德审慎的深层本质与胆识一样，它既是医者内心信念和良心的具体表现，又是医者对患者和社会的义务感、责任感的总体表现，是对患者高度负责的精神和严谨的科学作风的有机结合。审慎是医务人员各种品质中最为重要的，也是古往今来著名医家所特别重视的。自古以来，许多名医都以"用药如用兵""用药如用刑"来告诫和要求自己。被誉为"当代圣医"的张孝骞教授，把"戒、慎、恐、惧"作为自己行医的座右铭，为审慎及其价值做出了最好的诠释。

（2）医德审慎的作用：医德审慎的作用主要有如下几点。

①审慎能保障患者的身心健康和生命安全。审慎可以避免由于疏忽、马虎而酿成的医疗差错、失误和重大事故,使医疗服务质量得到保障和不断提高。

②审慎能保证及时做出正确的诊断。及时、正确的诊断依赖于医务人员审慎地对患者进行身体检查、询问病史、全面分析等一系列环节。

③审慎能选择最优化的治疗方案。《医宗必读》中有"病不辨则无以治,治不辨则无以痊。"在诊断明确后,审慎地对比、筛选、论证、设计、完善治疗方案,是使治疗达到最优化的关键所在。

④审慎有利于建立良好的医患关系。医疗行为不仅包含着对医疗技术手段、方案的审慎选择,还包含着言语交流的审慎使用。语言不慎有可能使患者误解,引起不良的心理反应,甚至使医患关系恶化。

3. 坚持胆识与审慎的统一 "胆欲大而心欲小"表述了行医的一个真理:胆识与审慎必须统一,两者缺一不可。胆识是"不怕",不怕必然面临风险的选择,审慎是"怕",怕就可能失掉最佳的选择,表面上两者相反;胆识决定敢于救死扶伤,审慎决定能够实现救死扶伤,深层上两者相承,都是医务人员所必须具备的品质。只有胆识与审慎相统一,医学服务才能发挥最佳效应。胆识与审慎相统一的基础,就是医务人员高度的责任感、科学精神和严谨态度。

🔲 本 章 小 结

医学伦理学的基本理论 及基本规范体系	学 习 要 点
概念	医学伦理学的基本理论、基本原则、基本规范、基本范畴
学习重点	医学伦理学的基本理论、基本原则的内容、基本规范的基本内容、基本范畴的主要内容
学习难点	基本规范的特点

🔲 目 标 检 测

一、选择题

A1 型题

1. 医学伦理学的基本理论不包括哪一项?(   )

A. 生命论   B. 美德论   C. 人权论   D. 义务论   E. 功利论和公益论

2. 生命论包括(   )。

A. 生命时间论、生命质量论和生命价值论

B. 生命神圣论、生命质量论和生命价值论

C. 生命时间论、生命神圣论和生命价值论

D. 生命时间论、生命神圣论和生命质量论

E. 生命时间论、生命神圣论、生命质量论和生命价值论

3. 关于生命价值的分类,描述不正确的是(   )。

A. 根据生命价值主体的不同,生命价值分为内在价值和外在价值两类

B. 根据生命价值是否已经表现出来,生命价值分为现实的生命价值(现实价值)和潜在的生命价值(潜在价值)两类

C. 根据生命价值的性质,生命价值分为正生命价值、负生命价值和零生命价值三类

D. 内在价值,是指生命能产生的经济效益

E. 外在价值就是生命具有的对他人、社会的效用

4. 关于生命价值论的现实意义,描述不正确的是(   )。

A. 为我国的人口政策提供了伦理依据

B. 为人类的生育措施提供了伦理依据

C. 为停止对不可救治患者的抢救提供了伦理依据

D. 对生命进行研究提供了伦理依据

E. 为禁止摘取人体进行移植提供了伦理依据

5. 关于医务人员应该具备的美德,描述不包括(   )。

A. 仁慈　　　B. 诚挚　　　C. 利己　　　D. 节操　　　E. 严谨

6. 医务工作者的医务,不包括(   )。

A. 救死扶伤、防病治病　　　　　　　B. 减轻痛苦、维护健康

C. 满足患者的一切要求　　　　　　　D. 延长寿命

E. 提高生命质量

7. 医学伦理基本原则的内容,不包括哪一项?(   )

A. 防病治病　　　　　　B. 救死扶伤　　　　　　C. 克己奉公

D. 实行社会主义的人道主义　E. 全心全意为人民身心健康服务

8. 医学伦理基本规范的基础,不包括哪一项?(   )

A. 救死扶伤、忠于职守　　　　　　　B. 分工协作、各司其职

C. 举止端庄、文明服务　　　　　　　D. 廉洁行医、遵纪守法

E. 保守医密、诚实守信

9. 患者拥有的权利,不包括哪一项?(   )

A. 生命权和健康权　　　　　　　　　B. 身体所有权和知情同意权

C. 对医务人员的人身攻击权　　　　　D. 保护隐私权和社会免责权

E. 平等医疗权和诉讼索赔权

10. 医学伦理学基本范畴的主要内容,不包括下列哪一项?(   )

A. 权利与义务　　　　B. 良心与荣誉　　　　C. 情感与理智

D. 胆识与审慎　　　　E. 公平与公正

A2 型题

1. 一位中年男性患者因急性阑尾炎住院治疗,手术后,主管医生为了使患者尽快恢复,给患者使用了一种比较贵的新型抗生素。但并没有同患者商量。患者恢复很快,几天后就可出院。出院时,患者发现自己需付上千元的药费,认为医生没有告诉自己而擅自做主,自己不应该负担这笔钱。在这个案例中,医生没有尊重的患者权利是(   )。

A. 疾病认知权　　　　B. 知情同意权　　　　C. 平等医疗权

D. 保护隐私权　　　　E. 患者参与权

2. 某中学生,15 岁,经骨髓穿刺检查诊断为"急性淋巴细胞白血病",给予常规治疗,症状无缓解。医生告诉家长,此病目前尚无理想的治疗方法,但医院正在尝试一种疗效不肯定、治疗也有一定风险的药物。其家长表示愿意做这种实验性治疗,但没有履行书面承诺手续。治疗两天后,患者病重,抢救无效死亡。此后,家属否认曾同意这种治疗方

案,称医生"拿患者做试验",要追究医生责任,于是造成医疗纠纷。如下描述合理的是
( )。

A. 家长没有书面承诺,医生未尊重家长的保留意见

B. 抢救不够及时,拖延了时间

C. 家长没签字,医生必须承担患儿死亡的责任

D. 家长没签字,医生在实行知情同意的方式上有失误

E. 医生做实验是为了积累临床数据,诱使家长知情同意

二、简答题

1. 医学伦理有哪些基本原则?

2. 我国医务人员应当遵守哪些医学伦理基本规范?

3. 医学伦理的基本范畴涵盖哪些内容?

选择题答案

参 考 文 献

[1] 王柳行,颜景霞.医学伦理学[M].2版.北京:人民卫生出版社,2014.

[2] 宫福清.医学伦理学[M].北京:科学出版社,2013.

[3] 焦玉梅,冉隆平.医学伦理学[M].2版.武汉:华中科技大学出版社,2014.

[4] 孙福川,王明旭.医学伦理学[M].4版.北京:人民卫生出版社,2013.

(重庆三峡医药高等专科学校 向纹熠)

Note

第四章　医疗人际关系伦理

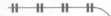

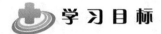
学习目标

掌握：医患关系的概念、特点、模式及建立良好医患关系的伦理要求。

熟悉：医患双方的道德权利及义务、医际关系的伦理要求。

了解：影响医患关系的因素、医际关系的伦理原则。

案例引导

患者王女士在某医院接受了无痛人工流产手术，麻醉醒来后从朋友口中得知自己在手术台上做手术的整个过程被人观摩。王女士认为医院的行为严重侵犯了自己的隐私权，于是向法院起诉，要求医院赔礼道歉，并进行精神损害赔偿。

医院在法庭上辩称，作为教学医院，安排实习生观摩手术过程符合国际上的医疗教学惯例，且目前也没有法律、法规规定不允许实习生进行此类见习。医院对原告所做的检查及治疗都严格保密，没有侵害原告的隐私权。

法院经审理后认为，原告没有同意被告组织学生观摩其人工流产手术。被告的行为侵犯了原告的隐私权。根据法律有关规定，判决被告赔偿原告精神损失抚慰金2万元，驳回原告其他诉讼请求。一审判决后，被告不服向上级法院提起上诉，二审法院驳回了被告的上诉，维持原判。

分析思考：

本案例中涉及的患者权利和义务有哪些？

医疗人际关系是指临床医疗实践活动中人与人之间的关系，是现代社会经济条件下医学伦理学研究的基本问题。学习、研究和正确处理医疗人际关系中的各种矛盾，对于提高医疗从业人员的职业道德素养，维护患者的切身利益，建设和谐、文明的医疗秩序等都具有重要的现实意义。

Note

第一节　医患关系伦理

一、医患关系概述

医患关系是医疗人际关系中最基本、最重要、最活跃的人际关系,它是人类在抵御疾病过程中结成的第一个利益联盟。学习和研究医患关系,探讨医患关系的发展趋势,努力构建新型医患关系,对保障人民的身心健康,促进医疗卫生事业的改革和发展有着重要意义。

(一)医患关系的含义与特点

1. 医患关系的含义

医患关系是指医疗实践活动中客观存在着的医务人员和患者及家属,双方相互交往而建立的一种双向人际关系。

医患关系有广义和狭义之分。在广义的医患关系中,"医"不仅指医生,还包括护士、医技人员、医疗机构行政管理人员和后勤人员等医疗群体;"患"不仅指患者,还包括与患者有关联的亲属、监护人、单位组织等群体。因此,广义的医患关系是指以医生为主的医务人员群体和以患者为中心的群体在治疗或缓解疾病过程中所建立的相互关系。狭义的医患关系是指医者与患者之间在医疗护理过程中产生的相互关系。在临床诊治活动中,主要涉及的是狭义的医患关系。

2. 医患关系的特点

医患关系是一种双向的、特定的人际关系,与其他人际关系相比,有着不同的特点。

(1)医患关系是平等的权利义务关系:医患关系是建立在平等基础上的权利义务关系。医患双方当事人的法律地位是平等的,都具有独立的人格,没有高低、从属之分。医务人员尊重患者的医疗权利,一视同仁地提供医疗服务;患者尊重医务人员的劳动,并密切配合诊治,共同完成维护健康的任务。医患双方应平等相待,都应该尊重对方的人格和权利。

(2)医患关系是信任托付的契约关系:由于医患双方在医学知识的掌握上的差距和患者求医时的弱势心理,医患之间存在着事实上的不平等状况,患者只能在信任的基础上,把健康和生命托付于医务人员,医务人员在接受委托后,应做到真诚相待并努力减轻患者的身心痛苦。患者自愿求医就医,在医务人员主动负责的诊治过程中,双方以挂号、病历、处方、手术协议书等形式,形成了一种信任托付的契约关系,作为契约,患者就医和医者行医同样受到法律保护。

(3)医患关系是服务与被服务的价值关系:医患关系是在彼此平等、相互信任基础上的特殊的服务与被服务的关系。医生以救死扶伤、防病治病为己任,以某种执业权利和医疗技术为保证,在为患者提供服务中实现自身价值;患者通过接受医生的服务,获得自身的健康价值。医生应具有医学知识和一定的主导地位,这就要求医生以高尚的医德、精湛的医术全心全意为患者服务,确保服务质量;患者在接受服务的过程中,要遵守医疗规章,尊重医生的劳动,积极配合医疗诊治工作。

(二)医患关系的基本内容及其模式

医患关系是在医疗实践活动中表现出来的医生角色与患者角色之间特定的人际关

Note

系,其内容可以归纳为技术关系和非技术关系两个方面。

1. 技术关系及其模式

医患技术关系是指在医疗技术活动中,医生和患者之间建立起来的行为关系。目前,国外提出以下两种医患关系分类模式。

(1)维奇医患关系模式。即由美国学者罗伯特·M.维奇提出的三种医患关系模式。

①纯技术模式。又称工程模式。在这种模式中,医生充当一名纯科学家的角色,从事医疗工作只管技术,不问其他。维奇提出,在这种模式中,医生的角色是将所有与疾病、健康有关的事实提供给患者,让患者接受这些事实,然后医生根据这些事实,解决相应的问题。这种把患者当成生物体变量的生物医学阶段的医患关系,在新的医学模式问世后已被淘汰。

②权威模式。又称教士模式。在这种模式中,医生充当家长式的角色,具有很大的权威性,一切均由医生决定,患者本人丧失了自主权,不利于调动患者的主观能动性。

③契约模式。指医患之间的关系是一种非法律性的关于医患双方责任与利益的约定。在这种模式中,医患双方相互之间有一些共同的利益,分享道德权利并履行道德责任,同时要对做出的各种决定负责。这一模式较前两个模式是一大进步,并有可取之处。

(2)萨斯-荷伦德模式。这是国际上广泛引用的、适用于新医学模式的医患之间技术关系的基本模式,是由美国学者萨斯和荷伦德提出的,是根据在医疗措施的决定和执行中医生和患者各自主动性大小的不同确定的。

①主动-被动型。主动-被动型是在目前仍被普遍接受的模式,其特点是医患双方交流沟通不是双向的,而是医生对患者单向发生作用。这种模式是指在医疗过程中,医生的权威性得到充分的肯定,处于主动地位;患者处于被动地位,并以服从为前提。这种医患关系见于昏迷、休克、严重精神病、严重智力低下者及婴幼儿等某些难以表达主观意志的患者,其要点和特征是"为患者做什么"。主动-被动型医患关系模式有益于发挥医生的积极作用,但完全排除了患者的主观能动性,犹如父母与婴儿之间的关系,对于能够自主的患者会影响诊治效果,这是这种模式的缺陷。

②指导-合作型。指导-合作型是目前最广泛存在的一种医患关系。在这种模式中,医患双方在医疗活动中都是主动的。医生有权威性,充当指导者,患者接受医生的指导,并密切配合,可以对治疗效果提供信息,提出意见和要求。这种关系犹如父母与孩子之间的关系,双方关系是融洽的。这种医患关系模式广泛地适用于临床,特别是急性患者或虽病情较重但头脑是清醒的,能够表述病情并与医生合作的患者。其要点和特征是"告诉患者做什么"。这种模式能够充分发挥医生的主观能动性,医患之间交流沟通是双向的,有利于提高诊治水平,比主动-被动型前进了一大步,是目前我国应当大力提倡的医患关系模式。

③共同参与型。共同参与型是指在医疗过程中医生和患者具有近似同等的权利,共同参与医疗方案的决定和实施。这种关系犹如成年人之间的相互关系,患者能够提出参与意见而帮助医生做出正确的诊治。这种模式多见于长期患有慢性疾病且具有一定医学科学知识水平的患者。其要点和特征是"帮助患者自疗"。这种模式对提高诊治水平、建立良好的医患关系具有现实意义。

应当指出以上三种医患关系,在它们特定的范围内,都是正确的、有效的。但就对大多数患者来讲,应当按照指导-合作型和共同参与型的医患关系来组织诊疗,特别是社会发展要"自己的生命自己负责"、医疗工作更要体现"以患者为中心"。因此,如何发挥患者的主观能动性,充分尊重患者的权利,是当前医学伦理学研究医患关系中重要课题之一。

2. 非技术关系及其内容

医患之间的非技术关系,是指实施医疗技术过程中医生和患者由于社会、心理、经济等方面的影响,所形成的道德关系、利益关系、价值关系、法律关系和文化关系。

(1)道德关系。在医疗活动中,尽管医患双方的目的是共同的,但由于所处地位、利益、文化教养、思想修养不同,对医疗活动及其行为的方式、效果存在不同理解,常常发生矛盾。为了协调和处理好医疗活动中医患之间的关系,双方都必须遵循一定的道德原则和规范,从而产生了双向的道德关系。就医生而言,应该具有崇高的道德修养,尊重和爱护患者,为此常常以或多或少的自我牺牲为前提,表现出崇高的道德情操。就患者而言,也应该遵守就医道德,履行患者义务,尊重医生的权利,自觉维护医疗的正常秩序。当然,由于医患关系中医生处于主导地位,社会和人们对医生道德的要求比较高,因此道德关系一方面是双向的、平等的,另一方面医生的道德修养又是起主导作用的。

(2)利益关系。在医疗活动中,为满足医患双方各自需要而产生了物质利益和精神利益的关系。医生为患者提供医疗服务,消耗了劳动和物化劳动,需要得到补偿,获得工资、奖金等经济利益;同时因医疗服务解除了患者的病痛而医生也获得了心理上的满足和愉悦,这就是医生的精神利益。同样,患者的利益表现在支付了医疗费用而满足了其解除病痛、身心康复并重返工作岗位的健康利益需要。医患双方的利益关系是在社会主义物质利益原则指导下的互助、平等的人际关系的反映。

(3)价值关系。在医疗活动中,医患双方相互作用、相互影响,都在实现或体现着各自价值,形成了价值关系。医生运用医学知识和技能为患者提供优质服务,解除患者病痛,促进患者恢复健康,体现了医生对患者及社会的责任和价值。同样,患者恢复了健康重返工作岗位又对他人及社会做出贡献,实现了个人的社会价值。医生的价值实现离不开患者,患者的价值实现也离不开医生,这正是"我为人人,人人为我"集体主义原则的体现。

(4)法律关系。在医疗活动中,医生行医和患者就医既受法律保护又受法律约束,在法律范围内行使各自的权利与义务,形成了法律关系。对患者来说,就医的权利受侵犯,以致造成不应有的伤残、死亡等,患者和家属有权诉诸法律。同样,患者和家属扰乱医疗秩序,出现违法行为,同样要受到法律的制裁。因此,加强法制建设,完善法律法规,对保护医患双方权益、化解医患矛盾、和谐医患关系是十分重要的。

(5)文化关系。在医疗活动中,医疗行为总是在各种各样的文化条件下发生的,医患双方又总是存在着各种各样的文化背景的差异,因此医患关系始终表现为一种文化关系。医患双方由于文化、信仰、宗教、风俗、生活习惯等方面的差异,彼此有一个相互尊重、相互体谅的问题,这对建立和谐、良好的医患关系是十分重要的。

上述五种关系是交织在一起的,具有综合性的特点。因此,我们可以把医院看作是精神文明的窗口,医患关系是各种社会关系的集合体。

(三)医患关系的发展趋势

作为一种特殊的人际关系,医患关系的现实演进及发展形态是与人类社会的发展相一致的。随着科技的进步和市场经济的发展,人们的价值观念、道德观念和人际关系都发生了巨大变化,患者的医学知识水平普遍提高,健康意识和权利意识逐渐增强,医患关系也悄然发生了变化,出现了新的发展趋势。

1. 医患关系经济化　从世界范围来看，无论是发达国家，还是发展中国家，对医疗服务是否属于商品都存在争论，但都不否认市场经济对医疗领域的渗透及带来的影响。市场运作为医学发展注入了强大的动力，尤其在医药科技研发及应用方面表现最为明显，有效地帮助了医方攻克越来越多的疾病，为患者及人类健康带来了福音，但同时也产生了一定的负面影响。例如少数医务人员把市场经济的"等价交换"原则移植到医患关系中来，把计算自己和医院的"经济账"放在首位，使本来纯洁的救死扶伤的神圣职责成了与患者交换的筹码，出现了诸如"过度医疗""炫耀性医疗"等现象，从而使医患关系中的经济因素恶性膨胀，伦理要素受到挤压和排斥。我国人口基数很大，医疗卫生事业存在着投入总量少、医疗资源分布不均衡、收费不合理、服务水平低等问题。目前，我国正处于医疗卫生体制的不断改革与完善之中，在社会主义市场经济的背景下，如何确保在以公益性、公平性为首位的基础上，兼顾提高效率，更好地处理医患交往中伦理要素与技术、经济、法律、沟通等因素之间的相互关系，是我国医患关系所面临的一个亟待解决的重大课题。

2. 医患关系民主化　在传统的医患关系中，医者凭借着对医疗技术的掌握而具有权威性，患者对其只能绝对服从。但是，随着医学的发展和社会生活领域的诸多变迁，现代社会中的患者自主意识日益增强，尤其是受教育水平的大幅度提升，网络医学信息的迅速传播和普及，"知识型患者"逐渐增加。在诊疗过程中，患者不仅注重维护自己的知情同意权益，还希望主动和医生一起参与诊疗决策的制订。同时，医方也越来越注意遵循知情同意准则，面对患者，不仅需要耐心地倾听和回答，而且应尽量以平等的方式与患者进行沟通、交流。在交往中，医患双方地位越来越平等，医患关系变得越来越民主化，传统的"父子式"医患关系逐渐淡出。

3. 医患关系法制化　在传统的医患关系中，医患双方的权利和义务是约定俗成的，主要依赖于医患双方的道德自律。在此基础上，医患之间形成了以诚信为基石的人际关系。随着市场经济和医疗体制改革的进一步深化，在依法治国基本方略的指引下，国家相继出台了《医疗机构管理条例》《中华人民共和国执业医师法》《医疗事故处理条例》等，法律规范逐步成为医患关系的调节手段，医患关系法制化为大势所趋。

4. 医患关系人文化　随着现代生物-心理-社会医学模式的建立，医务人员人性化服务意识逐渐提高，树立"以人为本"的服务理念，将关注的重点从疾病转移到患者身上，把人文关怀逐渐融入医疗服务的全过程。医务人员以真诚、平等、主动的态度，充分尊重患者的知情权、选择权、保密权等权益，为患者提供人性化服务，真正体现出了关爱患者、敬畏生命的职业精神，为医患关系人文化注入了活力。

二、医患双方的权利与义务

医患双方的道德权利与义务是医学伦理学的基本范畴，也是建立和谐医患关系的重要保障。在医疗实践活动中，医患双方都应明晰各自享有的权利和履行的义务及其对等关系。只有医患双方的权利都得以完整享有，并都能自觉履行各自应尽义务时，和谐的医患关系才能真正建立，医疗卫生事业才能得到健康发展。

（一）医患双方的权利

医患的道德权利是指医患双方依据道德在医学活动中所拥有的正当权力和利益，包括两个方面的内容：一是医务人员在医疗过程中所享有的权利，以及如何运用这些权利；二是患者享有的医疗权利，以及医务人员应该如何看待这种权利。

1. 医务人员的权利

医务人员的道德权利,主要是指在医疗活动中,医务人员在道德上享有的正当权益。

《中华人民共和国执业医师法》第21条规定医师在执业活动中享有下列权利:①在注册的执业范围内,进行医学检查、疾病调查、医学处置、出具相应的医学证明文件,选择合理的医疗、预防、保健方案;②按照国务院卫生行政部门规定的标准,获得与本人执业行为相当的医疗设备基本条件;③从事医学研究、学术交流,参加专业学术团体;④参加专业培训,接受继续医学教育;⑤在执业活动中,人格尊严、人身安全不受侵犯;⑥获取工资报酬和津贴,享受国家规定的福利待遇;⑦对所在机构的医疗、预防、保健工作和卫生行政部门的工作提出建议,依法参与所在机构的民主管理。

根据我国的法律法规,在执业活动中,医务人员的主要权利有以下几种。

(1) 医师的诊治权:诊治患者疾病的权利是《中华人民共和国执业医师法》所赋予的,治病救人既是医师的天职,也是医师的权利之一。

(2) 特殊干预权:特殊干预权是医疗中相对于医生一般权利而言的一种特殊的权利,是指为了患者的利益,医师在特定的情况下,出于治疗的需要,可以替代或帮助患者及其家属做出治疗上的决定。《中华人民共和国侵权责任法》第56条规定:因抢救生命垂危的患者等紧急情况,不能取得患者及其近亲属意见的,经医疗机构负责人或者授权的负责人批准,可以立即实施相应的医疗措施。

一般情况下,医生的干预权不能对抗患者拒绝权。但是在某些特殊情况下,倘若患者拒绝治疗会给患者带来显而易见的严重后果或不可挽回的损失,医生可动用特殊干预权来对抗患者拒绝权,否决患者的自主决定。比如,有些自杀未遂的患者,他们会拒绝一切抢救措施,具有较强传染性的传染病患者拒绝相关隔离治疗措施,医生可依据有关法律规定及公益原则,运用其特殊干预权,对患者采取强制治疗措施。

(3) 医疗自主权:在医疗活动中,医生有权根据患者的病情,独立自主地做出科学的诊疗决策,不受任何人的干涉、指使和控制。

(4) 受到尊重和享受礼貌待遇的权利:医生在从业中应该受到患者及其家属的尊重,尽管这并非是一项特殊的职业权利,但面对医患关系日益紧张的现状,强调医务人员的这一权利是很有必要的。

(5) 医务人员的工作、学习权:医务人员的工作、学习和生活有受保护的权利,有获得正当经济报酬的权利,有获得进修、考察和深造的权利。

一般来说,法律权利都是道德权利,而道德权利不一定都是法律权利,也可能是法律权利的理想。医务人员的道德权利具有一定的自主性,如《日内瓦宣言》中写道:当我成为医务界的一个成员的时候,在我职责所在,以及跟患者的关系,绝不容许宗教、国籍、种族、政党政治和社会立场的干扰。医师正当的道德权利应受到尊重和维护,这不仅有助于提高医师的声誉和社会地位,也可以调动和提高广大医师履行职业道德义务的积极性和主动性,从而在维护和促进人类健康中发挥更大的作用。

2. 患者的权利

患者的道德权利是指患者在享受医疗服务的全过程中享有的为道德、法律及习俗所认可的正当权益。

我国目前尚无系统的患者权利法规,只在如《中华人民共和国宪法》《中华人民共和国民法通则》《中华人民共和国执业医师法》《中华人民共和国侵权责任法》《医疗事故处理条例》等相关法律条例中可散见有关患者权利的内容,因此,对患者权利内容的讨论和规定,更多的是在伦理学研究范围之中。综合国内外关于患者权利方面的研究成果并根据我国国情,可将患者的基本道德权利归纳为以下几个方面。

(1)基本医疗权:每一个公民都享有生命健康的权利,当其生命和健康遭到疾病威胁时,就应该享有基本、合理和及时诊疗、护理的权利。我国宪法规定:公民在患有疾病时,有从国际和社会获得物质帮助的权利。因此,享有基本医疗权是每一个公民最基本生命健康权实现的保证。这种权利,不因患者社会地位高低、财富多寡而不同,是人人都应平等享有的权利。医务工作者在医疗活动中要为患者提供基本、合理和及时的诊疗、护理。

(2)医疗自主权:患者患病后,在求治过程中,有权要求医护人员将自己所患疾病的相关情况及预后等进行解释说明。患者有权自主决定是否接受某一医疗服务,有权选择医生、转诊及在一些特殊情况下做出自主决定等。

(3)知情同意权:1946年《纽伦堡法典》诞生以后,知情同意就成为医学科研、人体实验和临床医疗领域所关注的重要伦理原则之一,也成为患者权利的一项重要内容。这一权利是指患者有权获得有关自己疾病情况的权利,包括病因、严重程度、治疗手段的选择,有无并发症和危险等,患者了解这些决定、手段和措施后,有权表示接受还是拒绝。知情同意权分为知情权和同意权,两者相辅相成、不可分割。知情是同意的前提,同意是知情的目的。

但患者的这项权利也有一定的条件限制。一是患者所做的决断必须是患者理智的决定;二是患者如果拒绝治疗,必须是这种拒绝不会致使患者出现生命危险或产生严重后果。否则,医务人员可在征得患者家属(或监护人)同意后,或受有关部门委托,行使医生干预权。

知识链接

《纽伦堡法典》

第二次世界大战时,德国纳粹分子借用科学实验和优生之名,用人体实验杀死了600万犹太人、战俘及其他无辜者,这些人被纳粹统称为"没有价值的生命"。主持这次惨无人道实验的,除纳粹党官员外,还有许多医学教授和高级专家。第二次世界大战以后,在德国纽伦堡组织了国际军事法庭审判纳粹战犯,其中有23名医学方面的战犯。《纽伦堡法典》是纽伦堡军事法庭审判决议的一部分,它涉及人体实验的十点声明,其基本原则有二:一是必须有利于社会;二是应该符合伦理道德和法律观点等。因而又称为《纽伦堡十项道德准则》,并于1946年公布于世。此文件的精神,在某种程度上被《赫尔辛基宣言》所接受,成为人体实验的指导方针。

(4)保护隐私权:隐私权是指自然人享有的私人生活安宁与私人信息不被他人非法侵扰、知悉、搜集、利用和公开的一项人格权。患者在寻求医疗帮助时,出于诊疗的需要,会主动或被动地向医务人员透露自己的一些隐私,如生理缺陷、婚恋史等,对于有关自身隐私的信息,患者可要求医务人员为其保密,不向无关人员透露或公开。医务人员为患者保守秘密,是对患者权利的尊重,也是建立相互信任、相互尊重的良好医患关系的基础。但如果患者个人隐私涉及他人和社会的安全,会对他人和社会的利益造成一定危害时,同样应行使医务人员的干预权。

(5)要求医疗赔偿权:在医疗过程中,由于医疗机构或医务人员行为不当而给患者造成物质、身体和精神上的损害时,患者有权要求得到赔偿,并追究有关人员或部门的道德责任。《中华人民共和国侵权责任法》第 57 条规定:医务人员在诊疗活动中未尽到与当时的医疗水平相当的诊疗义务,造成患者损害的,医疗机构应当承担赔偿责任。

(6)免除一定的社会责任权:患者患病以后,由于致病因素损伤了患者机体,影响了患者的正常生理功能,使患者在某种程度上失去了承担社会责任和义务的能力。医务人员应根据患者病情的严重程度,出具一定的诊断证明、病假条或住院证明,使患者免除某些社会责任和义务,如残疾人可免除服兵役的义务等。

(7)监督申诉权:患者监督申诉权是指患者有权监督并维护自己应享有权利的实现,同时对于各种妨碍医疗权利实现的错误行为,患者有向医疗机构、医疗主管部门提出申诉,甚至可通过社会舆论提出批评或谴责的权利。如患者有权要求医生降低或节省医药费用,有权要求医生对医药费用做出合理解释,有权对自己生命受到疾病的威胁而又被拒绝治疗或草率治疗的错误行为提出批评、申诉,甚至要求赔偿。

上述权利不仅是患者的法律权利,也是其道德权利,并且这些只是患者最基本的权利,并不是全部权利。随着民主政治的进一步完善,公民权利意识的进一步增强,患者权利的内容会更加广泛,也会有更多的人(不仅是医务人员和患者)乃至全社会共同来关心患者权利的问题。

(二)医患双方的义务

伦理学上的权利与义务是对等的关系,每一个公民在享有社会给予的权利的同时,也承担着对他人、对社会应尽的义务。医患的道德义务是指在医疗过程中,医务人员在道德上对患者、他人、社会所负的道德责任以及患者所负的道德责任。

1. 医务人员的义务

医务人员除了在从事职业活动时可以享受法律和道德赋予的权利外,同时也应履行一定的义务。《中华人民共和国执业医师法》的相关条款在法律上规定了医师的义务。①遵守法律、法规,遵守技术操作规范。②树立敬业精神,遵守职业道德,履行医师职责,尽职尽责为患者服务。③关心、爱护、尊重患者,保护患者的隐私。④努力钻研业务,更新知识,提高专业技术水平。⑤从事科学研究,发展医学科学。⑥宣传卫生保健知识,对患者进行健康教育等,根据我国法律法规,在职业活动中,医务人员的主要义务如下。

(1)维护患者健康,减轻痛苦的义务:医务人员的基本职责和任务就是救死扶伤,防病治病,用自己所掌握的全部医学知识和技能,尽最大努力为患者服务。医务人员不仅要帮助患者解除因疾病造成的躯体上的痛苦,还应设法帮助患者解除因疾病造成的心理上的痛苦。

(2)解释说明与履行知情同意原则的义务:医务人员有义务向患者说明所患疾病的病情、诊断、治疗、预后等必要的信息,使患者充分知情。一方面,这是对患者权利的尊重,另一方面也是为了争取患者的配合,取得患者有效的同意。特别是当诊疗措施有可能给患者带来不利影响时,更加需要进行解释和说明。在解释说明时,既要让患者了解有关情况,又要避免对患者造成心理上的伤害。

(3)保守秘密的义务:隐私权是公民的一项法律和道德权利,必须受到保护。在医疗活动中,只要这种秘密不会影响到他人和社会的利益,不得将患者的特殊病情及身体隐私传播给与该患者治疗无关的人员。医生还应保守医学秘密,不能将不宜公开的医学秘密随意透露给他人(包括患者)。

(4)宣传普及医学科学知识的义务:承担医疗咨询义务,医务人员在治病救人的同时,还要为群众提供力所能及的医学咨询和卫生保健服务,普及医学科学知识,做好预防

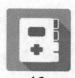

保健工作。此外,医务人员还要自觉履行如下义务:合法地填写、保护医学文书;对危急患者不得拒绝急救处置;合理使用药品设备,尤其是特殊药品;奉命抗灾防疫;按规定如实报告疫情、非正常死亡或者涉嫌伤害事件等。

以上义务既是医务人员的法律义务,也是医德义务。正确认识医务人员的道德义务,能够增强医务人员的职业责任感,使之自觉履行职业责任并逐渐变成自己的内心信念,利于医务工作者的医学道德境界得到升华。

2. 患者的义务

患者在享有权利的同时,必须履行一定的义务,以保障医疗工作的正常开展。患者的道德义务可归结为以下几点。

(1)保持和恢复健康的义务:人一旦患病,会给他人、家庭和社会带来沉重的负担,同时,病痛会减弱其最大限度承担社会责任和义务的能力。每一个人,当然也包括患者,都有义务为社会减轻负担,减少损失。因此,每个社会成员都有责任和义务选择合理的生活方式,养成良好的生活习惯,自觉保持健康,减少疾病发生。作为患者来说,尽快恢复自身健康就是减轻社会负担的具体表现。

(2)积极配合诊疗的义务:患者患病后应积极主动就医,配合医务人员治疗,特别是患有一些特殊疾病(如传染性疾病、遗传性疾病)时。如果患者不配合治疗,就会增加危害社会的危险性。积极配合诊疗既是对医务人员劳动付出的一种尊重和回报,也是对自己的负责。

(3)遵守医院规章制度的义务:医院的规章制度是保证医院工作正常进行的基本措施。患者在就诊求治过程中,应自觉遵守医院的有关规章制度,与医务人员一道,共同维护医院正常的工作秩序,以利于医院正常发挥其社会功能。如自觉交纳治疗、住院费用,遵守探视制度、卫生制度、隔离制度等,这是每个患者应尽的义务。

(4)按时交纳医疗费用的义务:医疗费用包括诊疗、处方、检验、药品、手术、处置、住院等各种费用。从某种意义上说,医疗服务是一种特殊的商品,它并不以治疗是否有效或是否成功作为收取费用的前提,哪怕是治疗失败,只要医师付出了劳动,并且尽职尽责、尽心尽力,就应当得到报酬,患者不能以治疗失败为理由拒付医疗费。

(5)支持医学科学研究的义务:医学科学事业是造福于全人类的事业,每个人都有责任为推动这个事业贡献自己的力量。为了提高医学科学水平,寻找战胜疾病的方法,医务人员有时需要对一些罕见病、疑难病进行研究。为探寻疑难杂症患者的死因,需要在患者死后进行尸体解剖。为了医学事业后继有人,要让医学生在实践中体验和实践所学习的医学理论和技能,这就需要患者的理解和配合。当然,这并非是患者的法定义务,而仅仅是道德义务,并不带有强制性。因此,如果让患者履行这种义务而与患者权利发生冲突时,应首先尊重患者权利,不能强迫患者接受这种义务。

(三)医患权利与义务的关系

医务人员的道德权利和义务与患者的道德权利和义务有着密切的联系。不论是法律意义上的还是道德意义上的权利与义务,就其实际意义来看,都是为了更好地维护人类的健康和生命。医务人员道德权利的实施,除法律方面的保障外,在很大程度上依赖于其对道德义务的履行;患者的道德义务则体现了对社会整体利益的维护和对医务人员权利的尊重与合作。医患双方在医疗活动中都有各自的道德权利和义务,但双方的道德权利与义务其实是统一的,二者互为前提与保障。

三、影响医患关系的因素

医患关系是"医"与"患"之间的关系。"医"包括医务人员和医疗机构;"患"包括患者、患者的家属及监护人。多数学者在探讨医患关系主要影响因素时分三方面分析:医方、患方以及社会。

1. 医方因素

(1) 医务工作者服务意识不足:在医患交往过程中,存在着的联系不仅仅是疾病,还有情感、情绪。医者是"健康所系,性命相托"的有着专业技术的工作者。患者将其生命、健康托付于医务工作者,医务人员本着救死扶伤、全心全意的宗旨为患者诊治。在大多数情况下医务工作者是有着优良的义务工作传统的。但同时,医疗单位及义务工作者也存在差异,不可否认的是,少数医疗单位和少数医务人员在少数情况下存在着服务态度差、言语不当、职业道德水平低等问题。某些医务人员因工作繁重,常常处于超负荷工作状态,在面对众多患者及其家属,尤其是对医院环境陌生、叙述病史困难、对病情解释不容易理解、需要更长时间对其诊治的患者及其家属,可能会出现医务工作者对患者的引导不充分,对患者的叙述不够认真倾听,对病情的解释不到位,甚至还出现对患者的提问和疑虑未能详尽解答等情况,这些都可能直接造成医患双方关系不融洽。另外,医务工作者有时存在不够注重患者隐私的情况,而患者有时对隐私保护的要求又很高,导致了诊疗中的矛盾,因此要求医务工作者不仅要在技术上过硬,治疗患者躯体上的病痛,更要注重对患者心灵上的安慰治疗。医务工作者和患者应平等,在诊治过程中,要爱护患者,保护患者的隐私,尊重患者的人格,维护其尊严,这样才能促使患者配合诊查,增加对医务工作者的信任,从而有利于疾病的诊断和治疗,消除医患之间的不和谐。

(2) 医务人员的沟通技能不足:医学生在校尚缺乏沟通技能的培训,缺少对医学生的人文素质如社会心理学、人际关系等多方面能力的培养。因此,也可能导致医务工作者,尤其是年轻的医务工作者,在语言和行为上的沟通能力的缺乏,不能因人而异采取有效的沟通方式,导致了与患者缺乏有效的沟通。这也能诱发医患关系的矛盾,甚至引发医患纠纷,影响医患关系。

(3) 医务工作者业务水平不足:人体是复杂的,如今医疗技术虽然已得到飞速发展,但仍然存在众多的疑难杂症,以现有的医疗技术尚不能明确很多疾病的病因、发病机制,且无有效的治理方法,加之医生时间及精力有限,尚未掌握所有的疾病相关知识,自身经验和专业技能水平不足,会导致误诊、误治,甚至手术治疗中的一些失误也不可避免地存在于临床实践之中,使得患者长期忍受疾病的折磨,而这也成为引发患者对医生不满的根本原因。

(4) 医务人员自我保护意识加强:随着一些不良事件的发生,以及社会的发展,人们的维权意识不断提升,在医疗过程中,医患双方常常处于警惕状态,患者对医生的任何一个小问题可能会过分放大,使得医生和患者之间的关系呈现不信任甚至对立的趋势。这直接导致了医疗环境的恶化,使许多医生不得不采取保守的、有限的开放状态,避免不必要的风险,医务工作者过分重视自身权益的保护,不但使医学发展放缓,更使得许多疾病延误了最佳治疗时机,从而影响了患者的诊治,最终也影响了医患关系。

(5) 医院追求效益而管理及建设却不足:一方面,医院不是公益机构,需要购买仪器设备以及为工作人员支付费用,适当的经济效益有利于医院的发展建设,但是有些医疗机构为了满足床位周转率、费用的要求等,使得一些患者辗转于各个医疗单位,从而引发了患者的不满情绪,使得医患关系紧张。另一方面,医院的合理建设和高效管理是保证

Note

医院正常运转的前提,目前由于体制的不完善、现有医疗资源的分配差异、医院管理不足、公共设施建设及公共服务相对滞后,就诊流程繁杂,手续办理不够简便等问题影响了患者的就医效率,增加了患者对医院的不满。同时,医疗机构缺乏对医托、医倒等不良行为的监管,使患者权益受到不同程度的侵害,这些因素都会影响医患关系。

2. 患方因素

(1)患者对疾病认识不足:患者通常缺乏医学知识,或者通过网络对疾病有了一知半解的了解,于是产生了一些错误的认识,如对疾病的预后抱有过高的期望,不认同医生的解释、不信任医生等。有些患者辗转于各个医院,却只停留在诊断的阶段,治疗的时候又不能遵照医嘱接受住院或一段时间的规律治疗,因此疾病迁延不愈。有的患者产生不适当的过高期望,当期望与现实不符时,就会发生由于不能正确理解疾病发生发展所导致的病情加重甚至死亡的情形,对诊疗过程缺乏必要的宽容与理解,甚至常常会把医疗过程中出现的不可控因素转化为对医疗的质疑,从而引发医疗争议。

(2)患者自身素质不足:患者有的是因为对疾病的发展过程注意及认识不足,不能有效地叙述病情,有的患者存在心身疾病,过于强调身体不适,从而导致医方未能了解到心理疾病的存在及影响,有的患者与医生的沟通不畅,这些因素均可导致就医过程中出现矛盾,致使患者不能及时获得有效的医疗帮助,甚至可能南辕北辙,得到的医疗帮助加重原有的病情,进而对医患关系产生重大影响。

3. 社会因素

(1)解决医疗纠纷适用的法律不足:医疗卫生事业本身具有特殊性,随着医疗行为的变迁,医托、医倒、医闹的行为明目张胆,医患关系发生着巨大的变化,而法律的跟进相对落后,现行的社会主义卫生法律体系对其特殊性的针对性不强,常常不能及时有效地解决新发生的医患纠纷,有些纠纷在处理上尚无法可依。积极建立合理完善的法律与医疗体制才能更好地解决医患矛盾。

(2)舆论的误导:在现代社会中,大众媒体对社会的监督力度加大,特别是对医疗卫生事业的关注增加,而某些媒体甚至个人在报道和谈及一些医疗事件时,为博得大众的眼球、增加阅读量,甚至还有一些有不良目的的媒体,未能考虑医疗问题的特殊性,未能认真了解事件的真实情况就妄下结论,如此增加了医患之间的互不信任感,为医患矛盾埋下隐患。

四、构建和谐医患关系的意义

医患关系是社会关系的重要组成部分。建立和谐医患关系不仅是形成良好的医疗环境、保护医患双方利益的需要,也是体现医学的人文属性、建立和谐社会的基本要求之一,具有重要的现实意义。

(一)和谐医患关系有利于促进患者的身心健康

英国医生巴德有句名言:医生和患者是一个战壕里的战友,战胜疾病的过程是一个复杂的系统活动,它需要情绪、心理和整个神经系统的支持,医患之间的协调和信任是不可缺少的重要因素。医学发展表明,医生为患者诊治疾病的过程就是医患双方合作、共同战胜疾病的过程,既需要医生良好的专业技能,也需要医患之间的精诚合作。医患关系和谐,患者就会更加尊重医生的人格与劳动,信任医生,理解并配合医生的工作;医生则会更加关爱患者,在诊治的各个环节上全身心地投入,为患者制订更加科学的诊疗方案,使患者得到优化的服务。

（二）和谐医患关系有利于推进医德建设

良好的医德既是医务人员爱岗敬业、认真履行职责与使命、切实做好本职工作的思想保障，也是现代医院提高管理质量与水平的重要举措，同时也是推进社会精神文明建设的重要手段。医患关系和谐，医生与患者之间可以充分交流与沟通，增进协作，医生就能够自觉地以医德规范约束自己，真正树立"以患者为中心"的理念，增强工作的责任感与使命感，形成良好的医德意识与情感，养成良好的职业伦理素质。

（三）和谐医患关系有助于推进医学事业发展

医患关系和谐，一方面可以使医务人员集中精力，致力于业务知识的学习与提高，专心于人类疾病发生、发展规律的研究与探索，有利于推进医学科学的发展；另一方面患者更加关注我国医疗卫生事业的发展，愿意为国家医疗卫生事业的发展积极建言献策，促进卫生改革的发展与深化。

导入案例分析

> 该案例中，涉及患者的权利包括知情同意权、保护隐私权、要求医疗赔偿权等，涉及患者的义务有支持医学科学研究的义务。完成教学任务是医疗机构的职责和法定义务，为了提高实习生的医疗水平，为了将来更多患者的公共利益，患者在教学实习过程中有配合教学的义务。在处理患者隐私与医学教育的关系时，医院应履行告知义务，并征得患者及其家属同意，对于是否接受见习教学，患者及其家属有充分的选择权，如果患者及其家属同意则可以进行见习教学，如果不同意则不得进行。但是，此类见习教学不是提高实习生医疗水平的唯一途径，教学医院可以尝试一些新的见习教学方法，来提高实习生的医疗水平。

第二节 医患纠纷

一、医患纠纷概述

随着社会发展和人们的文化素质、法律意识和自我保护意识的增强，医患纠纷时有发生。

1. 医患纠纷的含义和类型

（1）医患纠纷的含义：医患纠纷是指医方（医疗机构）与患方（患者或者患者近亲属）之间产生的纠纷。医患纠纷包括基于医疗过错争议产生的医疗纠纷，也包括与医疗过错无关的其他医患纠纷（如欠付医疗费的纠纷、对疗效不满等）。随着社会发展和人们自我保护意识的增强，近年来医患纠纷案件数量不断增长。

（2）医患纠纷的类型：在一般情况下，根据医务人员在医疗过程中有无过失，将医疗纠纷划分为医疗过失纠纷和非医疗过失纠纷。

①医疗过失纠纷：医疗过失是医务人员在医疗过程中出现过失引起的纠纷，属渎职行为。医疗过失主要有如下几种：一是医务人员缺乏责任心，不认真分析病情，导致临床误诊、误治、误伤等严重后果；二是医务人员不认真执行规章制度，不按操作规程办事，导

致差错或事故;三是医务人员技术水平低,缺乏经验,在具体操作过程中,固执己见,导致酿成医疗事故而引发纠纷;四是医务人员随意推诿,不愿承担风险,不尽责任,导致不良后果。虽然,医疗过失的纠纷只占医疗纠纷的一小部分,但造成的后果是严重的,对此必须认真对待。

②非医疗过失纠纷:这是指由于服务质量、服务态度等问题所造成的纠纷,它不一定构成医疗事故,但反映医院的服务质量和医务人员的道德修养水平。这一类纠纷还包括一些患者从自身利益出发,提出一些不合理的要求,当这些要求得不到满足时,就对医务人员产生不满情绪,因而引发纠纷。

二、医患纠纷发生的主要原因

医患纠纷是怎样产生的呢? 要了解产生医患纠纷的原因必须了解影响医患和谐关系的因素,从而掌握和了解原则,才能避免和减少医患纠纷。医患纠纷的原因极其复杂多样,在此,从主观因素和客观因素、其他因素三方面叙述。

1. 主观因素

(1) 医方因素:医方因素主要有以下几点。

①医疗机构管理不够完善。一是部分医院在处理经济效益与社会效益的关系时,过多地强调经济效益而忽视社会效益,个别医院收费不合理或乱收费,导致患者经济负担过重,引起患者不满。二是缺乏有效的管理、监督、协调机制,导致在医疗过程中,部分医务工作者有章不循,违章操作时有发生,造成医患关系不和谐,医疗秩序不规范,诊疗流程不合理,内部缺乏协调性等状况。三是医疗机构管理层职业化缺乏。目前我国大多数医院的管理人员是从临床一线提拔而来的,形成了既是医院的管理者,也是临床学科的学术带头人的现状。许多管理人员身兼数职,整日奔波于管理和临床一线,造成专业与管理难以兼顾,而医疗机构管理不同于临床医学,要求管理者不断充实和更新管理理念,及时将先进的管理手段应用到实际的医疗机构经营发展过程中,并不断总结经验。医疗机构缺乏职业化管理导致了目前我国医院管理人员不能专心从事医院的管理工作,降低了办公效率,阻碍了医院的快速、健康、有序发展。

②医学的特殊性。医学具有高科技性、高风险性,有许多未知的领域需要通过临床实践不断探索、总结。因此医务人员很难全面认识每个患者与疾病相关的所有状况,也不可能预知患者可能会出现的还未被认识的病症。另外,医学诊治对象千差万别,一些常见病、多发病,不同患者即使接受了同样的治疗,预后、转归也会因个体差异有很大的差别,这种个体差异还可能在不同环节上对医生诊治疾病的工作形成某些实际上的困难。因此,任何医院和医生都不可能包治百病,疾病的治疗过程始终存在着成功与失败两种可能。

③医务人员方面。医务人员所从事的职业具有学术性强、劳动强度大、风险高、责任重的特点,尽管工作压力大,大多数医务工作者都能尽职尽责,任劳任怨。但有些医务工作者也存在如下问题:一是缺少同情心。一些医务人员往往在治疗过程中不能敏锐地觉察和尊重患者的心理感受,不会根据患者的情绪、表情、心理反应,运用不同的语言和非语言的沟通方式使患者获得精神、心理上的慰藉,不重视倾听患者的诉说和提问,认为患者只能被动地听从指令。二是缺乏责任感。个别医务人员,虽然已具备相当的专业技术职务和技术水平,但由于工作不认真负责,在诊疗过程中不严格遵守医疗规章制度,出现了医疗责任过失。还有部分医务工作者高估自己的医疗技术水平,争做与自身技术水准不相符的诊疗技术工作,延误患者最佳的治疗时机,甚至导致无法挽回的后果。三是缺

乏以人为本的服务意识。在行使医疗服务过程中,不尊重患者知情权和选择权。不善于与患者沟通和缺少同情心,对待患者服务态度简单、粗暴,对患者的询问不认真倾听或敷衍了事。四是医德医风方面的问题。有少数医务人员受经济利益的驱动,违背职业道德,挣提成、拿回扣、开大处方,甚至向患者暗示、索要好处,公然接受患者的红包及礼品。同时部分医疗机构的不合理用药、滥施检查、不合理收费等,使医疗机构和医务人员的形象严重受损,在群众中留下了不良印象,部分患者及家属由此对医疗机构、医务人员抱有成见,这给医疗卫生行业造成了恶劣的影响。五是部分医务工作者法律意识淡薄。一些医学院校只是重视技术培养,而忽略了法制教育。有些医务工作者走上工作岗位后,忙于手边的具体工作,无暇参加法律法规的学习,参加的继续教育也多数是专业技术方面的,长此以往容易导致法制意识的淡薄。医方存在的这些不良因素都是影响医患关系的重要因素。

(2)患方因素:患方因素主要有以下几点。

①患方的健康意识与维权意识不断增强。随着生活水平和社会文化水平的提高,人们越来越关注自身和家人的健康,对疾病和早期诊疗更加重视,患者对医疗过程参与意识及维权意识增强。但由于患方对医疗过程缺乏专业的了解和认识,且在病态下对事物的承受能力相对不足,很容易将医疗过程中出现的不满意转化为对医疗机构及医务人员的质疑而引发医疗争议。

②患方对医院的期望值过高。许多患者不遵循医学科学规律,对医疗工作缺乏必要的理解与宽容,认为自己到医院花钱看病,除了应享受到医院良好的硬件设施服务,还应该得到有效的治疗。他们对医疗效果的期望值远远超过了医学科学实际所能达到的程度,既不考虑医院是否具备相应的救治条件,也不尊重医学科学。只有当实际效果超过期望效果时,患者及其家属才会感到满意;而实际效果一旦低于期望效果,就会责难医生,和院方发生冲突。

③患方缺乏安全感和对医务人员的信任。由于社会上不良风气的影响,一些患者及其家属缺乏对医务人员的信任感,看病或就诊过程中,总想通过托关系、找熟人、送红包等方式拉近与医务人员的关系,获得特殊照顾。患者一旦在治疗中出现了问题,他们就会联想到是否是自己没找关系,没送红包,由于这些不正常的心态,加重了患方对医生的抱怨和不信任,同时患方在就医过程中也缺乏安全感。

④文化素养差异及法律意识的淡薄。一些患者及其家属不能正确对待治疗中出现的并发症或无效治疗,偏执地认为医生存在过失而要追究医院的责任。甚至个别患者及其家属试图将医疗纠纷作为获取不正当经济收益的工具,把一个简单、普通的医疗纠纷演变成医闹事件,在医院无理取闹。这些年来,医院在接待患者投诉时,经常遇到一些患者或家属情绪激动,对接待的工作人员及当事医生进行责骂、殴打甚至死亡威胁。患方的这种不当行为加重了医患关系的不和谐。

2.客观因素

(1)医疗保健供需存在矛盾:随着我国社会经济的发展,人口老龄化以及疾病谱的变化,公众医疗需求的总量在增加,对医疗服务水平的期望值在提高,然而我国卫生资源总量不足,导致卫生资源供给不能满足公众的医疗需求,主要表现在以下方面:卫生资源分配使用不合理,医疗资源向大城市高度集中,造成了"高水平,低覆盖"的扭曲结构;医学人才短缺,医务人员结构和比例不合理,导致医务人员长期高负荷劳动,因而存在"三长"(挂号时间长、候诊时间长、交费取药时间长)、"三难"(看病难、住院难、看好医生难)等问题。这些问题往往容易引起患者的不满情绪,极易造成医患之间的隔阂,损害医患关系,造成医患矛盾。

（2）医疗保险制度的不健全：从世界范围看，有130多个国家通过建立医保制度解决居民看病问题。大多数发达国家建立了覆盖全民的医保体系。我国1998年在全国范围内进行城镇职工医疗保险制度改革，2003年和2007年，先后启动新型农村合作医疗、城镇居民基本医疗保险制度试点，并逐步推开。2011年，这三项基本医保已覆盖全国95%的人口，构建起世界上最大的基本医保网，保障水平也在逐步提高。但是，我国当前基本医保总体水平还不高，城镇居民基本医保和新农合的筹资水平、报销水平仍然偏低，医保关系转移接续困难。因此，在高额医疗费用与患者的期望服务不对称时，常常导致医患关系紧张。

（3）医疗保障法律制度缺失：为了维护医患双方的利益，进一步加强医疗机构治安管理，维护正常医疗秩序，原卫生部和公安部颁布了《中华人民共和国治安管理处罚法》《医疗机构管理条例》《医疗事故处理条例》。2012年4月原卫生部、公安部联合发表《关于维护医疗机构秩序的通告》；2013年10月国家卫生和计划生育委员会（现更名为中华人民共和国国家卫生健康委员会）和公安部联合印发《关于加强医院安全防范系统建设的指导意见》；2014年4月最高人民法院、最高人民检察院、公安部、司法部、国家卫生和计划生育委员会五部门联合发布《关于依法惩处涉医违法犯罪维护正常医疗秩序的意见》；2015年11月1日起实施的《刑法修正案（九）》将医闹入刑，最高可判七年。这些法律法规有效遏制、预防涉医违法犯罪行为，保障医患双方合法权益，切实维护医疗秩序稳定。但是，在医疗卫生服务活动及医患关系的规范和处理上，尤其在医疗纠纷处理问题上，我国医疗保障法律制度缺失，表现在：第一，医疗保险法律制度缺失。目前，我国尚没有一部完整的医疗保险法，明确医患关系的性质，医疗保险、保障制度，医疗秩序的维护，医务人员的职业道德要求、执业权利与执业义务和人身安全保障等，以及患者就医应有的责任和义务，都缺少完善的法律法规。第二，部分医疗行为。如院前急救规范标准、整形手术操作的规范等，没有法律规范。第三，处理医疗纠纷法律制度不健全。在医疗纠纷处理上，鉴定制度的多元化、举证义务难以把握、适用法律不一、纠纷案件相同而赔偿标准相差甚远等弊端使医患双方不满，司法困惑多。第四，医疗法学人才的缺乏。当前，医疗卫生领域需要应对的法律问题越来越多，尤其在医疗纠纷日益增多、引起大量司法介入的情况下，医疗法律服务已经成为医疗卫生法治建设与实施的重要环节。目前无论卫生行政部门，还是司法机关或是其他法律服务行业，懂医不懂法或懂法不懂医的状况，使许多法律工作者和医疗卫生管理人员面对医疗法律交融的许多问题，尤其是医疗纠纷之类的复杂难题，往往深感棘手，甚至望而却步。

（4）现行的医疗卫生收入分配体制难以有效体现医务人员的劳动价值：医务人员培养周期长、劳动强度大、职业风险高，但我国现行的医疗卫生收入分配体制，使得医务人员的劳动价值没有得到充分体现，长期以来，医务人员的收入明显偏低，与其教育程度、工作强度、职业风险等因素相比，收入待遇不匹配，很多医务人员感到劳动价值被低估，得不到尊重，付出与回报不成比例。部分医务人员受拜金主义和社会不正之风的影响，冲破传统医学伦理观念的束缚，通过很多不合理的途径获得大量的灰色收入，行为恶劣，破坏了正常的医疗秩序，有损和谐医患关系的构建。

3. 其他因素

（1）沟通欠佳：要构建和谐医患关系，沟通是基础。医疗机构的沟通体现在以下两个方面。一方面是医方与患者的沟通。良好的医患沟通在非技术性诊疗因素中具有十分重要的作用。但在实际治疗过程中，部分医务人员由于医学业务知识和经验的限制，在与患者沟通的过程中难以全面详尽地介绍诊疗情况、告知患病风险和预后,难以说清要说明的问题,也不能较好地解答患者提出的疑问。部分医疗机构未能将本院的诊疗流程、规章制度等告知患者,使患者在就诊过程中茫然无措,这样医方就难以取得患者的信任,导致医患沟通不良,进而影响医患关系。另一方面是医疗机构与媒体的沟通,我国卫生领域存在一些弊端和不良现象,舆论、媒体进行监督是应该的,但是,前提是要尊重事实和科学,尤其是专业性很强的医学领域更应如此。因此,医院也应加强与媒体的沟通,将科学、事实公布于媒体,将医院工作透明化,使患者就医更加放心。

(2)一些媒体报道存在偏差误导:近年来,以医患纠纷为主题的报道越来越频繁地出现于媒体中,媒体展现了患者与医生、医院之间愈演愈烈的矛盾。部分媒体在报道中违背公正客观原则,为了追求轰动效果,夸大事实,先入为主,乱贴标签,主观臆断,妄下结论,片面把医患矛盾理解为商业流通中的消费行为矛盾,强调患方的弱势群体地位,放大部分医疗工作中的不良现象。媒体报道失范,不仅强化人们对医方的偏颇认知,久而久之,人们对医方的成见固定下来,"医生无良"这种被媒体渲染起来的不实印象就会发挥作用,使患者不信任医院和医生,未进医院先戒备,进院后稍不满意就投诉,假若真正发生纠纷,则集结人员大闹医院。媒体的失范报道对医患冲突起到了推波助澜的作用。

从以上三个方面可以看出,当今中国医患关系处于不太和谐的状态。构建和谐的医患关系是一项长期的任务,只有从各个方面入手,才能有效地缓解。

三、防范与解决医患纠纷的对策

1. 相互尊重的原则　这是调整医患关系的主要原则。要提倡彼此真诚相待,互相理解、互相尊重、互相信任。医务人员要尊重患者的生命价值,尊重患者的人格尊严,尊重患者的知情同意和知情选择等自主权利,要平等地真诚地对待每一个患者。而患者要尊重医务人员的职业自主权,不得以任何理由妨碍其履行正常职责;尊重医务人员的人格和自尊心,尊重、体谅医务人员的辛勤劳动,遵医嘱,执行医务人员的治疗方案。当前,我国医务队伍仍较少,医院病床仍不足,人员整体工资待遇也不高,在这种情况下,医务人员为了人民的健康事业超负荷劳动,他们运用医学知识与技术从事复杂的创造性劳动,保护劳动生产力,为社会创造财富,其贡献应该得到社会及公民的理解和体谅,大家都必须尊重他们的辛勤劳动。

2. 真诚沟通的原则　临床工作中充满了医务人员与患者之间的沟通。医患沟通是处理医患关系基本的、重要的方法。医务人员在医患沟通中起着主导作用。在医疗活动中,对医务人员与患者沟通的道德要求是,确立与患者沟通的理念,坚持与患者沟通的基本原则,掌握与患者沟通的方法。

据有关调查和研究成果显示,在频发的医疗纠纷中,因技术原因引起的不到20%,其他80%均源于服务态度、语言沟通和医德医风问题。而在这80%的医患纠纷中,有70%是由于沟通不够引起的。因此,实现良好的医患沟通是极其重要的。它体现医学仁术爱心的本质,是现代医学模式的基本要求,是医务人员的必备素质,它对于改善医患关系、化解医患纠纷具有重要意义。

长期以来,我国医学教育注重医学生职业技能的培养,对人文素质和社会交往能力的培养重视不够,致使临床医务工作者医患沟通知识贫乏,临床实践中与患者沟通的技巧与能力缺失。这也是医患纠纷增多的原因之一。在生物-心理-社会医学模式指导下的医患关系模式是共同参与型模式,它强调医患双方在诊疗过程中地位的平等和共同参与、协商的重要性,强调患者在诊疗过程中要主动与医生合作,主动参与医疗方案的决策与实施,主动积极地提供各种信息,帮助医生做出正确的诊断;同时它要求医生在诊疗过程中要认真听取患者的意见,并积极采用合理的方式,发挥患者的积极作用,关注患者的心理要求,尊重患者的知情选择和自主权利。这个模式提倡医患沟通,主张在积极的良性的医患互动中促进共同参与、协商医疗活动,从而提高医疗服务质量。因此,医务人员要努力提高自身职业道德与人文修养,学习人文社会科学知识和沟通的艺术,体谅和了解患者的心理需求,讲究语言艺术,善于与患者沟通。

3. 社会公益的原则 医患双方都要正确处理个人利益与社会公益的关系,当个人利益与社会公益发生矛盾时,要无条件服从社会公益。特别是患者,当个人利益与社会公益发生冲突时,必须端正求医动机,以社会、集体利益为重,服从社会公益,并充分理解医务人员为维护社会公益对自己所做的说服动员工作。而医者在医疗活动中,当患者的利益与医者个人利益冲突时,应以患者利益为重,而当患者个人利益与社会公益冲突时,应当以社会公益为重,说服帮助患者正确处理好个人利益与社会公益的矛盾。

4. 以人为本的科学化管理原则 目前医患纠纷增多有制度性的原因,要通过深入改革和积极探索,建立起适应新时期的卫生管理体制、体系,保证医疗卫生事业更好地适应人民的卫生保健需求,在此基础上,针对引起医患冲突的原因,从医患双方,特别是加强医务人员的道德教育和常规训练入手,采取综合措施。医院、医疗机构应把端正医德、医风纳入管理责任目标和责任合同中,建立医德考评制度,将考评结果与晋升、奖励挂钩,奖优罚劣;应端正办医思想,正确处理好医患双方以及与社会的关系。

第三节 医患沟通

一、医患沟通概述

(一) 医患沟通的含义

医患沟通就是医患双方为了治疗疾病,满足患者的健康需求,在诊治疾病过程中进行的一种交流。医患沟通不同于一般的人际沟通,患者在诊治过程中,特别渴望医护人员的关爱、体贴,因而对医护人员的语言、表情、动作姿态、行为方式更为关注、更加敏感。这就要求,医务人员需要注重言行,设身处地为患者思考和处理问题。在医疗卫生和保健工作中,医患双方围绕伤病、诊疗、健康及相关因素等主题,以医方为主导,通过各种全方位多途径的交流,科学地诊治患者的伤病,使医患双方形成共识并建立信任合作关系,达到维护人类健康、促进医学发展和社会进步的目的。

(二) 医患沟通的意义

在医疗市场竞争日趋激烈的社会背景下,加强与患者的沟通,充分尊重患者的知情权、选择权,能使患者积极支持、配合医疗工作,减少不必要的医患纠纷。

1. 医患沟通是医疗诊断的需要 疾病诊断的前提是对患者疾病起因、发展过程的了解,病史采集和体格检查就是与患者沟通和交流的过程,这一过程的质量决定了病史采集的可靠程度和体格检查的可信度,在一定意义上也就决定了疾病诊断的正确与否。医患沟通是临床治疗的需要,医疗活动必须由医患双方共同参与完成。

2. 医患沟通是医学发展的需要 随着现代医学技术高速发展,临床医生对仪器的依赖性越来越大。社会-心理-生理医学模式的建立和发展,是医学人文精神的回归,医学的新模式使医患沟通比以往任何时候更显得重要。

3. 医患沟通是减少纠纷的需要　相当一部分医患纠纷,由于医患相互交流不足和沟通不够,致使患者对医疗服务内容和方式的理解与医护人员不一致,进而信任感下降所导致。

4. 医患沟通是双向性的　要真正体现医学的整体意义和完整价值,实现医学事实与医学价值、医学知识和人性目的和谐统一,医患沟通方式可以以交谈为主,也可通过电话、书信等方式。

二、医患沟通的主要内容

(一) 医患沟通的内容

医患沟通的内容应包括诊疗方案的沟通及诊疗过程的沟通。医务人员应向患者或家属介绍患者的疾病诊断情况、主要治疗措施、重要检查的目的及结果、患者的病情及预后、某些治疗可能引起的严重后果、药物不良反应及副作用、手术方式、手术并发症及防范措施、医疗药费情况、需要患者及家属配合的事项等,并听取患者或家属的意见和建议,回答患者或家属提出的诊疗相关问题,增强患者和家属对疾病治疗的信心,促使患者及家属积极配合治疗。医务人员要加强对目前医学技术局限性、风险性的了解,有的放矢地介绍给患者及/或家属,使患者和家属知情同意,从而争取他们的理解、支持和配合,保证临床医疗工作的顺利进行。另外医务工作者需了解患者个人史、既往史,根据上述信息及患者的性别、年龄、病史、遗传因素、所患疾病严重程度以及是否患多种疾病等情况,对患者机体状态进行综合评估,推断疾病转归及预后等。医务人员需要将了解到及沟通内容记载在病程记录、护理记录上。

(二) 医患沟通的三个层面

(1) 普通疾病患者,由主管医生在床旁查房时就病情、预后、治疗方案详细地与患者或家属进行沟通。

(2) 疑难、危重患者,由患者的主管医生、主治医师(包括科主任)和责任护士(包括护士长)直接与患者和家属进行正式沟通。

(3) 带有共性的多发病、常见病患者,由护士长及相关医生、护士一起召集患者或其家属开会,集中进行沟通。

(三) 不同时间医患沟通的内容及要求

1. 床旁首次沟通　一般疾病,要求主管医生查房结束时,及时将病情、初步诊断、治疗方案,以及进一步诊治检查方案等与患者及家属进行沟通交流;护士在患者入院 12 h 内要了解患者病情,介绍医院及科室概况、住院须知,并指导患者适当休息,根据患者病情指导饮食、护理注意事项,并把沟通内容记在护理记录上。

2. 住院期间沟通　在患者住院期间,要求主管医生和分管护士必须对患者所患疾病的诊断情况、主要治疗手段、重要检查目的及结果,某些治疗可能引起的严重后果、药物不良反应、手术方式、手术并发症及防范措施及费用等内容进行经常性的沟通,对药物服用进行监督及管理,对日常护理及饮食等进行督促,并将沟通内容记载在病程记录、护理记录上。

3. 集中沟通　对带有共性的常见病、多发病、季节性疾病等,可以由科主任、护士长、主管医生、护士等一起召集病区患者及家属,集中进行该病发生、发展、疗程、预后、预防及诊治过程中可能出现的情况等进行沟通交流,回答患者及家属的提问,并记录在记录本上。

4. 出院访视沟通　对即将出院或已出院的患者,医护人员及时将出院后注意事项进行交代和沟通,出院后可采取电话访视或登门拜访、医院门诊随访等方式进行沟通,并在出院访视记录中记录。

（四）医患沟通方法

1. 预防为主的沟通　在医疗活动过程中,对可能出现的问题进行预测和分析,并将此作为重点沟通对象,针对性地进行沟通。在交接班中或上级医生查房时,除交接医疗问题外,可把需要进行沟通的情况作为常规内容进行交班,使下一班医护人员有的放矢地做好沟通工作。并记录在晨会记录本中。

2. 交换沟通对象　某医生与患者或家属沟通困难时,可另换一位医生或科主任或更换家属进行沟通。

3. 书面沟通　对丧失语言能力或进行某些特殊检查、治疗的患者可用书面沟通,促进患者的知情同意。

4. 先请示后沟通　下级医生对病情的解释不肯定时,需先请示上级医生,然后再独立沟通或由上级医生进行沟通。

5. 协调统一沟通　诊断不明或疾病恶化时,在沟通前,医生之间、医护之间、护士之间要相互讨论,达成共识后,由上级医生对家属进行沟通解释,以避免医方内部的解释矛盾使家属产生不信任和疑虑的心理。

三、医患沟通的主要障碍

医患沟通的顺利进行是促进医患关系和谐、医疗活动顺利进行的重要因素,但在实际的诊疗过程中,医患沟通障碍现象并不少见,并造成了患方对医方的不满意、不尊重和不信任。探讨分析医患沟通障碍的影响因素并提出应对措施,可提高医务人员与患者沟通的能力,提高医患沟通质量,和谐医患关系。医患沟通障碍的影响因素总体来说可分为客观因素和主观因素。

（一）客观因素造成的医患沟通障碍及应对策略

1. 医保政策缺陷　我国医疗保障体制正逐渐完善,医保保障范围及人群逐渐扩大,但仍存在对医疗卫生领域投入不足、部分居民因故未参加医保的现状,导致一部分患者看病就医时仍需自费,这就加重了患者的经济负担,影响民众的健康水平。有些患者并不了解这些情况,于是把矛盾对准医院,把不满情绪宣泄到医务人员身上,从而成为当前医患沟通最大的障碍。针对目前我国的医疗体制情况,政府要加大改革和监管、协调力度,完善各项政策法规,及时公布政策变更,加强医保政策宣讲,以使民众了解医保,减轻患者及其家属的经济负担,让患者花较少的钱就能治疗疾病,从而能够更好地配合医务人员的工作。

2. 诊疗环境不良　不良的诊疗环境和就医体验会降低医患沟通质量,导致医患沟通障碍。如医生在询问患者病史时,诊室内外嘈杂的声音会影响医患双方的对话交流,造成患者病史陈述不详或医生倾听不清楚,甚至患者不愿暴露隐私而隐瞒病情,从而影响疾病的诊治;患者在进行体格检查时,检查室内外来往的人群会使患者感到紧张不安,进而影响检查结果（如血压偏高、心率加快等）;患者住院期间,脏乱的病房及小贩的叫卖声,会导致患者心情不舒畅,私自离开病房,从而影响医护人员正常查房,延误治疗,有时甚至可能发生意外。因此,应重视医院环境,保持安静、整洁、卫生,可在明显处张贴"安静""禁止吸烟""不随地吐痰、不乱扔垃圾"等标语;在病房设置医患沟通区,确保沟通顺利进行,给患者提供温馨优雅的就医环境,提高其治疗的依从性;同时要提倡文明就诊,一人一诊,保持良好的就医秩序。

3. 医疗资源不足　医患和谐关系需建立在有效的沟通之上。医患之间形成良好的互信关系,是保证治疗效果的前提。由于受医院编制限制和其他因素影响,大多医院医生人数并没有随着医院患者量的增多而相应增加,导致部分医院医生的工作量骤增,造成医患沟通时间有限。此外,部分医疗机构护理人员短缺现象较严重。我国各医院的护理人员与患者的比例明显低于西方发达国家,人员的短缺造成护理人员忙于应付繁忙甚至超负荷的工作,缺少足够的时间与患者进行沟通交流。

以上问题的应对策略:一是医疗行政机构应及时调整医院医务人员编制,保证各岗位医务人员的在位率;二是科学分流患者,合理引导轻微疾病或慢性病的患者到下级相应门诊就诊,以减轻上级医务人员的工作负担;三是医院多引进高尖人才,增加医务人员的数量,尤其要增加护理人员的比例,减轻医务人员工作负荷,保证医务人员有充足的时间与患者进行沟通。

4. 健康宣传不足　由于医疗行业领域的专业性,加之我国对医疗知识宣传不足、普及不到位,或者普及知识的媒体不正规,甚至普及的知识不正确,很多患者对医疗常识了解不多或者错误,对专科诊疗知识匮乏,在就医过程中,只是希望疾病能尽快痊愈;对医务人员的医疗工作了解较少,特别是婴幼儿的家长,他们通常希望能迅速减轻孩子的病痛、不哭闹等;医务人员在诊疗过程中只是按照疾病诊治路径诊治疾病,往往忽视患者的心理需求,未与患者进行有效的沟通和未对患者进行相关疾病知识的宣教指导。为解决这一问题,医院应加大对医疗常识、保健知识的宣传力度,如在各诊室门口、候诊区摆放相应的医疗常识宣传画册、口袋书或利用医院的宣传栏进行常见病的预防和治疗知识宣传等,如在糖尿病宣教室张贴糖尿病的药物治疗、膳食治疗和运动疗法等,以提高患者的预防保健意识,让患者对诊疗有充分的了解,从而更好地配合医务人员的医疗护理工作。

(二) 主观因素造成的医患沟通障碍及应对策略

1. 不良的工作情绪　由于部分医务人员的工作量大,同时要严格执行各项工作流程等原因,导致工作时精神常处于紧张状态,极易造成情绪波动,同时有些医务人员甚至把不良情绪带到工作当中,造成患者的不满。应对策略:一方面,要求医务人员提高自身素质,微笑服务于广大患者,并用亲切的语言与患者进行沟通交流,切不可带情绪或使用易刺激患者的语言呵斥患者;另一方面,在进行医疗文书签字时,医务人员要做细致、耐心的解释,要让患者理解并自觉、自愿签字,不可强迫患者及其家属签订各种知情同意书。

2. 缺乏耐心和责任心　患者到医院就诊时,迫切想了解自己病情、治疗、效果等信息,并希望能得到医务人员的指导。但有的医生因为患者多、任务重、时间紧迫等原因不能长时间认真倾听患者主诉,而是一味地埋头书写病历、各种检查申请单等,这样患者就会感觉医生没有耐心也没有责任感。倾听是医患沟通中最基本也是最重要的一项技巧,因为倾听可以让患者感觉到受尊重,使沟通能够顺利进行。应对策略:医务人员要有足够的耐心,认真倾听患者的主诉,不能只是简单的点头、回应,而是做到有问必答。对于疑虑重重、重复诉说的患者,医务人员要耐心、细心地倾听,适时地进行讲解。

3. 沟通技巧缺乏　这一点在很多医务工作者中都存在,主要是缺少对患者的宗教信仰、家庭背景、心理变化、个性特点、社会阅历等因素的综合判断能力,有时即使知道也心有余而力不足,再加上医生每天工作量一般都比较大,当疲惫不堪时交流与沟通就更加困难。沟通缺乏技巧也会造成医患沟通障碍,如一些医务人员不注重语言交流,缺乏与患者及其家属沟通的技巧,交流时态度淡漠,左顾右盼,语言不当,或声音过低、语速过快,或过多地使用医学专业术语等,使部分患者听不清或听不明白,不了解疾病治疗的难度和治疗的时间,造成患者的错觉。另外一些医务人员说话随意,不顾及后果,随意回答患者的提问,如"你这个病肯定没有问题,很快就能治好的"等类似肯定的回答,造成患者的误解。应对策略:医院可以组织举办各种讲座来强化医务人员的沟通能力和技巧,提高医务人员的服务能力及素质。在对患者进行诊疗过程中,要热情接待患者,认真听患者倾诉,耐心解答患者的问题;在交流时语速要适当,确保患者既能听清楚,又能听明白,同时要实事求是交代病情,对疾病治疗确实有难度的,要如实告诉患者,让他们有心理准备;对孤寡老人、聋哑盲等特殊患者,尤其要表达清楚,可用口语或采用非语言方式来表示(如手势、图表、数据、画册等),让患者真正明白,从而更好地配合治疗。

综上可见,在医疗活动中医患沟通必不可少,如果沟通顺利,医生可获得疾病诊治所需要的全面信息,患者可了解自身的疾病状况,更好地配合医生治疗,促进患者痊愈。因此,医务人员掌握医患沟通技巧,可提高沟通质量,增加患者的信任感,构建和谐的医患关系。

四、医患沟通的伦理准则

(一) 医患沟通的医方伦理准则

1. 弘扬仁爱精神,以患者为中心　政府扮演发展文化事业、提高人口质量的功能。政府应通过报纸、杂志等实体传播媒体和微博、微信、贴吧等网络媒体全方位立体式宣导有关医患双方积极向上的、催人奋进的案例,使医患双方在相互了解中愿意消除顾虑,顺利沟通。有研究表明,以患者为中心的护理能提高健康状态,并可以通过减少诊断测试和转诊提高治疗的效率,因此以患者为中心就是医生进行临床诊治的基本原则,是医患沟通的"中枢",相应的"躯干和四肢"分别是热心、细心、爱心、耐心、责任心,"中枢"自由支配才能成为一完整的"人"。

2. 培养专业能力,提高临床技能　医生一切的诊治手段最终都要实施在患者身上,因此医生专业技能的高低直接决定治疗的效果,影响着患者对医生的信任程度,也影响着患者的"回头率"和自己口碑。有调查表明:在部分医院住院医师规范化培训没有达到提高住院医师医患沟通技能的目的,其技术性沟通能力的提高与业务水平有关。对此,医生从踏入医学院的那一刻就要形成终生学习的观念,并在日常诊疗过程中一以贯之。过硬的临床技能是预防医疗纠纷的关键,这可能是因为当医生给患者提供完备的诊治方案后,患者遵循医嘱的可能性增加,从而提高了效果,这样患者对医生的抵触自然而然就会减轻,医患沟通自然也会变得顺利。

3. 重视相关培训,提高沟通技能　研究发现医患沟通技巧与医疗水平间存在相关关系,患有严重的疾病的患者(例如患有癌症、艾滋病等疾病的患者)对医生的沟通技巧的要求更高。事实上,专业的沟通不是一成不变的,可以通过医患沟通技能培训得到提高。因此,有意识地进行医患沟通技能培训可以提高医学治疗效果。

(二) 医患沟通的患方伦理准则

1. 树立正确的就医观和价值观　患者应充分地认识到我国提供的是分级医药卫生服务,各级各等医院的检查设备、治疗手段、技术水平参差不齐,不能过分要求低级别的医院一定要治好三级甲等医院才能有较大治愈可能的疾病,绝不能为了眼前自己的利益,做出扰乱医疗卫生秩序的行为(如医闹等)。有研究发现,有限的健康素养阻碍了医患沟通,原因可能是因为低健康素养导致患者出现一系列亚健康状态(如免疫力低下、心理失衡、食欲减退等),而这些症状单靠药物治疗效果很差,反复寻医问药,极易招致信任危机。对此,医务人员与患者的沟通应以提高患者对健康的认知和控制能力为重点,患者应学会调整自己不合理的生活方式和行为方式,提高自身的健康素养。大多数患者知道自己具有医疗权利,但有部分患者不知道他们也具有相应的责任(如基本的医疗权、对疾病的认知权、保护隐私权等)和义务(如准确提供疾病资料的义务、遵守医院规章制度的义务、尊重医务人员的义务等),他们必须承担起相应的责任和履行相应的义务以方便医务人员能对其进行准确的诊断,正确的治疗与必要的护理,优化患者的教育。例如,医学常识的宣教,能使医务人员与患者之间更好地沟通、理解和依从。医患沟通是一个互动过程,需要在政府宏观调控下,医方、患方、全社会共同参与,将心比心,互相体谅,形成一个良性循环,才能实现多赢。

2. 积极增加沟通途径,配合医护诊治 患者除与医生沟通了解病情,以及积极从书籍、网络了解疾病相关知识外,还可以与病友交流,增加对疾病的认识。对于医技护传统上的口头告知患者应该及时执行及反馈,配合签署各种知情同意书。

五、医患沟通的伦理目标

(一)实践"人是目的"的伦理价值

医疗是一种实践活动,是达到医学目的的一种手段。"人是目的"是实现医学目的的基础和根本价值向导。康德提出"人是目的","人是目的"贯穿在人的其他一切目的之中,其他目的都可以成为单纯的手段。在医疗过程中,患者有知情同意权、隐私权、参与权、获得医疗照顾权、免除一定社会责任权、诉讼和赔偿权等权利。这些权利得到切实有效的保障,其本身就是"人是目的"伦理价值的现实体现。在医疗的特殊境遇下,医护人员应牢固树立"人是目的"的根本意识,建立起"以患者为中心"的沟通模式,尊重患者的权利,理解疾病对于患者的意义,重视患者各种基本权利的保障与维护,有利于实践"人是目的"的伦理价值,促进该伦理价值扩展到社会其他领域。

(二)和谐医患关系,改善社会风气

在医疗情境中,医患双方有着不同的文化、家庭传统和教育背景,各自形成了不同的价值观和需求。医务人员应在充分理解医学目的的基础上,主动与患者进行有效的沟通,积极面对工作,服务患者,关心、爱护、安慰患者,使患者感到舒适、安全、有信心,使患者享有足够权利的同时又能充分调动患者的主观能动性。医患之间沟通的过程,需要医护人员本着高度的责任感和使命感,怀揣仁爱之心、恻隐之心,照顾好患者的心理感受,从诊断措施、治疗方案以及用药的选择上,切实从患者的健康利益、基本权益、经济能力出发。如果医患之间能够围绕医学目的进行有效沟通,医患保持平衡的张力状态,那么沟通的主体(包括医务人员和患者)都能够感受到尊重和理解,双方的需要都能够实现。首先,在和谐的医患沟通环境中,患者能得到健康保障的安全需要、内部尊重和外部尊重的需要和道德保障的需要。医护人员在执业过程中,也同样能够获得人身安全、职位安全保障等需要,同时能够获得尊重自我、尊重他人、被他人尊重的需要。医护人员在运用自己的专业知识和沟通技能进行医疗实践过程中,若将内在的德行和能力发挥出来,尽到自己的责任,其创造力、医疗能力、公正意识等得到检验和历练,随之也会产生自我实

现的满足感。从这个角度看,加强医患有效沟通的过程,也是医护人员对自身本质的深入认识和不断展开、充实的过程。事实上,也只有将外在的伦理规则、原则、制度内化到其自身的本质需要,即外在的激励融合到内在的需求之中,使外因起到真正的激励、约束作用,医患沟通才能更加和谐。

随着医学社会化程度的不断提高,医学在人们生产生活领域中的影响将空前提高,医务人员在职业活动中的接触面将越来越广,交往频次日益增多,交流程度日益加深,其道德感情的感染力也将越来越大。医务人员在医患沟通中所呈现出来的道德状况,可能会广泛传播,在一系列职业人员的感情上产生共鸣。如果医务人员在面临各种压力的情况下,依然能够高度保持自己职业化的精神和执业态度,在医患沟通中调理好情绪,让自己拥有一种平和的、具有免疫力的心态,管理好自己的情绪和表情,让自己由内而外地散发出对于患者的同情、关爱,传达出对生命的敬重,就能够更好地获取患者的信任,避免医患之间不必要的情感冲突。医务人员一个理解的眼神,一句贴心的问候,就能够消除患者的心理隔阂,拉近医患之间的心理距离。患者对医护人员的行为会无意识地进行道德善恶的价值判断,因此,医护人员也会在潜意识里对照检查自己的行为,并因自己符合准则的道德行为而体验到一种崇高感和尊严感,进而将这种行为发扬光大。同时,他们会为自己违反准则、不道德的行为感到羞愧,进而能够及时改正。患者在整个医疗过程中感受到温暖和慰藉,也会在他以后的生活和职业活动中辐射给其他社会成员。

（三）提升医患的道德境界

新医改环境下,医患之间紧张的关系虽有所缓解,但基于信任和理解的信托关系尚未建立,医患之间的矛盾依然处于比较敏感的时期。在制度改革尚需长期推进的情况下,医患之间的沟通过程,无不渗透着医务人员与患者群体之间的道德博弈。如医生遇到患者无端的猜忌质疑时,从非常气愤到保持冷静,从"放之任之"到"设身处地",坚持从患者的利益出发,以诚恳的态度和耐心的沟通来说服患者采用符合其自身健康和长远利益的治疗方案,这个过程本身就是一种自我道德境界的提升。反过来,患者也必定能够感受到这种道德的感召力,发掘内心潜藏的或被遮蔽的"感恩之心",重新审视这个守护自己健康利益的医生群体。因此,在医疗实践情境下,医患之间沟通的道德博弈必然促进医生群体和患者群体的个人道德的提升。

综上所述,医患沟通的实质是使医患之间顺畅、及时、有效地交流,以更好地实现医学目的,提高医疗效果,保证医疗质量,促进和维护患者身心健康及社会适应上的良好。同时,还有利于实践"人是目的"的伦理价值,有利于和谐医患关系,改善社会风气,有利于医患道德境界的提升。

第四节　医际关系伦理

医际关系不是单一的人际关系,而是由从事相同医疗职业的医务人员在医疗实践过程中形成的多方面人际关系的复合体。认真研究医际关系伦理问题,认清医际关系的道德意义,对于加强医疗单位内部管理、协调人际关系、履行道德责任、改善医疗服务、提高医疗质量等都有重要的现实意义。

一、医际关系的含义及模式

（一）医际关系的含义

医际关系是一种特殊的人际关系,指从事相同医疗职业的医务人员形成的一种业缘关系。它有广义与狭义之分,广义的医际关系是指医务人员相互之间,医务人员与行政、后勤、管理人员之间的人际关系;狭义的医际关系是指医生、护士、医技人员自身之间与相互之间的关系。建立和谐的医际关系,是当代医学发展的客观需要,是搞好医院管理、提高医疗护理质量的重要保证。

（二）医际关系的模式

医际关系的模式有主从型、指导-被指导型、并列-互补型、竞争型等四种。

1. 主从型　主从关系模型是指在医务人员相互关系中,一方处于主导地位或绝对权威地位,另一方处于服从地位或被动地位。这是一种传统的医务人员关系模型,在医生与护士之间,甚至在领导与被领导者之间、临床医师与医技人员之间、上级医务人员与下级医务人员之间不同程度地存在着这种关系模型,显示出相互间的不平等,而且主导者容易产生官僚主义或主观主义,服从者不能发挥其能动性而产生消极被动、不负责任的思想。随着医学模式的转变和观念更新,这个主从型模型正在发生变化,被新的模式取代。

2. 指导-被指导型　指导-被指导关系模型是指在医务人员相互关系中,一方处于指导地位,另一方处于接受指导地位。这种模型虽然指导一方处于相对权威的地位,但是并不限制接受指导一方积极性和主动性的发挥。由于指导者的思想、经验、知识、能力等都优于被指导者,那么在医院领导者与被领导者之间、上级医务人员与下级医务人员之间形成这种模型,既有助于发挥领导者和上级医务人员的积极性,也有利于被指导者和下级医务人员的迅速成长。然而,这种模型不是绝对的,也不是一成不变的。被指导一方有他们的长处,同时随着他们的成长也会出现"青出于蓝而胜于蓝"的情况,因此要兼顾互补或向互补关系型转变。

3. 并列-互补型　并列-互补关系模型是指在医务人员相互关系中,双方完全处于平等地位,没有地位高低之分,只有分工不同。像医院的临床医师与医技科室人员之间、同级医务人员之间、医生与护士之间、医务人员与后勤人员之间等都应是并列-互补关系,即双方既保持各自的独立性、自主性,又通过相互协作达到互补。这种模型有利于双方积极性和主动性的发挥,这是一种新型的医务人员关系模型。

4. 竞争型　竞争关系模型是指在医务人员相互关系中,在德才和为人民健康服务的贡献上比高低。随着市场经济体制的深入发展和医疗卫生体制改革的逐步深化,竞争机制逐步被医疗卫生机构及其医务人员所接受,医务人员之间、医院科室之间、各专业之间、医疗单位之间等都存在着竞争。竞争有利于破除平均主义"大锅饭",有利于人才辈出,有利于资源共享,有利于推进卫生事业发展。但是,这种竞争又必须建立在公平、诚信和科学规范的基础之上。

二、医际关系的意义

协调和处理医际关系,是医疗卫生系统自身建设的重要内容之一,具有深刻且广泛的道德意义。

（一）有利于医学事业的发展

随着现代医学的发展,一方面,医学分科越来越细,多达几十个学科门类,数百个分支学科;另一方面,学科间的综合渗透更加广泛紧密,临床学科之间,基础学科之间,临床与基础学科之间,医学与自然科学、社会科学、工程技术学科之间不断相互渗透融合。学科的分化和医学的专科专业化发展,既深化了医务人员对相关疾病的认识和研究,又客观造成了个人知识面的相对狭窄,影响了对医疗的整体认识。为适应学科的综合渗透的趋势和医学发展的要求,一方面医务人员必须"以博促专",努力扩展自己的知识面,另一方面要求不同学科的医务人员必须加强学科间的合作与交流。由于人的生命和精力是有限的,一个人再勤奋,都不可能学习所有学科的知识和精通各个专业。在浩如烟海的医学知识面前,若没有同行之间的团结协作,则很难完成临床医疗和科学研究的任务。医学难题的攻克、复杂手术的完成、危重患者的救治,往往需要跨科室、跨医院、跨地区,甚至跨国界医学同行的沟通协作。因此,从医学事业发展需要来说,各类医务人员学会和善于建立良好的医疗人际关系至关重要。

（二）有利于医院整体力量的发挥

医院社会职能发挥的好坏取决于单位整体工作效能,而整体效能的发挥又取决于医际关系的协调与否。医际关系说到底是个内部团结问题,我们常说团结就是力量,医疗内部人际关系的好坏,直接影响着群体合力的发挥。如果在医院内部医务人员之间建立并形成了融洽和谐的人际关系,每一个人都心情舒畅、精神振奋,充分发挥工作的积极性、主动性、创造性,工作效率就会极大提高;每一个人都怀着强烈的集体荣誉感和责任感对待工作和同事,配合默契、取长补短,整体合力就会大大增强。相反,如果人际关系紧张、人心涣散,就会相互猜忌、互设障碍、相互掣肘,从而内耗不断,不但个人的工作效率下降,整体合力也会降低甚至出现负值。

（三）有利于医务人员成才

医务人员的成才既需要自身的努力勤奋,更需要良好的外部成长环境。和谐的人际关系是个人成长成才的重要条件,医务人员在成才过程中,离不开继承和创新,离不开合作与竞争,也就离不开良好的医际关系,良好的人际关系是医务人员间保持主动以及获得信任、支持、帮助的前提。良好的医际关系,不仅要强调后人对前人的尊重与继承,还要强调老同志对年轻人的关心与扶持;不仅要强调各类医务人员之间的合作,还要允许以发展医疗卫生事业为目的的竞争;不仅重视维护医疗卫生单位的整体利益,还要重视维护每个人的正当利益。作为医务人员要经常反省自己的人际关系状况,提高人际交往能力,端正交往价值取向,积极建立良好的人际关系;作为单位要注意加强医疗人际关系的引导和建设,从而为人才成长提供良好的环境条件。

（四）有利于医患关系的和谐

医际关系的和谐与否直接关系到医患关系的好坏。在医疗实践中,医务人员之间的关系是围绕为患者健康服务而展开的工作关系,如果医务人员能够和睦相处,彼此尊重,相互支持,齐心协力地密切协作,不但有利于患者的诊疗和康复,而且对建立良好和谐的医患关系具有积极的促进作用。相反,如果医务人员之间不团结,各自为政,分工分家,不顾大局,互不支持配合,互相推诿扯皮,甚至互相诋毁,就会影响医疗工作顺利有效地进行,影响或降低医疗质量,危及患者的利益和健康,引发医患矛盾和医疗纠纷。紧张的医际关系一旦被患者感知,更会严重冲击医务人员的社会道德形象,诱发社会对医疗卫生工作的不信任感,造成大范围医患关系的不和谐,为医患矛盾和纠纷埋下隐患。

三、医际关系的伦理要求

医际关系的伦理要求是协调医务人员之间关系所应遵循的行为准则和要求。

(一)彼此平等,相互尊重

在维护患者利益和社会公益的共同目标下,虽然医务人员有分工不同、职称之分及领导与被领导之别,但是在工作性质、人格上没有高低贵贱之分,彼此是平等的。只有相互之间成为并列-互补关系,以及树立医务人员都是为患者服务的思想,才能达到医护之间、医生与医技人员之间、医务人员与行政后勤人员之间的真正平等。平等还表现在医务人员间的相互尊重,包括尊重他人的才能、劳动和意见,保护他人的隐私等。

(二)互相帮助,相互信任

医务人员的专业、岗位不同,但是相互之间都要承认对方工作的独立性,并且要相互为对方的工作提供方便、支持和帮助,这样才能建立良好的医际关系,有利于共同目标的实现。例如,在医院里,任何一个科室或专业的医务人员,都不能认为别的科室或专业医务人员是依附自己而发展的,更不能错误地认为护士、医技科室人员都是依附于临床医生而存在的。医务人员之间不但要相互承认对方工作的独立性和重要性,而且要履行相互支持与帮助的义务。

医务人员之间在相互支持和帮助的同时,还要相互信任。医务人员之间要达到相互信任,首先要立足于本职,从自己做起,在自己专业岗位上发挥积极性、主动性和创造性,以自己工作的可靠性和优异成绩去赢得其他医务人员的信任。同时,自己也要对其他医务人员的能力、品格等有一个正确评估,评估过低难以产生信任,评估过高而产生的信任也难以持久。

(三)团结协作,彼此监督

医务人员之间的协作是医院医疗、科研、教学的客观需要,医疗只有协作才能提高医疗质量,科研只有协作才能出科研成果,教学也只有协作才能培养高素质的人才。医务人员之间的协作是相互的、互利的,不能以自我为中心,要采取积极主动的态度,这样才能达到实质上的协作而不是表面上、形式上的协作。如医护之间的协作,护士除按医嘱要求敏捷、准确地完成护理任务外,还要主动地协助医生观察患者,及时给医生提供各种信息,以利于医生诊治工作的顺利进行;医生也要主动地倾听护士对诊治方案的意见,积极采纳其合理化建议,并尽力协助护理工作或为护理工作提供方便。如果在诊治中出现了差错事故,要本着实事求是的态度,医护双方都不要推卸责任。

医务人员在协作中,还要彼此制约与监督,其目的是为了防止差错事故的发生,以维护患者的利益。如护士在执行医嘱或药剂人员在发药时,如果发现医嘱或处方不当或有错误时应及时纠正,不能抱着消极、不负责的态度盲目执行,否则会危害患者,甚至造成难以挽回的后果。再如,医务人员发现别人出现差错事故的苗头,应该及时提出忠告或批评,不能袖手旁观,听任差错事故的发生。另外,对待医疗差错事故的责任者或有失医务人员尊严的行为也要敢于批评。医务人员对待别人的忠告、揭发和批评,也应抱着虚心的态度认真对待,不能置若罔闻,更不能认为是有意刁难。

(四)互相学习,公平竞争

在医务人员中,各人的年龄不同、专业各异、智能优势和个性有差别,相互学习可以取长补短,实现医务人员之间的互补与师承功能。资深、年龄稍长的医务人员经验丰富,学术造诣和威信高,但年迈体衰,心有余而力不足,有时思想保守,创造力有所下降;中年医务人员既有理论又有实践经验,而且年富力强,可以发挥承上启下的作用,但对事物的敏感性和探索精神有时不及青年医务人员;青年医务人员朝气蓬勃,敢想敢干,富有创造精神,但欠成熟、稳重,也缺乏经验。所以,医务人员应相互学习,可以发挥老、中、青三代的年龄优势,形成互补和师承;可以促进医务人员博学多知,有利于开展综合性研究和疑难病的攻关;可以产生合力,达到智能上的互补。

医务人员之间应相互学习,共同提高。我们要鼓励医务人员发挥各自的优势,相互竞争。而且,随着市场经济的建立和卫生改革的深入,竞争观念已深入人心,医务人员之间竞争也是客观存在的。不过,我们提倡的竞争是充分发挥着自己的技术特长和智能优势的竞争,是以维护和增进人类健康为目的的竞争。为了鼓励竞争,医院应努力为医务人员创造竞争的环境和提供平等竞争的机会,并为优胜者创造更好的条件,以促进医院的发展和人才的成长。

第五节　临床实习伦理

一、临床实习概述

(一) 临床实习的概念

临床实习是医学教育中的实践环节,它以理论联系实际为目的,使学生在进一步获取临床各专业学科(二级学科)的理论知识的同时,进行临床基本技能训练。在临床实践过程中,培养学生获取、分析和处理疾病信息的能力,病历书写和诊疗操作能力以及接触社会与患者、护理交流的表达能力。临床实习是医学理论和临床实践有机结合的连接点,是医学生走向临床工作必不可少而且非常重要的环节。

(二) 临床实习的意义

1. 临床实习是医学教育必须经过的训练　因为医学是一门经验科学。它的特殊性在于服务的对象是人。这就决定了医生的工作是容不得半点疏忽的。每一个检查过程、每一种治疗手段都应尽可能高质量地完成。因此,作为医学生,必须要打好基础,多观察、多实践,一点一滴积累医学经验。这个积累的过程就要从临床实习开始,多向经验丰富的带教老师学习,多向处于疾病之中的患者学习。医学院校的临床医学等专业本科设为五年学制,长于其他专业的四年,多出的时间正是为了让医学生能够有充分的临床实习时间。

2. 临床实习是理论与实践相结合的过程　理论结合实践才有行动力,实践结合理论才有生命力。医学生在学习了基础理论知识之后,就需要走向临床,接触患者,将自己学到的理论知识与患者的疾病"对号入座",进而在实践的基础上实现理论知识的二次飞跃。

3. 临床实习有助于升华医德　在临床实习的过程中,医学生会接触许多经验丰富的带教老师,其中不乏医术精湛、医德高尚的医学大家。作为医学生,不仅要向他们学习丰富的临床经验,还要向他们学习高尚的医德、严谨的工作作风、对医术精益求精的工作态度,逐步把自己从一名准医生锻炼成为真正的"白衣战士"。

(三)临床实习的特点

1. 病例选择的机会性 临床实习属于机会性教学,一般情况下仅对病房中现有患者的病情进行观察与讨论。在这个过程中,医学生将课堂上学到的理论知识与实践相联系,通过带教老师的讲解,观察患者的体征,在需要的情况下,带教老师会将如何对患者进行体格检查以及治疗方法示范给学生,以加深学生对课堂理论知识的理解。而对于有些病种,病房里一时没有相关的病例,只能依靠带教老师的讲解和有关图谱进行理解,待实习生日后有机会遇到适合的病例再进一步加深学习。

2. 实习教学任务的复杂性 医学院校的附属医院大多要承担多层次的实践教学任务,其中包括研究生、本科生、专科生、成人教育与继续教育等;即便在同一个层次的实践教学任务中,往往又包含着多个年级层次,如就普通高等教育临床医学五年制而言,其中既有三年级课间实习的学生又有五年级生产实习的学生。一位症状比较典型的患者,往往要接受许多医学生具有实习性质的检查,这无疑会给患者带来一些影响。因此,作为一名合格的实习生,应当在课下多复习实习的相关内容,多练习检查的手法,如视、触、叩、听等。这样,既能在相对短的时间内准确地为患者进行必要的检查,减轻患者的痛苦,又能给其他的同学留有更多的实习机会。

3. 权利之间的矛盾性 在医疗活动中,患者有自主选择医生及医疗机构的权利,也有自己的隐私保护权。在实际的临床教学中,实习医生参与的病史获取、检查是其临床经验积累的过程,是把医学知识向能力和素质转化的重要环节。患者往往不愿意主管医生以外的人了解自己的疾病,不愿意更多的人观看或了解自己的隐私部位手术。在目前的临床实践教学中,实习医生对患者的观摩学习行为,在一定程度上侵犯了患者的隐私权。但从对实习医生的培养考虑,又应该有选择地对患者进行观摩、检查和学习,这也是实习医生的权利,带教老师应该提前和患者沟通,做好患者的思想工作,争取得到患者的理解,这样既不影响实习医生的正常实习又不损害患者正当的权利。

二、临床实习诊疗中常见问题与对策

(一)医学生临床实习中常见问题

1. 相关法律法规问题 随着生活水平的提高和患者自我保护意识的增强,自愿作为教学资源的患者越来越少,这给临床教学实习带来很多困难。我国现行法律没有明确赋予实习医生任何医疗活动的权利,因此,实习医生并不具备独立工作的权利,实习医生对临床工作充满热情,渴望有一试身手、独立处理临床事务的机会,但必须明白所有的工作,包括书写病历、开处方以及进行相关操作都必须在带教老师的指导和监督下完成。若未经带教老师允许,擅自进行相关处置,是不被允许的,是违反相关规定的。

2. 医患沟通的问题 随着社会的进步、健康知识的普及,患者的需求不再仅仅是治疗疾病,而是对心理、生理、权利、尊严等方面都有了更高的需求,患者对医院、医生乃至整个诊治过程的选择有了更多的自主权,在日常的医疗和教学活动中患者的知情权、选择权、隐私权受到了特别的关注。临床带教老师在临床实践教学过程中,选取适合示教的病例,在进行检查、诊断、治疗的同时,给实习学生讲解,这是符合教学要求的。但在示教的过程中,如果患者和家属只是处于被动接受的地位,在无奈情况下被示教,非常容易导致患者的不满。临床带教老师应在临床工作中身体力行,平时更应主动关心爱护患者,了解患者所需,加强和患者的沟通,让患者信赖、支持带教老师的工作,才能使患者愿意配合学生们的教学实践,一旦教学中出现患者不满意的情况或发现纠纷苗头,带教老师应当及时和患者沟通,以取得患者的理解。

3. 实习生自身的问题 在实习的早期,实习学生的积极性较高,但随着实习时间的延长,有一些困难会让部分学生学习积极性下降。如在实习过程中,个别实习学生临床技能不熟练,可能给患者带来一些不适,一些患者不愿意接受实习生的操作,在以操作为主要特点的外科实习中尤为突出。外科临床实习中的很多基本操作,如换药、拆线、清创、缝合,往往因为患者不配合,或者拒绝实习生为其进行治疗,减少了实习生临床操作的机会。只有在充分与患者沟通好后,才可能进行上述教学活动。

目前,我国高职医学教育基本是在第三学年开始让医学生接触临床实习。这种教学模式是经过以往多年实践教学认证、符合学生认识规律的。但是,随着就业形势的日趋严峻,医学生的就业压力也越来越大,许多同学不得不提前考虑将来的工作,特别是实习中后期,频繁外出联系工作、做自荐书或参加各种技能考试来给自己"充电",直接影响实习质量。还有一些准备继续深造的同学几乎是把全部精力投入到考试课程中,对临床实习只能是敷衍了事,这些情况都给学生的临床实习造成了不小的障碍。

4. 带教老师职业素养问题 临床实习的带教工作繁杂,劳动强度大,琐碎而细致。临床医学院的带教老师均由专业的临床医生担任,他们肩负着医疗与育人的双重职能。在繁忙的医疗、科研工作之余,带教老师还要花费大量精力带教实习生,的确有很多困难,部分带教老师在教学中积极性不高,有的年轻老师教学能力相对不足,对带教任务认识不深,这些都影响了学生们实习的积极性,进而影响了整个临床实习的教学质量。

(二)问题解决的对策

1. 完善实习制度,帮助学生树立法制观念 美国的医师执照考试是由美国联邦医学委员会、美国医师考试委员会和外国医学院校毕业生教育委员会共同发起的行业自律性考试。美国的医师执照考试为"三阶式"考试,唯有全部通过才能拿到美国的医师执照。因此,美国使用的医学实习阶段性考核办法较好地缓解了医学实践与患者权利之争,值得我们学习和借鉴。建议在我国引入"分阶段性"的教育与考核机制,在一定程度上缓解"无证"带来的"越权"困扰。根据实习期的教学任务制订考核标准,通过后准许从病历书写到无创性操作。毕业前进行模拟操作考核,对通过后的学生再进行统一规范的医师资格培训。将医学生在学习阶段的所有考核成绩与最后一阶段的培养表现进行综合评价,全部符合条件的学生将取得实习医师资格。有了各阶段考核保障,学生将不再存在滥竽充数的现象,将学生专业知识的教育与法制权利的赋予同步进行,相信可以得到患者的接受和理解。如果这个方法能够得以实现,那么实习学生"非法行医"的问题就可以避免了。

合理的规章制度、行之有效的科学管理方法是从临床医学实践中不断总结出来的,实习学生在诊疗过程中往往从医学角度考虑问题,缺少必要的法律意识。因此,在实习生进入医院实践阶段之初,医学院校应首先组织学生进行集中、系统的培训,针对医疗管理规范和安全医疗开展教育,强化实习生的法律观念和自我保护意识,使他们能够严格规范、约束自己的行为,培养他们依法做人、依法行事的思维方式,让实习生在学习中充分明确医患双方的权利义务,严格遵守医疗技术操作规范,掌握临床实习中的伦理原则,减少不必要的医患冲突,避免医疗纠纷的发生。

2. 加强实践指导,给患者以人文关怀 在临床实践活动中采用案例或现场演示的教学方法启迪和教育学生,指导他们尊重患者,严格遵守法律法规和医疗技术操作规范,防止个别医学生误认为自己是医生了,说话言语方式欠妥当,盲目蛮干,导致不必要的差错。

在带教过程中,带教老师不仅要教会学生临床诊治的方法,还要以行动教会学生怎样与患者和谐相处,让学生在权利、义务、责任、情感、良心、荣誉等方面树立正确认识,使学生在实践中体会救死扶伤、发扬社会主义人道主义的使命感与社会责任感,只有这样才能培养出高素质的医学人才。

医患沟通能力的培养对临床医学生从事医疗工作至关重要,与将来能否成为一名合格的医生密切相关。随着社会的发展,医学模式的转变,医生的责任不仅仅是治疗患者的疾病,同时还肩负着心理疏导、安定情绪、传授医学知识、介绍医疗情况、建立良好的医患关系等多种责任。在与患者接触时,要尽量全面地了解患者的疾病、心理、社会及家庭等方面的信息,不要怕患者提问,自己不能解答的问题可以请教带教老师。要把对患者的人文关怀贯穿于医疗服务过程的每个细节之中,在与患者接触中要处处体贴、关心。在病史采集、体格检查、教学查房的过程中,要耐心倾听患者的诉说,以实事求是的态度解释病情和治疗方案。临床医学具有很大的风险性,因此,要在与患者充分沟通的基础上,在患者知情并同意的条件下进行检查和治疗。真诚细致的关怀与充分的医患沟通,可以使患者消除恐惧情绪,与医生建立信任感,患者积极主动配合治疗的同时,也可以树立学生的自信心,加大学习的积极性。

3. 改进教学方法,培养学生学习兴趣　为了培养学生在临床中发现问题和解决问题的能力,需要不断探索新的带教方式,采用新的教学理念,使教学立体化,内容综合化、直观化。例如,可以采用"问题导向模式"。通过以问题为载体的方式学习典型临床病例,采用发现问题—分析问题—查找文献资料—解决问题的滚动学习方式,使学生通过解决临床患者的疾病问题获得知识,通过以患者为中心,从临床实用角度去认识概念,加强概念知识的纵横联系,提高学生掌握和应用知识的能力,将理论与实践有机结合,培养将知识融会贯通的思维。还可以采用"模拟以学生为主的教学查房"。此模式采用一名学生代表主讲,其他学生进行补充,老师现场提问,现场解答,充分发挥教与学的主动性。结合具体病例,对患者诊断依据是否充分、还需要进行哪些检查和鉴别诊断、采取了哪些治疗措施,逐一进行分析判断。为学生创造一个生动的学习氛围,使学生在课堂上学习的理论知识有了用武之地,同时也体现了"以学生为中心"的现代教学思想。无论带教老师采取哪种教学方法,最重要的都是要充分调动学生的积极性,使枯燥的理论知识鲜活起来,让学生真正成为学习的主角。

4. 强化师资队伍,提高带教老师素养　带教老师肩负着从事医疗工作和教学工作的双重职责,在临床实习过程中,他们享有充分的"医学诊疗带教权"。

"医学诊疗带教权"是指具备资格的执业医师利用自己的专业知识与专业技能为患者恢复或维持健康提供诊查和治疗的行为,并能指导临床实践和毕业实习工作,带领实习生进行教学查房、实践辅导、修改学生书写的病历、临床操作辅导等工作,且能够依法进行相应医学教学工作的权利。医学带教权不是每一个执业医师都能够享有的,只占执业医师群体很小的一部分。要同时具备执业医师证和教师资格证,并要求其按照教学大纲要求的任务,完成临床教学实践课程,组织临床教学活动,行使培养医学接班人的义务。

带教老师是学生临床实践的启蒙者,其在临床教学中的师德、师风直接影响着学生的心理和行为。临床各种疾病的诊疗方法都在不断地更新,对于强化带教老师师资队伍就显得尤为重要。教学医院应定期组织带教老师学习新理论、新知识、新技能及先进仪

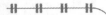

器的操作,提高教学能力;同时,医学院校应定期召开教学会议,针对带教中存在的问题,制订规范化、科学化、现代化等临床教学管理对策,使带教老师认识到他们不仅是知识与技能的传授者,同时也是合格人才的塑造者。在全面推进素质教育的今天,教学医院必须提高临床带教老师的带教意识,使他们认真肩负起教书育人的重任。

三、临床实习生的伦理角色定位

(一)临床实习伦理的概念

临床实习伦理是指在临床实习的过程中,实习医生(医学生)依据一定的伦理原则,在带教老师的指导下,合理地为患者选择诊疗手段,尽可能避免在实施诊疗的过程中带来的不良影响,最大限度地维护患者的健康利益。

(二)伦理角色

在社会的大舞台上,每个人都在不同时间、不同场合扮演着不同的角色。角色是社会地位的外在表现,是人们的一整套权利、义务的规范和行为模式,是人们对处于特定地位的人的行为期待,这个角色是社会角色;而伦理角色是对处于特定地位的人的一种道德上的期望,伦理角色往往决定着其相应的责任界定。

实习学生在临床的学习和实践,不仅仅是学习内容逐步由理论学习转向临床实习,随之改变的还有其伦理角色,逐步由学生转向"医生的助手"或"准医生"。医学生开始了临床实习阶段的学习,其学习对象变了,由书本变成了患者;学习环境变了,由教室和图书馆变成了病房;学习方法变了,由看书、听课、记笔记变成了在临床老师指导下,在诊治患者的过程中边实践边学习;学习的内容除了学习和实践专业知识以外,还要学习医院的规章制度和行业法规等。因此,其身份就不单纯是学生了,而显现出"医生的助手"及"准医生或实习医生"的多重角色。如何认识和做好这个角色,是医学生临床实践必须解决的问题。

(三)临床实习生的角色定位

1. 学生角色 医学生在实习阶段虽然被称为"实习医生",但是其真正身份仍然是学生。学生和医生承担的法律责任和拥有的职业权利有着本质的差别。如医学生在带教老师的监督下可以为患者做一些简单的身体检查或治疗,但是一旦发生了问题,责任主要在带教老师;医生有独立签字权和医嘱权,而医学生却没有;作为医学生,更不能独立负担夜间值班的任务。因此,医学生一定要明确自己的学生身份,时刻牢记自己在实习过程中的主要任务是在实践中学习。

由于学习环境和条件的改变,学习方法也要改变。医学生要适应把以前按部就班读书和教室听课的方式,改为以患者为中心,以向带教老师请教和查阅书刊为重点的学习方法。带着实习中遇到的各种问题,复习、理解学过的书本知识。学习老师的病史调查和查体方法、手术及各种操作手法、诊断思路、处理病情的技巧等。学习临床医生工作程序和紧急情况处理的步骤等。通过这些实践活动检验、巩固和深化自己的理论知识。

2. 医生助手的角色 医学生进入病房以后,就会有较长时间和身为医生的带教老师在一起学习和工作,带教老师一边做好自己的工作,一边带领着学生从事各种医疗活动,从中教给学生各种知识、方法和经验。作为医学生,既是医生的学生又是医生的助手。医学生们应自觉主动做好带教老师的助手工作,分担带教老师的工作,为带教老师做一些力所能及的事情,是医学生从中学习如何成为一名合格医生的好方法。在临床实习工作中,医生助手的任务如下:自觉记住和完成好带教老师交代的各种工作任务,配合带教老师开展各种临床工作。如查房时要提前准备好病情汇报,查体时准备好查体用具(如听诊器、检眼镜、大头针、棉签、手电筒及影像片等);病例讨论时要准备好各种资料(如病历文书、影像片、各种检查单的结果及多媒体等);手术或操作时做好术前术后各种检查,观察并记录病情变化,随时向带教老师报告情况等;医院的例行工作检查时,要主动参与和协助带教老师做好病房各种准备工作。从中让带教老师了解自己对知识的掌握、工作态度及动手能力,以便让带教老师有的放矢地指导和培养自己。

3.“准医生”角色　医学生当好学生和助手都不是最终目的,重要的是将来成为一名临床医生。实习过程就是学习怎样当医生的过程,因此医学生在实习阶段虽然还不是医生,没有医生的独立签字权、独立手术权和承担的相关法律责任等,但是却要以医生的态度、作风及责任去学习医生的工作。作为一名“准医生”,应在带教老师的指导下,全面掌握自己分管的患者的病情和心理变化等。每天按规定巡视患者,及时发现病情变化,请示医生予以合理处理;在带教老师的带领下认真检查新入院患者,开医嘱,书写普通病历及其他病历文书;陪同患者进行相关辅助检查;在带教老师的安排下参加手术和各种操作;积极参加病例讨论会、会诊和各种讲课等医疗活动等。实习医生还要主动向临床护士学习临床护理知识和方法,锻炼自己处理各种病情的能力。同时自觉学习和遵守医院及科室的各种规章制度、劳动纪律及国家法律法规,不断提高业务水平和工作能力,培养自己良好的职业习惯、职业道德和严谨的工作作风,为将来成为一名合格医生打下良好的基础。

“准医生”既要实践又要学习,都是为了一个目的——积累经验、治病救人。因此,当学习和实践发生矛盾时,应当从患者的利益出发,只有这样,才能取得患者的信任和尊重,才能创造有利的学习实践的条件,最大限度地掌握知识,为以后的独立工作打下良好的基础。

四、临床实习生的伦理要求

(一)提高医德认识

在临床实习过程中,实习生不但要跟带教老师学习专业技能,还要从经验丰富的老师身上学习高尚的医德。作为医学生,要充分认识到医德不单纯是一个服务态度问题,更重要的是反映医务人员的道德理想、道德信念、道德情操的境界水平,它将直接影响着医务人员医疗技术的发挥及医疗效果。因此,实习医生要不断地学习医德的相关知识,以此来判断自己的思想、行为的是与非、善与恶,将高尚的医德融入日常的实践和学习之中。

(二)提升业务水平

临床实习的任务是把书本知识与临床实践结合起来。要成为一名合格的医生,首先需要掌握一些必备的基本技能,如接触患者的技巧、病史询问的内容、体格检查的项目、完整病历的要求、申请单的填写、正规处方的书写、病史汇报的程序、诊断分析的要点、管理患者的方法等。在缺少实际病例的时候,要重视在临床技术模拟培训中心的学习机会,可以在仿真医学教具上多学习和操作,熟悉各种规范化操作技能。

医学是实践性极强的学科,需要丰富的临床经验积累。学生要在工作中养成多想、多看、多问、多记的学习习惯,认真听取老师对每种临床疾病的病因、发病机制、临床表现等相关医学知识的讲解,并随身携带笔记本记录老师重点强调的内容和特殊病例。在床边教学的过程中,要提前熟悉患者病情,熟记病史,掌握病情变化,了解各种辅助检查结

Note

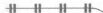
果。病史采集、必要的检查检验结果的分析、初步的临床诊断,都应独自完成,再与带教老师交流自己的看法,要认真对待病例并多提问题,带着问题实习是积累经验的关键。

(三)培养敬业精神

"救死扶伤,忠于职守"是医务人员应具备的最基本的道德修养。它要求医务人员正确认识医学职业的神圣性以及社会责任性,从而培养医务人员的职业责任心和敬业精神。作为未来的医生,医学生不仅要有精湛的技术和高尚的医德,还要具备较全面的人文科学知识。医学是最具人文精神的学科,因为它承受着关爱生命、关爱人类、救人命于危难之时的崇高使命。只有具备了较高人文素养的医生,才能真正认识人、理解人、帮助人,才能胜任有较高要求的医学工作。

带教老师在实习过程中的影响不容小觑。学生在临床实践教学中刚开始接触患者,这时老师在教学活动中要当好表率,在实践教学中培养学生的敬业精神,让学生们学会尊重患者、为患者着想,尽快感受到医生崇高的职业价值,加快医学生向医生的角色转变。

视野拓展

生物-心理-社会医学模式

1977 年美国罗彻斯特大学精神病学和医学教授恩格尔正式提出生物-心理-社会医学模式新概念。生物-心理-社会医学模式实现了对生物医学模式的超越。生物-心理-社会医学模式的提出是以人类的疾病谱以及健康观念的变化为依据的。这一模式认为导致人类疾病的不只是生物因素,还有社会和心理因素,因而治疗的方法除了传统的生物医学方法之外,还应当包括社会科学法和心理学方法。生物-心理-社会医学模式的研究对象不仅是自然人,还要研究人的状态和人所处的环境。医学必须建立在人与其生存环境的和谐适应基础上,改善人的生存状态,而不仅仅是简单的治病、防病和促进健康。

本章小结

医疗人际关系伦理	学 习 要 点
概念	医患关系、医患技术关系及其模式、医患非技术关系、医际关系、医患纠纷、医患沟通、临床实习
伦理问题	伦理问题、医患纠纷、临床实习学生的伦理角色定位、医患沟通、医际关系
伦理原则	避免和化解医患纠纷的道德原则、医际关系伦理原则、临床实习生伦理要求

目标检测

一、选择题

A1 型题

1. 从伦理上讲,医患关系是一种(　　)。

A. 主从关系　B. 商品关系　C. 信托关系　D. 陌生关系　E. 私人关系

2. 现代医学实践中医患关系的常用模式是（　　）。

A. 主动-被动型　　　　　B. 相互协作型　　　　　C. 指导-合作型

D. 指导参考型　　　　　E. 共同参与型

3. 关于患者的道德权利,下述说法中正确的是（　　）。

A. 患者都享有稀有卫生资源分配的权利

B. 患者都有要求开具病假证明休息的权利

C. 医生在任何情况下都不能违背患者要求保密的权利

D. 患者被免除社会责任的权利是随意的

E. 知情同意是患者自主权的具体形式

4. 下列关于道德权利的说法,正确的是（　　）。

A. 它是道义上允许人们行使的权利和应享受的利益

B. 它都是法律权利

C. 它具有强制性

D. 它不能批判法律权利

E. 它不能为法律权利辩护

5. 当患者对医生实施的诊治手段质疑时,医生必须详细介绍,在患者愿意时才能实施,这属于患者的（　　）。

A. 平等医疗权　　　　　B. 疾病认知权　　　　　C. 知情同意权

D. 社会责任权　　　　　E. 保护隐私权

6. 医患非技术关系中最重要的内容是（　　）。

A. 法律关系　　B. 利益关系　　C. 道德关系　　D. 价值关系　　E. 以上皆是

7. 下列各项属医患关系基本内容的是（　　）。

A. 技术操作和服务态度　　　　　B. 技术方面和法律方面

C. 法律方面和伦理方面　　　　　D. 处理医生和患者的矛盾

E. 技术方面和非技术方面

8. 正确处理医患关系的原则是（　　）。

A. 根据职务、职称不同,区别对待　　　　　B. 根据学历、职务的高低,适当照顾

C. 彼此信任,相互合作　　　　　D. 互相尊重,井水不犯河水

E. 互相尊重,坚持独立,注重自我发展

9. 医生在拒绝患者的无理要求后遭到患者家属殴打,对此,医生应该（　　）。

A. 忍气吞声,不与患者纠缠,坚持原则

B. 满足患者要求

C. 接受患者的钱或物品作为被打的补偿

D. 诉诸法律,追究对方的法律责任

E. 以上皆是

10. 互相尊重、密切合作、互相学习是（　　）。

A. 处理医患关系的原则　　　　　B. 处理医务人员关系的原则

C. 处理医生和医生之间关系的原则　　　　　D. 处理医生和护士关系的原则

E. 处理医生和医技人员关系的原则

A2 型题

1. 在医疗实践中采取什么样的医患模式取决于以下因素,除（　　）外。

A. 患者的年龄、病情、文化程度　　　　　B. 医院的规章制度

C. 患者对医学知识的掌握程度　　　　　D. 医务人员的医学观点、心理状态

E. 以上都不是

2. 下列哪项不是正确处理医护关系的方式？（　　　）

A. "医生的嘴，护士的腿"

B. 医护之间应是平等-合作-互补

C. 为了维护患者利益，医护之间要相互制约，彼此监督

D. 对彼此间出现的工作差错不遮掩，坚持批评与自我批评

E. 以上都不是

二、简答题

1. 影响医患关系的因素和协调原则是什么？

2. 构建良好医际关系有什么意义？

3. 临床实习生的伦理要求有哪些？

选择题答案

参 考 文 献

[1] 雷鸣选,徐萍风. 医学伦理学[M]. 北京:科学出版社,2018.

[2] 焦雨梅,穆长征,刘自忍. 医学伦理学[M]. 镇江:江苏大学出版社,2016.

[3] 丘祥兴,孙福川. 医学伦理学[M]. 3 版. 北京:人民卫生出版社,2008.

[4] 吴素香. 医学伦理学[M]. 4 版. 广州:广东高等教育出版社,2013.

[5] 尹雪如. 从影响医患关系的因素探索医学生培养发展的方向[J]. 山西中医学院学报,2012,13(2):70-72.

[6] 焦峰,张建. 医患沟通障碍因素分析[J]. 医院院长论坛 首都医科大学学报(社会科学版),2012,9(2):46-49.

[7] 刘书文. 浅谈医患沟通的必要性和内容[J]. 中国卫生事业管理,2005,21(10):638-639.

[8] 吴珊珊. 医患沟通障碍影响因素及对策[J]. 世界最新医学信息文摘,2017,(84).

[9] 郭宏志,李功迎. 医患沟通障碍的成因及对策分析[J]. 中国卫生产业,2016,13(23):13-16.

[10] 王丹旸,朱冬青. 医患沟通障碍的心理解析:信息交换视角[J]. 心理科学进展,2015,23(12):2129-2141.

[11] 赵华丽,张丽芬,钟悦,等. 医患沟通障碍原因及对策探析[J]. 中国医学伦理学,2014,(2):288-289.

[12] 叶常青,曲海燕,胡赟,等. 医患沟通障碍及应对策略[J]. 蛇志,2013,25(3):361-362.

[13] 罗会宇. 论医患沟通的伦理意义[J]. 中国医学伦理学,2011,24(3):356-357.

（青海卫生职业技术学院　武玉清）

Note

第五章　临床诊疗伦理

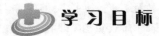
学习目标

掌握：临床诊疗的伦理原则；临床诊断中问诊、体格检查与辅助检查各环节的伦理规范；临床治疗中药物治疗、手术治疗、急诊与转诊的伦理要求。

熟悉：临床治疗中心理治疗、康复治疗的伦理要求；妇产科、儿科、精神病科和传染病科特殊科室的伦理要求。

了解：临床诊疗工作的特点；现代医学模式对临床诊疗工作提出的伦理要求；妇产科、儿科、精神病科和传染病科患者的特点；临床诊疗中医源性疾病的成因。

案例引导

某城市的一间大医院，收入一先天性心脏病患儿，需通过手术进行心脏瓣膜修补，但该院并不具备承担此项目的条件，无人能做该手术。

该院为了提高医院的影响和档次，特地从省城请来一名具备资格的医生主刀。手术当日，除该手术外，儿科还有另一患儿做扁桃体摘除手术。结果在心脏瓣膜修补手术台上，主刀医生发现该患儿胸廓正常，但继续手术；开胸后发现心脏外形正常，但还是切开了左心室。至此才发现错将扁桃体摘除的患儿推上了心脏瓣膜修补的手术台。

分析思考：

临床手术治疗包括哪几个环节？分别需要遵循什么伦理规范？

临床诊疗工作是临床工作的中心，是一个连续且统一的过程，是医务工作者履行救死扶伤职责的具体手段。表面看来，医疗技术对于疾病的诊断与治疗起着关键性的作用，但医学伦理道德以其特有的方式保证所有临床决策与医疗行为都符合患者的健康利益。只有坚持诊治技术与其行为道德的统一，才能促进患者早日康复和减轻患者的痛苦，最终促进社会和谐。

Note

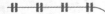

第一节　临床诊疗伦理概述

一、临床诊疗的特点

（一）诊疗技术的双重性

临床医学工作在防病治病、救死扶伤，维护人类生命与健康的同时，也存在一定局限性、不完美性，其诊疗技术与手段均有双重性，即在诊断和治疗疾病的同时，有时也不可避免地给患者健康带来损害，严重的损害可造成功能障碍，甚至危及生命。比如，药物治疗是临床上最常用的治疗方法，然而其治疗作用以外的毒副作用及并发症也颇为常见。"凡药三分毒"反映的就是普通大众对药物毒副作用的基本认识。近年来，中国内地住院患者中，每年均有 19.2 万人死于药物不良反应。我国聋哑儿童中有近百万人是因药物中毒所致，且药物中毒性耳聋以每年 2 万至 4 万人的速度递增。

手术治疗是切除肿瘤、清除病灶、解除梗阻、矫正畸形、修复损伤等最常用、最有效的方法，但其具有术中出血、损伤邻近器官及术后切口感染、形态异常或功能障碍等并发症。因此，手术医生必须对手术治疗的双重性有足够的认识，术中认真分析，仔细操作，减少不必要的副损伤，这不但是临床诊疗伦理的要求，也是避免医疗纠纷、杜绝医疗事故的需要。

随着科学技术的发展，各种诊疗技术被广泛地应用于临床，有些技术不但能对疾病做出正确诊断，还能同时实施相应的治疗。但诊疗技术同样具有双重性。如 CT 检查，在为全身各个器官的肿瘤提供诊断依据的同时，其本身也具有致癌性；再如冠状动脉造影检查和介入治疗，开创了冠心病诊断和治疗的新纪元，但由于其"有创"性质，可能出现穿刺部位血肿或血栓、心肌梗死、脑卒中、心律失常等并发症，甚至能引起死亡。

（二）服务对象的特殊性

首先，临床诊疗服务的对象是一个由生理、心理、社会、文化、宗教等综合因素构成的整体的社会人，服务质量的好坏，不仅直接关系到人的健康与生命，还关系到人类社会的文明与进步。人的生命之所以宝贵，不仅在于其只有一次，更重要的在于其能够不断地创造社会价值，推动社会的前进与发展。唐代名医孙思邈在其《备急千金要方》中指出："人命至重，有贵千金，一方济之，德逾于此"，深刻阐明了重视生命的伦理思想。"天覆地载，万物悉备，莫贵于人"，人命关天，不容懈怠。"救死扶伤、治病救人"，诊疗者必须铭记在心。

其次，临床诊疗的对象是罹患疾病、遭受痛苦的患者，他们具有器官病变、系统功能紊乱、心理反应复杂等特点。病情轻者，影响正常生活、工作和学习；病情重者，生活不能自理、依赖他人照顾或随时都有生命危险。因而，焦虑、恐惧、渴望健康、渴望生存、渴望得到及时有效的医学救助，是所有患者的共同心态；惧怕治疗痛苦、顾虑治疗花费、担心预后不良或留下后遗症，也是所有患者的心理反应。然而，不同疾病、不同年龄的患者，心理反应又会有所不同。因此，必须做到全面考虑、细致周到、身心兼顾。

（三）疾病过程的复杂性

疾病是机体在一定病因的损害性作用下，因自我调节功能紊乱而发生的异常生命活动过程,是致病因素及其所引起的损伤与机体抗病能力之间的矛盾斗争过程。疾病在这种矛盾斗争中发生、发展、变化,因而也是一个复杂的、动态的过程,可引起机体机能、代谢、形态结构的异常变化,导致各器官、系统之间,机体与外界环境之间的协调关系障碍。

个体差异及疾病过程的错综复杂,使患者所患疾病及患病后的表现各不相同,同一患者可能同时患有多种疾病;同一种疾病可以出现在不同的患者身上,其症状和体征又有差异,由此给临床诊治带来了困难。有统计显示:即使是最好的医院,临床误诊率也有10%~15%,特别是疾病初期,在重要症状或特异性体征尚未出现之前,较难做出正确诊断。急性阑尾炎是外科最常见的急腹症,其早期诊断的正确率也只有85%;关于复杂疾病、罕见疾病的诊断正确率,就可想而知了。此外,还有些疾病,如病因不明的疾病、遗传性疾病等,虽然能做出正确诊断,但是缺少有效的治疗方法,其治疗效果也不理想。

（四）医务人员的差异性

医务人员与行业外人员的主要区别在于其掌握了医学的基本知识、理论和技能,具备医学专业能力并能为患病的人提供服务。但就每个医务人员而言,他们都是具有独立个性的人,彼此存在着较大的差异性。这种差异性至少表现在以下两个方面。一是在服务理念、职业情感、事业心、伦理修养等方面:有的医务人员热爱工作和尊重患者,事业心和责任心强,乐于奉献,以患者利益为重,不怕担风险,被患者赞为"医德高尚";有的则相反,不仅不被患者喜欢,还可能因为态度蛮横、玩忽职守或草菅人命,被患者或家属指责。二是在专业知识、职业能力、技术水平等方面:有的医务人员不断学习,更新知识,开展新技术,掌握新方法,走在学科前沿,被患者赞誉;而有的医务人员故步自封,不求上进,技术水平落后,诊疗效果欠佳,甚至酿成医疗技术差错或事故。

二、临床诊疗的定位

（一）临床医学的特殊地位和历史作用

从医学科学的角度来讲,临床是相对基础而言。所谓"临床"即直接面对患者、直接诊治患者。这里的"床"应该是病床,"临"是面对、面临的意思。而临床医学是直接面对疾病、患者并对患者直接实施治疗的科学。从医院内部分工来说,分为临床、医技、行政、后勤等部门。临床科室是医院的主体,它直接担负着对患者的收治、诊断、治疗等任务;临床人员包括直接参与治疗、护理患者的医生、护士;医技科室即过去所说的"非临床"科室,它也有医生和护士,但是不直接参与对患者的治疗和护理,只是为临床诊断、治疗直接提供服务。行政、后勤也为患者服务,但是这种服务是间接的,是从行政管理、物资供应、生活保障等方面提供的。因此临床医学的界定是非常明确的,即研究疾病的病因、诊断、治疗和预后,提高临床治疗水平,促进人体健康的科学。

医学与每个人的健康息息相关,医学关系到千家万户的幸福,医学影响着国家各项事业的发展,甚至影响一个国家和民族的兴亡。而临床医学在其中起着举足轻重的作用。2003 年抗"非典"战役的胜利就证明了临床医学对于个体、国家和全人类的健康事业具有重要的作用。汶川地震中医务人员不顾个人安危,积极深入地震的重灾区实施医疗救助,挽救了无数灾民的生命,再一次体现了临床医学的巨大作用。

（二）临床医学的伦理定位

（1）以"人"为中心,把患者利益放在首位。现代医学科学的进步,诊疗仪器越来越先进,能够帮助医生对疾病进行更为准确及时的诊断和治疗,为患者带来福音。但科学技术的泛化和异化,使得一部分医生对先进仪器过度依赖,带来了医生只对于患者疾病本身的重视,而忽略了患者的社会因素、情感因素和环境因素对疾病产生的影响。现代医学模式的发展要求临床诊治过程中要以"人"为本。患者是现实生活中的人,疾病的发生发展受到患者个人、家庭和社会多重因素的影响,医务人员要全面、整体地关注患者,加强沟通。

(2)建立共同参与的医患关系模式,发挥医患双方的积极性。虽然患者对于医学知识和技术的了解有限,对于疾病的诊断和治疗方案的选择不可能提出更具建设性的意见和建议,但是患者却是疾病和治疗的承载者。疾病对健康的影响、不适和痛苦只有患者具有最深切的感受,而治疗效果的体验也是直接来自患者。医患双方共同参与疾病的诊治,对于疾病的治疗和患者健康的恢复极为重要。

(3)患者利益至上,兼顾社会利益。在一般情况下,患者的利益是与家庭、第三方和社会利益一致的。但是在特殊情况下,患者的利益往往和社会及第三方产生冲突。艾滋病患者的保密权利就可能影响无辜第三方的健康;对传染病患者实施隔离,如"非典型肺炎"和"甲型 H1N1 流感"患者的隔离,限制了患者的一些权利和自由,但利于疾病的控制和无辜第三方安全的保障;对于某些患者的救治就会带来医疗资源分配的不均衡,甚至是对稀有卫生资源的浪费。因此,医务人员要妥善解决患者利益和社会利益的关系。

三、临床诊疗伦理原则

(一)临床诊疗伦理的含义

临床诊疗伦理是指医务人员在临床诊疗实践中处理各种人际关系的行为准则,是医德原则、规范在临床医疗实践中的具体运用。它是在医务人员长期的诊疗实践中产生和系统总结出来的,既体现了医学伦理基本原则和具体原则的要求,又是做好临床诊疗工作的重要保证。

(二)临床诊疗的伦理原则

在临床诊疗工作中,医务人员应遵循以下基本原则,并在这些原则的指导下,规范职业行为,实现为患者提供优质服务的目的。

1. 患者第一原则 患者第一,即以患者为中心,是临床诊疗工作的最基本原则,既是诊疗工作的出发点和归宿,也是衡量医务人员医德水平的一个重要标准。它要求医务人员在诊疗过程中,一要维护和尊重患者的医疗权利,并在科学和条件允许的范围内尽量满足其需求,甚至在必要的诊疗手段遭患者拒绝或有一定风险时,也能够以高度负责的精神,耐心地说服患者合作,敢于承担风险;二要一视同仁地对待所有患者,决不能以患者的社会地位、经济收入、男女老幼、丑美愚智、关系亲疏、是否有酬谢等作为区别对待患者的前提,对患者应给予高度的理解和同情;三是在诊疗过程中要始终把患者利益放在第一位,如发现有损害患者利益和不尊重患者的现象,要敢于抵制、批评,切实维护患者的生命健康权益。

2. 最优化原则 所谓最优化原则是指在各种可能的诊治方案中,选择以最低的代价获取最大效益的方案。具体来说,这一原则的内容包括疗效较好、安全无害、痛苦最小、耗费最少。为此,医务人员在诊疗过程中,既要有精湛的诊疗技术、良好的临床思维能力和全心全意为人民健康服务的思想,又要把希望患者尽快康复的良好愿望、敢为患者承担医疗风险的行动与最优化的诊疗手段结合起来,实现诊疗目的与诊疗手段的统一,达到最佳诊疗效果。

3. 整体性原则　整体性原则是指医务人员在诊疗过程中要把患者作为一个身心统一的整体来对待。在现代医学模式中，患者既是自然的人，又是社会的人，是生理、病理、心理的统一体。因此，医务人员在诊治疾病的过程中，既要重视患者的躯体疾病，又要了解和关注患者的心理状态和社会环境，以整体的观点对待疾病和患者，防止局部的、片面的观点，并调动患者参与治疗的积极性，解除与疾病相关的心理障碍，使其在良好心境下接受诊治。

4. 生命神圣与质量、价值统一原则　人的生命质量、价值不仅关系到自身的幸福，也关系到人类的命运、国家民族的兴衰。坚持生命神圣与质量、价值统一原则，要求医务人员在诊治疾病的过程中，对临近终末期的不可逆转的垂危患者、脑死亡的植物人、有严重缺陷的新生儿等，在充分尊重患者及其家属意愿的前提下，可以不必不惜一切代价地抢救。提倡临终关怀，保持患者临终前的尊严，尊重其临终生活，提高终末期生存质量。

5. 密切协作原则　密切协作原则是指诊疗过程中医务人员之间、各专业之间和科室之间通力协作、密切配合的伦理要求。现代医学的发展使临床专业分工越来越细，对各专业之间的协同与配合要求也越来越高。因此，医务人员在诊疗过程中要树立整体观念和团队意识，相互信任、支持、配合与协作，重视发挥各科室、各专业间的优势互补作用，使患者得到最佳的诊疗。

（三）临床诊疗的一般伦理要求

现代生物-心理-社会医学模式的转化，不仅标志着医学技术的进步，更标志着医学道德的进步。

知识拓展

现代医学模式的转化

现代生物-心理-社会医学模式的概念是相对于传统生物医学模式的概念而言的，是 1977 年由美国罗切斯特大学医学院精神病学和医学教授恩格尔，针对纽约大学戴依教授倡导的"全人类健康应表现为生物-心理-社会的健康"观念而提出的，它突破了传统生物医学模式只注重患者的疾病而忽视患者是一个有情感、有心理、处于一定环境中的整体的观念。

1. 现代医学模式对医德的影响

现代医学模式要求医务人员在诊治工作中由以疾病为中心转向以患者为中心，即强调患者是服务的主体，要将患者的利益放在第一位，它对医学道德产生了重要而深远的影响。

（1）促使医术与医德向统一的高层次复归。我国古代称"医乃仁术"，即把医学中的技术与仁爱的医德精神统一起来，因此大多数医学家都遵守"无德不成医"的信条，医患之间形成了比较密切的关系。在实验医学时期，以疾病为中心，片面地强调技术对人们的健康和生命的决定作用，从而使医务人员只关注疾病本身，甚至出现见病不见人的现象，患者也抱怨医务人员把他们当作一架机器"拆来拆去"而缺乏人情味，因此医患之间出现了情感淡漠与非人格化倾向。现代医学模式要求把人作为一个整体，医务人员不仅要关注疾病，而且要同情、关心患者，满足患者多层次的需求，促使医术和医德向统一的方向复归，而且是高层次的复归。

（2）使医德的内容更加丰富和完善。现代医学模式促进良好医患关系的建立，进而

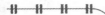

促进医德观念的变化,而医德观念的变化又必然反映到医德规范体系和医德活动等方面,从而使医德的内容更加丰富和完善。现代医学模式要求以患者为中心,反映到医德原则中必然强调对患者诊治要无伤害、有利、自主和公正等;反映到医德范畴中必然强调对患者诊治要有情感并履行义务,培养审慎作风等;反映到医德规范中必然强调对患者诊治要尊重患者、一视同仁,在为患者解除痛苦时不但要注意为躯体的生理、病理服务,而且要开展心理和社会服务等。总之,现代医学模式使医德的内容更加丰富和完善,要求医务人员不仅关注疾病,而且同情、关心患病的人,满足患者多层次的需求,实现科学和道德的完美统一。

2. 现代医学模式对诊治工作提出的伦理要求

上述分析表明,现代医学模式对医务人员的诊治工作提出了如下伦理要求。

(1) 既要关注疾病,又要重视患者。在生物医学模式的指导下,医务人员只关注患者的局部病灶而忽视了人的整体,只重视疾病的病理而忽视了患者的心理、社会因素,忽视了与患者的情感沟通和交流。而现代医学模式要求医务人员诊治疾病时以患者为中心,既关注疾病又重视患者的整体。为此,医务人员必须更新知识,培养人际沟通、交往能力,同时加强医德修养,以适应现代医学模式的要求。

(2) 既要发挥医务人员的主导性作用,又要调动患者的主观能动性。在诊治疾病的过程中,医务人员处于主导地位,患者是服务的主体,只有二者密切配合才能取得良好的诊治效果。医务人员由于掌握诊治疾病的知识,具有解决患者问题的能力和经验,必须发挥主导作用。但是,医务人员的主导性作用有赖于患者的主动配合和支持,甚至需要患者的参与,否则会影响诊治工作的顺利进行,甚至发生误诊、漏诊和差错事故。

(3) 既要维护患者的利益,又要兼顾社会公益。患者利益至上,一切为了患者的利益是医务人员诊治疾病的出发点和归宿,是取得最佳诊治效果的重要保证。因此,医务人员在诊治疾病过程中应做到以下几点。一要尊重患者的知情同意权。在技术和条件允许的范围内,医务人员应尽力保证患者自主性的实现;当患者选择对自身弊大利小的诊治方案时,应耐心说服患者选择弊小利大的诊治方案。二要一视同仁地对待患者。特别是对精神病患者、残疾患者、老年患者、婴幼儿患者等,医务人员也要像对待其他患者一样,甚至给予更多的同情和关心。对患者因病态心理而产生的过激行为要有容忍之心,并以自己的真挚感情温暖患者的痛苦心灵。三要对损害患者利益的现象敢于抵制、批评,维护患者的权益。

一般来说,在临床诊治过程中患者的利益和社会公益是一致的。但是,有时候二者在某些患者身上也会出现矛盾,如有限卫生资源的分配、传染病患者的隔离、计划生育措施的实施等。这些矛盾的妥善解决都是对社会公益负责的表现。所以,从整体上讲,为了社会公益而放弃个人利益是符合道德要求的。

(4) 既要开展躯体疾病服务,又要开展心理和社会服务。在诊断疾病时,医务人员既要重视生物因素的作用,也不能忽视心理、社会因素的影响;既要诊断躯体疾病,又要关注心理、社会问题。在治疗疾病时,医务人员既要重视药物、手术、营养等方面的治疗,又不能忽视心理治疗和社会支持。总之,在诊治疾病的过程中,医务人员应提供全面服务,做到诊治及时、准确、安全、有效,帮助患者尽快、全面地康复。

第二节 临床诊断伦理

临床诊断是医生通过深入了解病史、仔细进行体格检查、运用实验室或辅助检查手段等对疾病的部位、性质、严重程度、并发症或伴发病等进行综合分析与审慎判断的过程。诊断是治疗的前提,诊断的正确与否,将直接影响治疗的正确性与治疗效果。正确的诊断不仅依靠医生精湛的专业技术,还有赖于良好的伦理修养。

一、问诊伦理

询问病史是医生获得患者病情资料的首要环节和疾病诊断的主要依据之一。能否取得齐全、可靠的病史信息,关系到下一步检查、诊断、治疗和护理的准确性。询问病史的伦理要求如下。

(一)举止端庄,态度热情

在询问病史时,医生举止端庄、态度热情,可以使患者产生信赖感和亲切感,这不但能使患者的就诊紧张心理得以缓解,而且有利于患者倾诉病情,告知与疾病有关的隐私,从而获得全面、可靠的病史资料。相反,医生衣冠不整、举止轻浮、态度冷淡或傲慢,会给患者带来不安全感或使其心理压抑,不愿畅所欲言,难以获得全面的资料,可能造成漏诊或误诊。

(二)全神贯注,语言得当

在询问病史时,医生精神集中而冷静,语言通俗、贴切而礼貌,能使患者增强信心和感到温暖,从而有利于准确地掌握病情。相反,医生漫不经心地提问,会使患者产生不信任感。而生涩的专业术语常使患者难以理解;惊叹、惋惜、埋怨的语言会增加患者的心理负担;生硬、粗鲁、轻蔑的语言会引起患者的反感,甚至会引发医患纠纷。

(三)耐心倾听,正确引导

在医生询问病情时,患者因求医心切、生怕遗漏而往往滔滔不绝。此时,医生不要轻易打断患者的陈述或显得不耐烦,而应耐心倾听,并不时点头以示领悟。在倾听患者主诉时,医生还要避免先入为主、误导患者,否则会使问诊"走向歪路",造成误诊或漏诊。

二、体格检查伦理

体格检查是医生运用自己的感官和简便的诊断工具对患者的身体状况进行检查的方法。认真、细致、全面的体查,有利于获得准确的疾病信息和下一步的疾病治疗,减少患者的痛苦和经济损失等。体格检查对医务人员的伦理要求如下。

(一)全面系统,认真细致

全面系统、认真细致,就是要求医生在体格检查过程中按照一定的顺序检查而不遗漏部位和内容,不放过任何疑点,对于模棱两可的体征,要反复检查或请上级医生核查,做到一丝不苟。对于急危重症患者,可以只做重点检查以争取抢救时机,病情好转后再进行补充性检查。在体格检查中,要避免主观片面、丢三落四或粗枝大叶、草率从事,否则会造成漏诊或误诊。

Note

（二）关心体贴，减少痛苦

患者疾病缠身、心烦体虚和焦虑恐惧，需要医生关心体贴、减少痛苦。因此，医生在进行体格检查时，要根据患者的病情选择舒适的体位，注意寒冷季节的保暖，对痛苦较大的患者要边检查边安慰。同时，检查动作要敏捷、手法要轻柔，敏感部位要用语言转移患者的注意力，不要长时间检查一个部位和让患者频繁改变体位，以免增加患者的痛苦。

（三）尊重患者，心正无私

尊重患者、心正无私，就是要求医生在体格检查时思想集中，依次暴露和检查相关部位，在检查异性、畸形患者时态度要庄重，如患者不合作或拒绝检查时也不要勉强，对异性患者体检要有第三者在场。否则，如果进行体格检查时医生心不在焉，暴露与检查无关的部位或任意扩大检查范围，对异性、畸形患者有轻浮、歧视的表情或言语，或者强行检查等，都是不符合道德要求的，有的甚至是违法的。

三、辅助检查伦理

辅助检查包括实验室检查和特殊检查，它是借助化学试剂、仪器设备及生物技术等手段，对患者进行检查和辅助诊断的方法，有时它对疾病的诊断起着关键作用。在辅助检查时，临床医生应遵循以下伦理要求。

（一）根据需要，目的纯正

辅助检查要根据病情的诊治需要、患者的耐受性等综合考虑确定检查项目。简单检查能解决的问题，就不要做复杂而危险的检查；少数几项检查能说明问题，就不要做更多的检查。因怕麻烦、图省事，需要的检查项目不做，是一种失职行为；出于"经济效益"的需要而进行"大撒网"式的检查，或为了满足某种需要而进行与疾病无关的检查，都是不道德的。

（二）知情同意，尽职尽责

医生确定了辅助检查项目以后，一定要向患者或家属讲清楚检查的目的和意义，让其理解并表示同意后再行检查。特别是一些比较复杂、费用昂贵或危险性较大的检查，更应得到患者的理解和同意。如果患者因惧怕痛苦而拒绝某些必要的检查时，医生应行使特殊干涉权，不能听其自然而不负责任，但也不能强制检查而剥夺患者的自主权。

（三）综合分析，切忌片面

随着现代生物医学技术的进步，辅助检查的手段能够使医务人员更深入、更细致、更准确地认识疾病，从而为疾病的诊断提供重要依据。特别是一些疾病的早期，在没有明显症状和体征时，辅助检查可以及早诊断发现。但是，任何辅助检查结果反映的都是局部表现或瞬间状态。因此，为了避免辅助检查的局限性，必须将辅助检查的结果同病史、体格检查的资料一起综合分析，才能做出正确的诊断，切忌片面夸大辅助检查的诊断价值。

四、急诊伦理

（一）急诊工作的特点

危急重症患者的抢救是临床工作的重要内容。对危急重症患者能否实现高效率、高质量的抢救，是医院管理水平和医疗质量优劣的重要标志，也是医德水平高低的集中体现。急诊科室工作有其显著特点。

Note

98

1. 随机性强　急危重症患者在多数情况下，就诊时间、病种等都带有很强的随机性。这就需要急诊科室处于常备不懈的战斗状态，随时接受考验。

2. 时间性紧　急危重症患者往往病情危险、变化快，抢救中必须突出"时间就是生命"的观念，做到分秒必争，给予积极救治。因为任何拖延都会给患者带来严重后果。

3. 变化性快　急危重症患者的病情常呈现瞬息万变的特性，其生命指征紊乱、变化多端，险象环生。医务人员务必做到细致、准确、及时判断和正确处理。

4. 协作性强　急危重症患者的病情复杂多变，常会涉及多个系统、多个器官，抢救工作经常需要多学科、多专业、多位医务人员的参与和协作。

（二）急诊工作中医务人员应遵循的伦理要求

1. 常备不懈，随时应诊　急危重症患者发病突然，情况紧急，就诊时间不确定。接诊医院或科室，能否及时接诊并顺利组织抢救工作是抢救能否成功的关键。因此，必须做到常备不懈，使人员安排、药品器械准备等处于良好的运行状态，一有情况，马上就能主动应诊。

2. 争分夺秒，积极救治　对急危重症患者的抢救如同一场战斗，抢救工作分秒必争。因此，急诊科室医务人员必须牢固树立"时间就是生命""抢救就是命令"的观念，要突出一个"急"字，分秒必争，积极救治。

3. 技术精湛，果断处置　参加抢救工作的人员必须经过专门培训，要具有广博的专业知识和精湛熟练的抢救技术，力求精益求精。面对重危患者，要根据病情变化，准确灵敏地进行分析判断，分清主次，抓住主要矛盾和问题，及时采取抢救措施。

4. 满腔热情，心理治疗　有些急重症患者可能处于昏迷或垂危状态，生活上不能自理，如癌症晚期、截瘫、重度烧伤、重度心脏病、严重交通事故等患者、伤员，给医务人员带来很大的工作量。对于这些患者，医务人员应保持满腔的工作热情，要以深切的同情心去理解患者的痛苦，给患者以耐心、热情周到和亲人般的医疗服务和生活照料，做到始终如一地为患者服务。还要在精神上、心理上给予更多的关心、安慰和开导，帮助患者增强战胜疾病的信心，鼓起其重新生活的勇气。

5. 勇担风险，团结协作　急诊患者多为病情复杂、预后较差的危重患者，常伴随着风险。急诊医务人员面对危重患者，敢不敢勇担风险和承担抢救责任是一个严峻的职业考验。医务人员对待风险和责任的正确态度应是慎重而又果断。同时，危重患者的抢救工作往往不是一个人或某个科室所能完成的，需要多个科室医务人员的团结协作、密切配合。如某厂一青年女工不慎被 2.3 吨重的钢锭砸中腹部，造成骨盆粉碎性骨折、膀胱破裂、肠多处损伤、左髂外动静脉断裂、右髌骨粉碎性骨折、右胫腓骨下端粉碎性骨折、左踝关节开放性骨折，当即被送到第二军医大学长海医院时，伤员已处于濒死状态。医院先后组织 15 个科室、40 多位医护人员，经过 8 个月的精心救治、护理，在输血 3 万余毫升、输液 15 万余毫升，手术 10 余次，处理医嘱 3000 余次的大量工作中没有出现一点差错，成功地救治了这位罕见的特重创伤伤员。

五、会诊伦理

会诊是医疗工作中常用的一种重要形式，医务人员彼此尊重，互相学习，谦虚谨慎，同心协力，以患者利益为重，共同为患者的健康服务，这是会诊的总的伦理原则。具体来讲，医务人员在会诊时应遵守以下伦理要求。

（一）热情诚恳，态度谦虚

经治医生对负责治疗的疾病诊治有困难时，应及时提出会诊申请，不可拖延时间，贻误病情。在会诊中,应谦虚好学,对会诊的医生,不论年龄大小、职称高低、工作年限长短,都要热情诚恳接待。介绍病情必须全面具体,实事求是,关键性的问题不能遗漏,更不能出于不良动机而夸大病情,隐瞒事实真相,影响会诊的效果和患者的诊治。经治医生还应认真做好会诊记录,不能凭主观印象而取舍,以保持会诊记录的真实性和完整性。

(二)相互尊重,认真负责

当接到会诊申请后,应邀医院或科室要尽快确定会诊人员准时参加会诊,院外会诊则应指派科主任或主治医师以上职称的医务人员前往参加,以确保会诊质量。急诊和危重患者的会诊更应随请随到,以争取抢救时机,挽救患者生命。会诊时要认真听取病情介绍,仔细询问病史,并重点检查相关部位和脏器。要尊重患者,尊重经治医生和其他医务人员,平等待人。要时刻注意患者的利益,一言一行都要对患者负责。远程网上会诊更要发言准确,简明扼要,切中要害。对病情分析要从实际出发,诊断治疗意见要层次分明,重点突出。不炫耀自己,不故弄玄虚,以免影响会诊的进度和正确诊治意见的提出。

(三)亲自主持,认真实施

申请会诊的科室主任应亲自主持会诊,这是对兄弟科室和医院的尊重。不论是科内、院内还是院外的会诊,在围绕解除患者疾苦、寻求好的诊疗方法的过程中,都要注意倾听不同意见,集思广益,发扬学术民主,应处理好医务人员之间、科室之间、医院之间关系,做到相互尊重、团结协作,共同寻求诊治疾病的最佳方案,并立即认真组织实施。否则,不仅会影响医务人员之间的关系,还会直接影响会诊目的,有损于患者的利益。

(四)虚心学习,善于思考

会诊的全过程是一次极好的现场学习机会,请来会诊的医生,一般都具有较扎实的医学理论知识、较高的医疗技术水平和独立解决问题的能力。下级或资历较浅的医生,要虚心学习,在不影响正常诊疗工作的前提下,尽量争取参加会诊活动,从中得到启发,受到教益。同时,也要发挥自己的主观能动性,独立思考,勇于提出自己的看法。如果自己的意见被否定,则应以良好的态度修正自己的看法。

六、转诊伦理

转诊是医院根据病情需要,将患者从本院转到其他医院,或从一个科室转到另一个科室,或由其他医生进行诊疗或处理的一种制度。转诊一般包括转院、转科和易诊。

(一)转院中的伦理要求

1. 量力而行,及时转诊 对本院因医疗技术水平、技术力量和设备无法承担或完成诊治任务的患者,出于治疗需要和对患者负责,应考虑转院,不能出于经济利益而不予及时转诊。

2. 转运患者,确保安全 要预见到患者可能在转院途中发生的意外,做好相应准备,也要讲明可能发生的无法预料的意外。对明知转院也不能挽救患者生命的,应向家属晓之以利害,不予转院,以邀请上级医院会诊为宜,并做好记录。

3. 首诊负责,强化责任 对急诊、夜诊患者,只要有治疗条件,不允许以任何借口转院治疗;对身份不明的患者绝不能见死不救而转走,要强化首诊负责制。

(二)转科中的伦理要求

1. 合理确定转诊 对本科不能处理或诊治把握不大的危重患者,应请有关科室会诊,不能推脱或搁置不管,更不能让家属带着患者四处奔波。对确实需要转诊的患者,主管医生应向患者或家属详细说明转科的原因,交代清楚转科注意事项,做好转科的安全准备和转科记录。不能为了本科室省事而将患者推走了之。

对危重患者,特别是休克患者,应就地会诊抢救,绝不能在危险未脱离期间随意转科,以免因转科搬动而发生意外。

2. 热情接受 接收转科患者的医生,要认真负责,以患者利益为重,满腔热忱地接待患者。对适合本科和自己处理的,绝不能为了减少自己或本科麻烦与负担而拒绝接受,更不能出自不良动机使患者蒙受损失。

（三）易诊中的伦理要求

易诊有两种情况:一种是由组织安排的,另一种则是患者要求的。无论出于何种原因的易诊,都涉及医务人员之间的关系和患者的利益,必须妥善处理。在易诊中对医生的伦理要求如下。

1. 易诊理由正当 为利于对患者连贯性的诊治和观察,考虑医际间的团结和维护医务人员的威信,一般不要轻易安排易诊,在诊治中确实遇到困难,尽可能用会诊的方式谋求解决。如果患者提出易诊,并确有正当理由的,应以患者的利益为重,尊重患者的意愿,及时安排,不能顾全个别医生的情面,而影响正确诊治的进行。对不必要的或无正当理由的易诊,应说服和劝阻患者,放弃易诊要求。

2. 离任医生正确对待 原经治医生既不能对提出易诊的患者有所歧视、怀恨,又不能对新接治医生产生嫉妒心,必须协助、支持后继者治疗患者。同时,无论何种原因的易诊,都应向接管医生详细交代自己掌握的信息,对患者负责,不能一走了事。

3. 接诊医生尊重前任 接诊医生必须尊重原经治医生的劳动,不能以优胜者自居接手患者。要认真阅读病历,了解掌握患者病情,如有疑问真诚请教。对原诊疗措施,正确的应充分肯定,继续施行;如有不妥之处,则应及时纠正,但不能在患者面前有意张扬,要注意维护原经治医生的威信;更不能自恃医术高明一味吹毛求疵,贬低打击原经治医生,抬高自己。

第三节　临床治疗伦理

疾病的治疗包括药物治疗、手术治疗、心理治疗、康复治疗、饮食营养治疗等方法,是建立在疾病正确诊断基础之上的临床治疗措施。各种治疗方法的效果都与医务人员的道德水平有密切关系,因此医务人员应遵守疾病治疗的伦理要求,并努力提高自己的治疗技术水平,以使各项治疗措施取得最佳效果。

一、医源性疾病与临床诊疗

（一）医源性疾病的定义

医源性疾病是指患者在诊治或预防疾病过程中,由于医学的某种原因,包括用药、诊疗措施,医生的行为和语言以及错误的医学理论或实践导致除原患疾病外的另一种疾病。

在医学史上,有一些比较典型的、影响比较大的医源性疾病案例。

(1)"虎口挛缩症"。20世纪50年代末60年代初,在我国基层医院盛行一种合谷穴位注射解热镇静药治疗小儿发热的方法,当时认为该方法简便易行,用药量小,因而得以推广。直至这部分儿童中相当一部分人出现不能用手写字而被诊断为"虎口挛缩症"时,医学界才认识到这种穴位注射法是其祸首,即使再给患儿做部分肌肉松解术,也很难恢复到正常人水平。于是,经过儿科专家们的呼吁,此法不再继续使用。

(2)"四环素牙"。20世纪60年代,口腔科医师发现一些就诊儿童牙齿发黑,经过一定规模的普查后发现这种现象很普遍,主要与儿童期服用四环素类药物有关,因而将其命名为"四环素牙"。由于那个年代可供医生选择的抗生素种类十分有限,很多儿童不得已服用四环素类药物,直至20世纪70年代我国卫生部正式发文禁止小儿使用四环素类药物,才逐渐杜绝了这一病症的发生。

(3)"反应停事件"。20世纪60年代中期,西方一些国家妇女热衷于服用一种叫作"反应停"的药物,以减轻早期妊娠反应,但随之出现的是1万多名"海豹儿"(四肢短小畸形的婴儿)的出生,经调查证实与"反应停"有关,成为震惊世界的"反应停事件",有关药厂迅速停止生产该药。

(二) 医源性疾病的种类

根据发生的阶段医源性疾病可以分为:①诊断性医源性疾病,由于漏、误诊导致,如诊断水平低、条件差、资料不足或判断失误等;②治疗性医源性疾病,由于误治或治疗不当引起。

根据发生的原因医源性疾病可以分为:药物性医源性疾病、手术性医源性疾病、输血性医源性疾病和感染性医源性疾病。

1. 药物性医源性疾病　也称药源性疾病,又称药物诱发性疾病,是医源性疾病的最主要组成部分。药物性医源性疾病指在药物使用过程中,如预防、诊断或治疗中,通过各种途径进入人体后诱发的生理生化过程紊乱、结构变化等异常反应或疾病,是药物不良反应的后果。据WHO统计,全世界每年死亡的病例中,约25%死于各种药源性疾病。

药源性疾病主要包括以下几种。①副作用:药物治疗剂量下出现的不良反应。由药物的生物学效应引起的功能性改变,如利多卡因具有抗心律失常、神经阻滞的作用,药物进入机体后这两种作用同时表现,治疗作用也可能是副作用。②毒性反应:用药量过大或时间过长引起,为病理性病变,如链霉素导致的神经性耳聋、四环素牙等。③过敏反应:与药物及过敏体质相关,如青霉素类抗生素、免疫制剂等。④二重感染:长期或大量应用抗菌药或清热解毒的中草药,特别是广谱抗生素引起体内菌群失调,一般发生在采用激素或抗代谢药(如抗肿瘤药)的20天以内。⑤致畸、致癌、致突变。⑥药物依赖性:主要为作用于中枢神经系统的药物,如吗啡等。

2. 手术性医源性疾病　由于手术对机体的损伤或其他原因在手术中引起的疾病称为手术性医源性疾病,主要包括:出血、伤害神经、损伤脏器、突然死亡等;严重的并发症、合并感染、脏器粘连在腹腔手术中多见;梗死、梗阻常见于管腔器官的手术;瘘管形成多见于缝合部位等。

3. 输血性医源性疾病　由于验血、送血等环节疏忽,给受体(患者)输入了血型不合的血,输入有污染的血、输入有传染病源的血液等引起的疾病称为输血性医源性疾病。

4. 感染性医源性疾病　感染性医源性疾病如院内感染等。

（三）医源性疾病的病因

导致医源性疾病的原因是多方面的，几乎每一种药物，每一种术式，每一种治疗方法，每一种有创检查都会引起各种问题。从诊断到治疗，从药物到手术甚至医务人员的语言、医院环境等因素均可造成医源性疾病。既有医务人员医德医风差造成差错事故等人为因素，也有因医学理论和诊治技术局限对药物和医疗措施的毒副作用和患者特异体质认识不清等难以完全避免的非人为因素；既有医疗秩序混乱、医疗质量差等管理因素，也有患者医学知识欠缺、胡乱投医或用药等因素。医源性疾病的发生相当一部分是由于医务人员在诊疗过程中处置不当，人为的过失因素引起的，如手术误伤、用药差错等，此类医源性疾病可通过加强医德、提高技术水平等措施加以防范。导致医源性疾病的病因基本包括以下三个方面。

1. 医生方面　由于医务人员的失职造成的医源性疾病的主要原因有：医疗人员医德素养差，不负责任，患者或家属诉说病情时医生漫不经心、工作不认真，做事拖拉；用错药、打错针、输错液、开错刀或在患者体内遗留纱布等；医术不佳；违反操作规程、误诊误治；注重个人利益，违反首诊负责制等。

2. 患者方面　患者或家属有过分要求、期望值过高；患者维权意识的片面理解，不配合医生的诊治工作。

3. 社会及经济原因　政府投入不足，医疗管理混乱，一些医疗机构以经济利益为办院的唯一目标等。

二、药物治疗的伦理要求

药物治疗是临床最常用的治疗手段，是医务人员与疾病做斗争的有力武器，它不仅能控制疾病的发生和发展，而且也能提高人体抵御疾病的能力。但是，任何药物作用都有双重性，既能治疗疾病，又有不同程度的毒副作用，用药不当可能引起药源性疾病甚至造成残疾、死亡等。因此，临床医生在药物治疗中应遵循以下相应的伦理要求。

（一）对症用药，剂量安全

对症用药是指医生根据临床诊断选择相适应的药物进行治疗。为此，医生必须首先诊断明确，了解药物的性能、适应证和禁忌证，然后选择药物。

剂量安全是指医生要在对症下药的前提下，用药必须掌握在安全有效的范围内，应考虑用药剂量及机体耐受力，尤其对一些效力较高、安全范围较窄、排泄较慢的药物需更加注意。因为用药剂量与患者的年龄、体重、体质、重要脏器的功能状况、用药史等多种因素有关，医生应具体了解患者的以上情况，用药灵活，有针对性，努力使给药量在体内既达到最佳治疗量，又不至于发生蓄积中毒，即防止用药不足或过量给患者带来危害。切实体会"用药如用兵"的道德古训。

（二）合理配伍，防止滥用

在联合用药时，合理配伍可以提高患者抵御疾病的能力，也可以克服或对抗一些药物的副作用，从而使药物发挥更大的疗效。合理配伍，要求医务人员首先要掌握药物的配伍禁忌，其次要限制药物种类，如果多种药物联合使用，会因为药物的拮抗作用给患者带来近期危害，而且由于耐药的发生也会给日后的治疗设置障碍。因此，有些医生盲目地采用"多头堵""大包围"或为追求高的经济效益乱开大处方的现象是不符合医德要求的。

（三）力求节约，公正分配

在药物治疗过程中，医生应在确保疗效的前提下尽量节约患者的费用。在治疗效果同等的药物中，能用廉价药物解决问题的就不用稀有贵重药物，这样既可以减轻患者的经济负担，又可以节省有限的医疗卫生资源；既符合患者和家属的利益，又符合集体和社会的公益。

（四）依法用药，慎用毒麻

药品直接关系着人民群众的健康与生命利益，必须把药品的生产经营、使用和监督管理纳入法治化轨道。在药物治疗中，医生必须按照《中华人民共和国执业医师法》的规定，使用经国家有关部门批准使用的药品。严格遵守《麻醉药品和精神药品管理条例》《医疗用毒药、限制性剧毒药管理规定》等，除正当诊断治疗外，不得使用麻醉药品、医疗用毒性药品、精神药品和放射性药品，以免流入社会或造成医源性成瘾。

三、手术治疗的伦理要求

手术治疗是一种临床常用的医疗手段，但由于它本身具有复杂性、风险性和损伤性等特点，因此，对从事手术治疗的医务人员，无论是道德上，还是技术上都有比较高的要求。

（一）手术治疗的特点

1. 损伤的必然性 临床上所采用的手术治疗手段虽然是为了治疗患者，但任何手术都不可避免地给患者带来一定程度的损伤和破坏，如疼痛、功能受损、器官缺损、形态变异等。其中有些损伤是暂时的、可逆的，有些则是永久的、不可逆的。手术损伤的程度一方面取决于疾病的性质、患者的身体状况；另一方面取决于医务人员的技术水平、道德素养、责任心和手术条件等多种因素。

2. 技术的复杂性 手术治疗的专业性强，复杂程度高，手术主刀医生以及每台手术的每一位参与人员之间都要求密切协作。操作者的技术水平如何，手术过程中的配合是否默契，术后的观察是否及时、细致、全面，都直接影响手术的疗效。尤其是随着现代医学的发展，外科手术也越来越向高、精、尖方向发展，对手术人员的技术、敬业精神、责任心等的要求也越来越高。

3. 过程的风险性 由于病情的多变、患者个体的差异以及医学上还存在许多未知因素，任何手术都具有一定风险，尤其是危重疑难病症的手术，病情复杂，变化很多，风险更大，一旦发生事故或意外，将给患者造成严重的损伤，甚至危及生命。因此，承担手术的医务人员都肩负着关系患者生命安危的重大责任。

4. 患者的被动性及术前的焦虑状态 由于患者本身经验和知识所限，尤其是手术过程中麻醉或局部麻醉的作用，患者对医务人员的行为是无法做出正确判断和评价的。他们可能处在无意识状态，一般很难积极主动地配合手术，个别人甚至会因为疼痛、害怕而产生消极行为。另外，患者也可能出现紧张、担忧、恐惧等心理，尤其是大多数患者可因手术而产生焦虑，加重了恐惧、紧张，其原因一般与对手术缺乏了解、担心医生技术水平等有关，这些都有可能给手术带来困难。

（二）手术治疗的伦理要求

手术的准备、实施过程，实质上也是医学伦理道德的选择、判断过程。从实践过程看，手术治疗的伦理要求包括术前、术中、术后 3 个方面。

1. 术前准备的伦理要求

（1）严格掌握手术适应证，动机正确。医务人员应根据患者的病情和手术特征，对是否选择手术治疗进行全面的权衡。选择手术治疗必须遵循必要性原则，必须严格掌握手术适应证，充分考虑这样的选择是否符合有利、无伤害的伦理原则，是否符合最佳方案原则。

（2）要遵循知情同意原则。确定采用手术治疗时，必须得到患者及其家属的真正理解和同意，这也是患者的基本权利。为此，医务人员要向患者及其家属认真分析病情，客观地介绍手术治疗和非手术治疗的各种可能性，以及不同治疗方案的效果和利弊。

（3）要认真制订手术方案。术前应根据病情性质、患者具体情况制订一个安全可靠的手术方案，要充分考虑麻醉和手术中可能发生的意外，并制订出相应的对策。

（4）帮助患者做好术前准备。术前准备包括患者的心理与躯体准备。在手术前，医务人员要积极帮助患者在心理上、躯体上做好手术准备。在这一阶段，医务人员耐心、细致的工作方法，认真负责的工作态度和自信心对患者的心理有着极为重要的影响。

2. 术中、术后的伦理要求

（1）关心患者，体贴入微。患者进入手术室通常比较紧张和恐惧，对医务人员有生死相托之愿望。因此，医务人员要多关心、理解患者，体贴和安抚患者，尽量与患者进行一些交谈，帮扶患者上手术台，满足患者的合理要求。在裸露消毒、束缚四肢、注射麻醉剂时要向患者解释清楚，使患者情绪稳定，以利手术进行。

（2）态度严肃，作风严谨。手术开始后，参与手术的医务人员要始终保持严肃的态度，做到全神贯注，避免谈论与手术无关的话题，认真操作，一丝不苟。严格遵守无菌操作规程，对手术中可能发生的意外应做好思想上、技术上和客观条件上的准备，一旦手术中遇到问题，要大胆、果断、及时地处理。术中遇到难题与术前有差异时应及时与家属联系，取得家属知情同意，并再次签字。缝合切口之前，要认真清点器械、纱布等，防止遗留在切口内。

（3）精诚团结，密切协作。手术治疗需要参与人员相互之间的密切配合与协作。尤其是随着医学的发展，手术规模、难度的增大，以及现代医疗技术的应用，这种配合协作的意义就显得更为重要。因此，所有参加手术的医务人员都应该把患者的生命和健康利益放在首位，不计较个人名利得失，把服从手术需要和保证手术顺利进行看作是自己应尽的义务，精诚团结，密切协作，齐心协力地完成手术。

（4）严密观察，勤于护理。手术结束并不意味着手术治疗的终结。患者回到病房后，要密切观察患者的生命体征、伤口有无渗血、各种导管是否通畅等情况，同时要认真做好患者的心理、伤口、口腔、生活等护理，使患者顺利度过术后阶段。

（5）减轻痛苦，加速康复。患者在术后常常会出现疼痛和活动受限等其他不适，有的患者还会因手术失去某些生理功能而产生焦虑、忧郁等心理问题。对此，医务人员要同情、理解患者，努力解除患者的不适，有针对性地开展心理治疗与护理，解除躯体疼痛，助其早日活动，使其早日康复。

四、心理治疗的伦理要求

心理治疗是用心理学的理论和技术治疗患者的情绪障碍与矫正行为的方法。心理治疗不仅是心理性疾病治疗的主要方法，也是躯体疾病综合治疗中的一种辅助疗法。心理治疗对医生的伦理要求如下。

（一）要掌握和运用心理治疗的知识和技能

心理治疗有自身独特的知识体系和治疗技巧。只有掌握了心理治疗的知识，才能在与患者的交谈中了解心理疾病的发生、发展机制，从而作出正确的诊断。只有掌握了心理治疗的技巧，才能在诊断的基础上，有针对性地进行相应治疗，并取得较好的效果。如果不具备心理治疗的知识和技巧，只靠一些常识，如同给普通人做思想工作一样地施以安慰和鼓励，是把心理治疗简单化了，达不到有的放矢的效果，甚至可能发生错误的导向，这是不符合医德要求的。

（二）要有同情心、帮助患者的诚意

接受心理治疗的患者，在心理上都有种种难以摆脱的困扰与不适。因此，医务人员要有深切的同情心，理解患者的痛苦，耐心听取患者的倾诉，在此基础上帮助患者找出症结所在，并通过耐心的解释、支持和鼓励，使患者改变原来的态度和看法，逐渐接受现实和摆脱困境，同时，医务人员要避免把自己的情感、判断和利害掺杂进去，以免误导。

（三）要以健康、稳定的心理状态去影响和帮助患者

心理治疗要求医务人员自身的基本观点、态度必须健康、正确，有愉快、稳定的情绪，这样才能影响、帮助患者，以达到改善患者情绪的目的，如果医务人员的观点、态度不当或错误，不但不能帮助患者，而且有可能导致患者的病情恶化。如果医务人员因为个人、家庭的巨大变化而造成不平衡的心理状态，不但没有更多的精力和耐心去体会患者的难处，而且由此产生的不良情绪也会影响患者，同样也可以使患者的病情恶化。

（四）要保守患者的秘密与隐私

患者向医护人员倾诉的病情，特别是秘密和隐私，不能随意张扬，甚至对患者的父母、配偶也要保密，否则，会失去患者的信任，使心理治疗难以进行下去。但是，如果医护人员发现患者有自伤或危害他人、社会的念头时，就应转告其家人或相关部门，防止事态进一步发展。

（五）要重视环境对患者心理的影响

在医护人员与患者交谈时，创设一个相对分隔、有围护设施且较安静、干净、舒适、人文气息浓厚的环境，已越来越受到医患双方的欢迎和重视。这种环境能给患者以美好的心理感受，提高心理治疗的效果。

五、康复治疗的伦理要求

康复治疗是康复医学的重要内容，它通过物理疗法、言语矫治、心理治疗等功能恢复训练的方法和康复工程等代偿或重建的技术，最大限度地恢复其功能，提高其生活质量。康复治疗的伦理要求如下。

（一）理解与尊重

不论是先天或后天、内在疾病或外伤等原因所致的各种残疾，都会给患者带来终身难以挽回的损失。他们不但有躯体上的创伤，而且有程度不同的自卑、孤独、悲观、失望等心理痛苦。因此，在康复治疗中，医务人员要理解、同情他们，绝不讥笑和伤害他们的自尊，选择效果佳且患者乐于接受的康复方法，以建立起和谐的医患关系，促使他们尽快康复。

（二）关怀与帮助

残疾人行动不便，有的生活难以自理。因此，在康复治疗中，医务人员要耐心地在细

微之处关怀他们的生活、帮助他们训练,训练前向患者讲清目的、方法及注意事项,以利于配合和保证安全;训练中要随时对他们一点一滴的进步予以鼓励,使他们逐渐由被动状态转变为主动参与治疗,以增强他们重返社会的信心与毅力。

（三）团结与协作

残疾人的康复,需要多学科的知识和医务人员、工程技术人员、社会工作者、特种教育工作者等的共同参与和努力。因此,在康复治疗中,康复科医务人员除了必须扩大自身的知识面外,还要与各种人员密切联系,加强团结协作,避免发生脱节,出现矛盾要及时解决,共同为残疾人的康复努力。

六、饮食营养治疗的伦理要求

饮食营养治疗是根据诊治疾病的需要,合理调配食物中所含的营养素以及采用科学的烹调方法,使其在治疗中起到辅助作用的一种疗法。在饮食营养治疗中,医务人员应遵循以下道德要求。

（一）保证饮食营养的科学性和安全性

采用饮食营养治疗某些特殊性疾病,对患者的饮食质量和营养都有一定的要求。医务人员应根据病情需要和规定设计饮食,计算膳食的营养价值,配制食谱,开出科学的营养处方。

（二）创造良好的进餐环境和条件

干净、舒适、优美的进餐环境,能给患者带来美好的心理感受,增进食欲,提高饮食营养治疗的效果。因此,医务人员要努力消除引起患者不愉快、不利于进餐的因素,创造良好的进餐环境,这样才能使饮食营养治疗顺利进行,并保证治疗效果。

（三）满足患者的饮食习惯和营养需求

我国地域辽阔、民族众多,不同地区和民族的饮食习惯不同。因此,在不影响患者治疗的情况下,医务人员应尽量满足患者的饮食习惯,特别是要尊重少数民族的饮食习惯。同时,由于患者的年龄、性别、病情不同,营养需求也不同,医务人员还要尽量满足患者的营养需要。

总之,在医疗实践中,临床医疗行为是否符合医学伦理要求的关键是看这种行为的出发点、过程和后果是否有利于抢救患者的生命,是否有利于患者恢复健康,是否尊重患者的人格和权利。

第四节 特殊科室伦理

一、妇产科伦理

妇产科的诊治对象都是女性,妇产科的诊断治疗工作不仅关系到女性自身的健康,还往往影响后代的健康、夫妻家庭生活的幸福美满。这是妇产科患者的特殊性。

（一）妇产科患者的特点

1. 女性患者在生理上有其特殊性 女性本身有其自身生理方面的周期性变化,同时还要承担怀孕、生产、养育后代的重任。产科患者病情变化多而快,急症情况多,分娩不分节假日、白天黑夜,又容易发生意外,出现一些情况若处理不及时常可造成严重后果。

2. 女性患者在心理上有其特殊性 妇产科疾病涉及生殖系统。女性患者患妇产科疾病后,有些人会表现出多疑多虑、多愁善感,一些女性患者会产生害羞、焦虑、恐惧、压抑等心理,有些患者感到难以启齿,在讲述有关情况时,或者有所保留,或者编造一些"事实",给疾病的诊治带来不便。

3. 女性患者的健康关系到下一代和家庭幸福 现在,产妇的家人通常对产妇及胎儿非常关注,对医疗护理工作要求也高,不能容忍出现事故,否则容易出现矛盾纠纷。

(二)妇产科诊疗的伦理要求

1. 任劳任怨,不怕苦累 因产妇分娩季节性较强,病床周转快,加上夜班多,医务人员经常不能按时就餐和休息。另外,妇产科医务人员经常要接触分娩过程中的羊水、血液、粪便等物。因此,妇产科医务人员必须具有不怕脏、不怕累,不计较工作时间长短、任劳任怨的精神。

2. 冷静果断,准确处理 妇产科患者具有病情复杂多变的特点。在妊娠和分娩过程中可能突然发生严重的意外,危及母婴生命,这就要求妇产科医务人员随时做好应付各种情况的准备,遇到突变情况要冷静果断,准确、敏捷地处理,以保证孕产妇的生命安全。

3. 尊重患者,注意保密 针对妇产科患者心理问题比较多的情况,妇产科的医务人员应注意服务态度,设法打消患者的紧张、焦虑、压抑等不良情绪,注意尊重和维护患者的自尊心,不可嘲笑、训斥或漠视患者,无视患者的心理感受。对未婚怀孕患者不要歧视,注意为患者保密。询问病史和检查身体都应尽量回避无关人员,注意保护患者隐私。

4. 加强责任,审慎处置 在妇产科疾病的诊断治疗过程中,各种检查、用药及手术等都要慎之又慎。用药及手术要严格掌握指征和适应证,以免对孕产妇及胎儿造成伤害,并应在采取医疗措施时向患者和家属交代清楚,做到知情同意。手术治疗要遵守操作规程,手术过程中如果出现可能影响或破坏性功能或生理功能的情况时,应事先向患者交代清楚,并征得其同意。特别是切除子宫、卵巢等要慎重对待。对未婚女性应尽可能保持其生理器官和功能。剖宫产等手术要严格掌握手术指征,不可过度医疗,随意扩大手术范围,以减轻产妇的痛苦,防止给产妇造成不必要的损害。

二、儿科伦理

(一)儿科患者的特点

儿科患者由于年龄小,心理、生理及智力发育不成熟,因而在生理、病理、心理等方面都表现出不同于成年人的一些特点。

1. 儿科疾病起病急、变化快 儿童年龄幼小,正处于身心完善、成长发育的初期,体内各种器官、组织都很脆弱,生病后自身调节能力及抵抗疾病的能力不足。因而,儿科疾病常常起病急、变化快,如处理及时、准确往往可以转危为安,若处理不力,则不但会增加患儿的痛苦,而且有可能使病情迅速发展、恶化,甚至危及患儿生命。

2. 儿科患者病情表述不力 儿童特别是婴幼儿,由于他们的意识正在形成和发育中,没有足够的知识和判断力,往往不能表达或不能准确表达自己的感受和疾病发生的情况,他们常常不能主动配合诊治,也不能及时诉说治疗反应,因而给诊治工作带来了一定的困难。

3. 儿科患者依赖性强 儿童通常独立性差、依赖性强、心理脆弱,特别是婴幼儿更缺

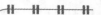

乏或没有独立生活能力。有的患儿哭闹、逃避,难以配合。许多家长对孩子疼爱有加、娇生惯养、有求必应,使一些孩子任性、脆弱、孤僻;还有一些孩子顽皮好动,治疗时态度不够友好,甚至打骂医务人员,给诊治工作造成了不便。

（二）儿科诊疗的伦理要求

1. 要有认真负责的工作作风 儿科疾病诊治比较困难,而患儿病情又复杂多变、危险潜伏,因此,医务人员一定要以认真负责的态度和严谨慎重的工作作风,争分夺秒,及时、准确地进行诊治。进行体格检查时要认真、负责、仔细,这样才能发现阳性体征。儿科患者年龄小,器官发育不成熟,其功能也较弱,肝脏等器官对药物的解毒、排毒功能也不健全,因此儿科用药一定要科学、规范,以减少药物的并发症、毒副作用等给孩子造成的伤害,为孩子的健康成长负责。儿科医务人员要经常巡视病房,对患儿勤观察,做到及时恰当、准确、有效地发现和处理患儿的病情变化。只有这样才能真正发现问题,尽快明确诊断,减少误诊,准确无误地解除患儿的疾苦。

2. 要耐心细致地询问病情 医务人员在询问患儿病情时要循循善诱,对有一定表达能力的患儿的只言片语要认真分析,不可忽视。因为孩子一般不会说谎,他们的表述往往是真实的,一定要认真对待。由于患儿对自己的病史、病情等多表述不清,医务人员往往要通过家长了解患儿患病的有关情况,虽然家长也只能通过患儿患病时的表现及简单的表达来判断,也不一定说得很准确,但家长的陈述对疾病的诊断仍不失为一种有价值的信息。医务人员要耐心倾听家长诉说患儿情况,从中获得宝贵的诊断资料。

3. 要关心患儿,消除恐慌 患儿生病,本来已十分痛苦,加之诊疗期间面对陌生的医院环境和陌生的医务人员,许多患儿会感到紧张、恐惧,产生一些不良的心态。医务人员要有一颗慈母心,应多关心体贴患儿以消除其紧张和恐惧的心理,使其更好地配合治疗。不要以为孩子小,什么也不懂就可以任意对待。因此,儿科医护人员对待患儿要态度温和,语言亲切,就像对待自己的亲人一样,多鼓励表扬,少批评指责,这样患儿才会消除恐惧感,愿意与医务人员接近,才会顺从地接受检查和治疗。对不合作的患儿,医护人员不能发脾气,要多做解释、安慰工作,不能用恐吓的语言来威胁患儿,也不能用哄骗的做法,以防患儿染上说谎的习惯。

三、精神科伦理

精神科医务人员面对的是具有不同程度的精神障碍患者。现代社会由于各种各样的社会压力剧增,使精神疾病多发,精神疾病已成为常见病和多发病。

（一）精神科患者的特点

1. 自知力差 患者自知力差,一些患者思维迟缓,记忆力减退,反应迟钝;更有许多患者出现感知、认知、思维、情感等方面的异常;一些患者思维混乱,判断力差,甚至出现幻觉、妄想等,因而常不能像其他科室患者那样诉说病情、病史,常要依靠家属和其他人员提供患者的有关信息和资料,这就给诊治工作带来了一定的困难。

2. 行为异常 某些患者由于缺乏自知力,在发病期间思想、感情、行为都可能失控,常超出社会一般人的行为规范,不但言行怪僻,举止异常,而且在幻觉和妄想支配下,常常产生冲动行为,甚至出现伤人、自伤、毁物、殴打医务人员的情况,严重影响了正常医疗工作秩序,有时甚至造成比较严重的后果。另外,还有一些患者不能料理自己的日常生活,也缺乏自我保护意识和能力,这也给病房管理增加了许多难题。

3. 病情不稳定易反复 有些患者由于高级神经活动内抑制的减弱而表现易兴奋、易

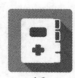

激怒,患病时间较长后因神经细胞功能恢复过程减慢而表现易疲劳、易衰竭;有些患者病情反复发作,情绪不稳定,时好时坏。目前,医学上对精神疾病的发病机制尚不清楚,病情的复发率仍比较高。因而,临床上精神疾病治愈难度较大,医务人员对患者要有足够的耐心。

(二)精神科诊疗的伦理要求

精神科医务人员面对的患者具有其自身的特点,医务人员除应履行一般医者的道德义务外,还应遵循精神科疾病诊疗的特殊伦理要求。

1. 尊重关心患者　精神障碍患者作为一个患者也拥有其人格尊严要求和作为患者的权利要求。医务人员应把他们作为一个人来尊重,不能歧视他们。精神障碍患者由于遭受精神创伤,有的失去正常的思维和情感,尤其值得人们的同情和关照。医务人员应理解他们,应关怀、帮助、体贴精神障碍患者。对他们在治疗及生活上的要求应尽量予以满足,对不能满足的要求要耐心解释,讲清道理,不能对其态度冷漠或置之不理,要尊重、关心他们,保护他们的正当权益不受侵犯。

2. 认真了解患者病情　由于患者认知、情感、判断力等异常,并对自身生理功能和心理功能异常缺少认知和识别,不能正确地区别现实和幻觉,不能正确描述病情,因而医务人员一方面要通过患者家属或其他相关人员了解患者的相关信息和资料,另一方面也要认真观察、仔细了解患者的身心状况,以便尽快明确诊断,进行有针对性的适当治疗。

3. 克己尽责,正直无私　精神科的医务人员在工作中要自觉、自律、慎独,在任何情况下都要尽职尽责、一丝不苟地完成好医疗和护理工作,不能因为患者缺乏辨别能力、理智不清而随便应付。一些患者在生病期间由于意识障碍,失去控制能力而行为冲动,如有打人骂人现象等,医务人员对此要能够理解,要能忍耐、克制,要多些宽容,不予计较。不能因此而影响应有的诊疗工作。医务人员对患者要有爱心,对失去理智、精神有障碍的患者能够付出更多的爱心。

4. 理性地对待患者　精神科的医务人员在工作中对待异性患者要自尊自爱,言行举止要稳重、理性,要注意与患者保持一定的心理距离,不要使患者因产生误解而导致情感或其他方面的妄想。同时,对患者在生病期间的异常行为举止要注意为其严格保密,不向他人泄露。这也是精神科医务人员应遵循的职业道德要求。

5. 正确使用强制性措施　精神科的患者在病情较重、具有暴力倾向时是有很大危险性的:他们可出现自伤、伤人或造成严重的财产损失。在这种情况下,医务人员可以采取强制性治疗措施,以保护患者和他人安全。在患者的危险行为消除后,应立即解除强制性约束。医者不能把强制性措施作为报复、恐吓、威胁患者的手段,不应对没有精神疾病的患者或不伴有暴力行为的患者采取强制性措施。

6. 耐心对待病情反复的患者　由于精神障碍疾病的发病机制尚不清楚,加上一些患者生病期间病情本身不稳定,一些患者病情好转后又因各种内外因素的影响而病情反复的情况较多。因此,医生应有足够的心理准备,认真观察患者的病情,耐心对待情绪不稳定、病情反复的患者。不能因其病情迁延反复而厌烦、失去耐心。对情感性精神障碍的患者,更需要医生的精心、细心和耐心。医务人员对即将出院的患者及其家属要讲解一些有关疾病的知识,帮助他们识别疾病的复发,以便出现情况时能及时用药。对痊愈出院的患者也要做一些相应的工作,使他们在以后的生活、工作中遇到挫折时能正确合理地对待;积极地与患者家属及单位领导协商探讨,安排好患者痊愈出院后的生活和工作,使其能顺利回归生活和工作,顺利地融入社会,适应复杂多变的社会生活。

四、传染科伦理

传染病是由于致病性微生物侵入人体而引起的具有传染性的疾病。因传染病具有较大的传染性因此对传染科医务人员有一些特殊的伦理要求。

（一）传染科患者的特点

1. 传染病易造成疾病的传播扩散 传染病具有传染性。各种传染病都具有特异的病原体。病原体通过呼吸道、消化道、昆虫叮咬等途径，直接或间接进入易感者体内，使周围人群受到传染。传染病病房是各种类型传染病集中的场所，每一个传染病患者都是传染源，若隔离保护不到位，很容易造成疾病的传播和扩散。这就给医院的管理工作提出较高的要求。

2. 传染病患者的心理问题较多 当患者被确诊为传染病后，多会产生紧张、不安、焦虑、恐惧等心理。他们可因对所患疾病不了解而产生不安全感，严重的可能因恢复较慢而悲观失望，也可因担心子女、家人被传染，工作受影响而产生被限制感、孤独感和自卑感等，同时，又因社会上人们对传染病患者有偏见，也会加重患者的心理负担。

（二）传染科诊疗工作的伦理要求

1. 热爱本职工作，不断提高业务水平 传染病与其他疾病性质不同，它具有传染性、可能在人群中传播扩散的特点。治愈一个传染病患者不仅能使患者本人受益，还能有效地防止疾病病原体传染给他人，减少疾病在社会中的流行与扩散。因而传染科医务人员的工作具有较大的社会效益。传染科医务人员肩负着重大的社会责任，他们需重视和热爱自己的工作，并不断提高业务水平，以精湛的医术和强烈的责任感对待工作。要正确诊断、及时治疗，以避免延误患者治疗的时机。要管理好传染源，控制、切断传播途径，杜绝传染病蔓延。同时，一经确诊为传染病病例应及时上报，并积极组织治疗，防止传染病扩散。

2. 要严格执行消毒隔离制度 一个传染病患者不仅是疾病的患者，也是一个传染源。由于住院的传染病患者所患的传染病病种不同，还容易因为相互传染而患上新的疾病，形成交叉感染。为了使患者尽快恢复，也为了控制传染病的流行，保护社会的共同利益，医务人员应严格执行消毒隔离制度，牢固树立无菌观念和预防观念。切不可因自己工作疏漏，给他人带来不幸和痛苦，甚至促使传染病在社会上传播。在执行有关制度时，既要严格认真，又要向患者及其家属讲清道理，争取他们的积极配合。消毒隔离是传染病管理工作中的重要措施，也是医务人员从事传染病防治工作的主要内容，必须重视和认真做好。医务人员每天接触众多的传染病患者，随时有被感染的可能。因此，医务人员必须以高度的道德责任感切实做好隔离消毒工作。

3. 要有奉献精神 传染科医务人员每天接触传染病患者和传染源，每天都有被传染的可能。目前，有些传染病在人群中发病率较高，且还远没有根绝。因此，还必须有大批不怕脏苦累、不怕被传染的医务人员承担传染病的防治工作。医务人员要有无私奉献、不畏艰苦、忠于职守的精神。

4. 重视对患者进行心理疏导 传染病患者有较大的心理压力，他们害怕自己在医院被传染别的疾病，害怕家人被传染，害怕被亲戚、朋友、同事疏远、孤立等，医务人员要体谅、尊重他们，不怕脏苦累、不怕被传染，经常去探望他们，给他们以亲人般的关怀和温暖，帮助他们消除思想顾虑和不良情绪，使他们理解隔离措施的必要性，增强战胜疾病的信心，保持平和的心态，积极配合治疗以期收到较好的效果。

Note

111

本章小结

临床诊疗伦理问题	学习要点
概念	临床诊断,临床治疗,现代医学模式,医源性疾病
伦理问题	临床问诊、体格检查、辅助检查的伦理规范,药物治疗、手术治疗、心理治疗的伦理规范
伦理原则	患者第一原则,最优化原则,整体性原则,生命神圣与质量、价值统一原则,密切协作原则

目标检测

一、选择题

A1 型题

1. 临床诊疗工作中最基本的原则是( )。

A. 安全无害　B. 痛苦最小　C. 耗费最少　D. 患者第一　E. 疗效较好

2. 按照临床诊疗道德的最优化原则,医务人员不需要考虑的是( )。

A. 患者的地位　　　　　　B. 医疗安全　　　　　　C. 医疗效果

D. 医疗费用　　　　　　　E. 患者的痛苦

3. 询问病史的道德要求不包括( )。

A. 举止端庄　　　　　　　B. 态度热情　　　　　　C. 耐心倾听,正确引导

D. 全神贯注,语言得当　　E. 关心体贴,减少痛苦

4. 体格检查的道德要求包括( )。

A. 耐心倾听,正确引导　　　　　　　B. 操作正规,称量准确,质量达标

C. 同情和关心临终患者的家属　　　　D. 尊重患者,心正无私

E. 减轻痛苦,加速康复

5. 在辅助检查中,不属临床医生遵循的道德要求是( )。

A. 从诊治需要出发,目的纯正　　　　B. 认真细致,心正无私

C. 知情同意,尽职尽责　　　　　　　D. 综合分析,切忌片面

E. 密切联系,加强协作

6. 医生根据临床诊断选择相应的药物进行治疗所应遵循的道德要求是( )。

A. 严守法规　B. 公正分配　C. 加强协作　D. 合理配伍　E. 对症下药

7. 手术前的道德要求不包括( )。

A. 严格掌握手术指征　　　　　　　　B. 认真操作,一丝不苟

C. 手术动机纯正　　　　　　　　　　D. 患者或患者家属要知情同意

E. 认真制订手术方案,做好术前准备

8. 在心理治疗中,医务人员的道德要求包括( )。

A. 尽量满足患者的饮食习惯和营养要求　　B. "对症"下药,剂量安全

C. 忠于职守,严格管理,廉洁奉公　　　　　D. 患者或患者家属要知情同意

E. 要有同情心和帮助患者的诚意

9. 在康复治疗中,医务人员的道德要求包括(　　)。

A. 耐心倾听,正确引导　　　　　　B. 认真操作,一丝不苟

C. 减轻痛苦,加速康复　　　　　　D. 关怀与帮助患者

E. 忠于职守,严格管理,廉洁奉公

10. 对急诊患者,当手术是抢救患者的唯一方案时,最符合医学道德的做法是(　　)。

A. 考虑患者的选择

B. 立即进行手术

C. 在征得其家属或单位同意后,立即进行手术

D. 放弃手术

E. 患者拒绝手术时可不手术

A2 型题

1. 一位年轻的未婚妇女,因子宫出血过多而住院,她主诉子宫出血与她的月经有关,去年就发生过几次。医务人员决定按照她的主诉,施行相应的治疗。而一位正在妇科实习的女医学生和她很合得来,无话不谈。在一次聊天中谈及病情,患者如实说明自己是因为服用了流产药物而造成的出血不止,并要求这位医学生为其保密。该医学生的正确做法是(　　)。

A. 为患者保密,不告诉医务人员

B. 立即将其服用流产药物的情况告诉医务人员

C. 不把患者服用流产药物的情况告诉医务人员,但去告知院长

D. 力劝患者将其服用流产药物的情况告诉医务人员,并说明不告诉医务人员的后果

E. 把患者服用流产药物的情况告诉患者家属

2. 患者王某,男,28 岁,外地来京打工。因病急诊需住院治疗,手头只有 3000 元,但住院押金为 8000 元。王某在京无亲戚和朋友,无法凑齐押金。此时院方如何做最合乎道德?(　　)

A. 为了医院的经济效益,只有交了押金方能入院

B. 根据病情需要和最优化原则拟定最佳治疗方案

C. 先收入院,然后本着最优化原则,在 3000 元范围内拟定最佳治疗方案

D. 救死扶伤,不应掺入金钱成分,即免费为患者治疗

E. 不收入院,只在急诊进行必要治疗

3. 某中年男患者因心脏病发作被送到急诊室,症状及检查结果均明确提示心肌梗死。患者很清醒,但拒绝住院,坚持要回家。此时医生应该(　　)。

A. 尊重患者自主权,自己无任何责任,同意他回家

B. 尊重患者自主权,但应尽力劝导患者住院,无效时办好相关手续

C. 尊重患者自主权,但应尽力劝导患者住院,无效时行使干涉权

D. 行使医生自主权,为治病救人,强行把患者留在医院

E. 行使家长权,为治病救人,强行把患者留在医院

4. 患者,女性,51 岁,发热、头疼 1 天。医生要为她做腰穿检查,患者有恐惧感。从伦理要求考虑,临床医生应向患者做的主要工作是(　　)。

A. 要得到患者知情同意　　　　　　B. 告知做腰穿的必要性,嘱患者配合

C. 告知做腰穿时应注意的事项　　　D. 因诊断需要,先动员,后检查

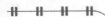

E. 动员其家属做患者的思想工作

二、简答题

1. 简述现代医学模式的转化对医务工作者提出了哪些伦理要求?

2. 临床诊疗应遵循哪些伦理原则?

3. 药物治疗有哪些伦理要求?

选择题答案

参 考 文 献

[1] 雷鸣选,徐萍风. 医学伦理学[M]. 北京:科学技术出版社,2018.

[2] 焦雨梅,穆长征,刘自忍. 医学伦理学[M]. 镇江:江苏大学出版社,2016.

(青海卫生职业技术学院　武玉清)

Note

第六章　护理伦理

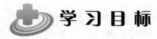
掌握:基础护理、整体护理的伦理要求;妇产科、儿科、恶性肿瘤患者护理的特点及伦理原则。

熟悉:心理护理的道德要求;老年患者护理、精神病患者护理、门诊、急诊护理的伦理要求。

了解:护理伦理的意义和作用;精神病护理的伦理要求。

 案 例 引 导

　　患儿王某,男,3岁。因误服5 mL炉甘石洗剂到某医院急诊。急诊医生准备用25%硫酸镁20 mL导泻,但将"口服"误写成"静脉注射"。治疗护士拿到处方后,对25%硫酸镁静脉注射产生疑问,但又自己拿不准,同时也没有按照查对制度的相关要求向医生问清楚情况,心想:"反正是医嘱,执行医嘱是护士的职责"。于是治疗护士机械且武断地将20 mL 25%硫酸镁给患儿静脉注射,不久患儿便因出现高镁血症导致呼吸麻痹而死亡。

　　分析思考:我们应该对案例中的治疗护士的行为做怎样的伦理分析? 基础护理工作有哪些伦理要求?

　　护理工作是临床医学工作中不可缺少的、不可替代的重要组成部分。护理工作人员不仅担负着护理诊断、护理治疗的责任,同时还担负着配合医生使患者处于最佳的健康状态和延长生命等重任。因此,护理工作人员需要在护理伦理理论和实践的指导下,掌握护理伦理道德的基本要求,掌握现代医学模式框架下的整体护理、心理护理新知识,扎扎实实地做好工作。

第一节　护理伦理概述

一、护理伦理的含义及特点

(一) 护理伦理的含义

护理伦理是指护理人员在护理工作中所遵循的调整与患者、与其他医务人员(如医

Note

生、医技人员、管理人员、后勤人员等)及其与社会之间关系的行为准则、规范的总和。

护理伦理作为一般社会道德在护理学科中的体现,其实质是在一般社会道德基础上,根据护理专业的性质、任务,以及护理岗位对人类健康所承担的社会义务和责任,对护理工作者提出的护理职业道德标准和行为规范。

护理伦理是医学伦理学的重要组成部分,是调整和解决护理实践中人与人之间关系的行动指南。护理工作面临的伦理问题主要包括:如何建立融洽的护患关系,在对患者的护理过程中如何保护患者的自主权,如何和其他医护人员打交道,如何公正分配护理保健资源等。

(二) 护理伦理的特点

护理伦理规范作为护士的职业道德,除了与医学职业道德之间有相识之处,还具有如下其自身的特点。

1. 护理伦理的主动性与护理工作的灵活性 俗话说,"三分治疗,七分护理",可见护理工作的艰巨性和重要性。因此在护理工作的过程中,要求护理伦理的主动性。护理伦理的主动性则要求护士在常规护理工作中主动、积极、热情地去执行相关的制度,而不是刻板地消极应付。尤其在特殊的情况下,如遇到急危患者,为了抢救患者的生命,护士要有过人的勇气,突破常规的限制,主动积极地去承担一些抢救任务。护理工作要求护理工作人员必须以医学知识、护理学知识等科学理论为指导,严格执行操作规程,严格执行医嘱,不容许有丝毫个人马虎。但是在临床工作中,尤其在一些特殊情况下,如危重患者的抢救、急诊患者的临时处置等情况发生时,不能消极等待医生、等待医嘱,而要灵活机智地采取果断措施,具有应急能力,主动承担一定的治疗和抢救任务,这是特殊情况下,对护士的特殊道德要求。

2. 护理伦理的协调性与护理工作的整体性 护理工作的服务性决定着在执行治疗和护理过程中,护士必须恪守道德,时时配合医生的诊疗需要,尽力为患者创造适合于诊疗的环境和条件,使诊疗和护理得到协调一致性。南丁格尔曾经说过:"人是各种各样的,由于社会职业、地位、民族、信仰、生活习惯、文化程度不同,要使千差万别的人都得到治疗和康复所需要的最佳身心状态,这本身就是一门精细的艺术。"由此可见,人是一个复杂的综合体,生活在社会各种复杂的关系中,而每个人的一生都曾扮演患者这个角色。用整体观念看待疾病是新的医学模式的特征之一,生物、心理、社会等诸多因素对人的健康与疾病的发生、发展和转归都有着直接或间接的影响。现代护理模式是用整体性和系统性的观点看待疾病和护理工作的,将心理护理、躯体护理和社会护理有效地结合起来,以此达到良好的护理效果。

3. 护理伦理的自觉性与护理工作的科学性 护理工作关系到人们的生命和健康,这种特殊关系要求它必须具有严谨的科学性。严格操作规程和准确执行医嘱是对护士的基本要求。许多护理操作规程是从深刻的教训中总结出来的,而护理管理制度则是经过一个多世纪造就出来的护理实践精髓。护理工作的科学性,要求护士在护理患者的过程中做到准确、及时、无误。同时也要做到四勤,即:腿勤,经常深入病房,观察病情,发现问题及时、主动报告主治医生;嘴勤,常与患者交流,使患者放松心态,积极配合治疗,避免不良情绪产生;手勤,保持病房干净舒适,使患者有一个良好的就医环境;脑勤,做好常规护理记录,分析患者生命体征的细小变化,为治疗提供重要的依据。由于护理工作的特殊性,因此护理伦理要求护士必须具有高度的责任感和事业心,在与患者的交流中了解其不同的脾气、性格和生活背景,调查清楚可能致病的心理因素与社会因素,有针对性地进行疏导、安慰,主动地做好心理护理和社会护理,帮助患者有效地消除紧张情绪和焦虑,使患者树立战胜疾病的信心,积极配合治疗,早日恢复健康。

4. 护理伦理的责任性与护理工作的广泛性　护理伦理的责任性主要体现在护患、护士与患者家属及护士与医务人员之间三个方面。

(1)护患道德责任:强调尊重和爱护患者,护患双方联系最多、关系密切,这不仅需要从护士那里得到医疗技术服务和生活的照料,还希望从护士那里获得精神支持和心理的安慰。因此,尊重和爱护患者是护士道德最重要的要求。

(2)护士与患者家属的道德责任:要重视与患者家属的沟通,经常换位思考,体会家属的痛苦,在不违背原则的情况下,尽可能满足患者及家属的要求,做到以情服人,增加患者和家属对护理工作的理解和信任。耐心解答家属提出的护理方面的问题,对病情和治疗方面的问题尽可能让医生回答,以免医护回答不一致而引起不必要的纠纷。根据家属的文化素质选择相应的语言,尽量使用非医用术语,避免使用一些让家属误会的词句。护士要做到病情、治疗、护理心中有数,这是与家属进行有效沟通的前提。

(3)护士与医务人员之间的道德责任:医护之间的道德原则是团结合作、主动配合、相互支持、相互学习、同心同力为患者服务。在护理队伍中,老、中、青三代共同承担着护理的任务,所以,搞好护士之间的关系,对于提高医院的护理质量,发展护理事业十分重要。

护理工作具有内容广泛、形式具体、对象复杂多样的特点。从护理对象来看,护士面对患有各种疾病的患者;从护理内容上来看,有基础护理、整体护理、特殊护理等;从护理方式上来看,有躯体护理、心理护理、自我护理、社区护理等。护理的场所既面向医院,也面向家庭、社区乃至整个社会。护理工作要因人而异,因病而异,因客观条件而异。因而护理工作具有广泛性。

二、护理伦理的意义与作用

在医院管理工作中,护理工作与和谐医患关系有着密切联系,优质护理活动实施得好的,医患关系表现得和谐。因此,加强护理人员的伦理教育,树立护理人员正确的思想道德观,对改善医患关系有着十分积极的作用。

(一)护理伦理的意义

学习护理伦理不但可以提高护士的道德认识,激发护士的义务和责任感,提高护士的道德水平和奋发进取的事业感,同时还能够满足社会对护理的需求,更好地为护理科学发展做导向。护士面对的是有思想、有感情的患者,护士要带着爱护、同情的感情不厌其烦地为其护理、治疗,带着最大的职业涵养去理解患者的痛苦。因此,人类需要情感,特别是患者更需要。护士的道德情感包括同情感、责任感、事业感,不同的患者有不同的情感需求,护士要根据患者的实际情况拟定从入院到出院一整套全方位的护理、治疗措施、健康宣教,使患者调整自身心态,积极地配合治疗。

(二)护理伦理的作用

1. 有利于促进护士自身素质的提高　职业道德是提高护士自身素质的重要因素之一。护理道德水平的高低正是衡量护士自身合格与否的试金石。一名合格的护士只有具备高尚的职业道德,忠诚于自己所从事的事业,在面对常规、琐碎而又繁忙、细致的日常工作时,才能最大限度地发挥出专业技术能力,圆满地完成护理工作。加强对护士素质的培养又能促进良好护理工作的巩固与开展。

2. 有利于建立新型和谐的医疗人际关系　医疗人际关系主要包括医患关系和医际关系两个方面。在临床过程中,护理工作的范围很广,经常与医生、医技、后勤人员、行政管理人员交往接触。由于护理工作的广泛性和直接性,护士与患者直接的接触最多,医生的治疗方案要通过护理人员实施,患者的病情变化、身心状态要通过护理人员的细心观察传递给医生。可见,护理人员是医生与患者、医技人员与患者的中介,其道德水平直接关系到医、护、患三者能否协调一致、配合默契,能否形成平等、尊重、支持和合作的新型的医疗关系。

3. 有利于促进医疗质量的提高　虽说医疗质量受多种因素的影响,但主要取决于医务工作者的两个因素:一是医术水平;二是医德水准。两者相互作用,互为条件,其中医德是提高医疗质量的动力和保证。在医疗工作中,护理工作集中在对患者的护理、关怀和照顾,护士与患者的接触比医生更为直接、更为连续、更为密切、更为了解患者的心愿和利益所在。护士担负着医疗第一线的工作,掌握着第一手资料,其工作量大、面广,内容繁杂、具体,技术性强,责任重大。患者健康的恢复对护士的依赖有时甚至高于对医生的依赖,这充分说明护理工作在医疗工作中的地位和作用,护理工作是医疗工作各个环节不可缺少的重要组成部分,没有良好的护理水平,医疗质量难以提高。

4. 有利于医院管理水平的提高　我国著名的护理学家王琇瑛早在 20 世纪 40 年代就指出:"国家不可一日无兵,亦不可一日无护士。"可见护理工作尤为重要。护士就像战场上的战士一样,护卫着人类的生命和健康。在医院,护士负有管理责任,又对病区的物品和设备等有使用权和保管权。护理伦理能够培养护士在护理工作过程中高度的责任感,使其恪守其职,各负其责,自觉地遵守各项规章管理制度,从而保证良好的医疗秩序,促进医疗护理质量不断提升。

5. 有利于促进护理人才的培养　随着现代医学模式的转变,由以疾病为中心的模式转变为以患者为中心,这是对护士的自身发展提出了新的更高的要求。过去在整个医疗过程中医生占主导地位,护士只是从属地位,现代护理模式拓宽了护理工作的领域,丰富了护理工作的内容,护理服务不仅存在于医院,而且还涉及了家庭、社区等。护理伦理观念的形成不但有利于培养护士工作的积极性,同时更能够不断地提升护士的道德素质。

知识链接

第二节　基础护理、整体护理与心理护理

一、基础护理伦理

随着医学模式的转变,护理工作的中心转向"以患者为中心"及"以人的健康为中心"。在疾病的发生、发展中,患者心理、社会因素起了重要作用。基础护理工作面对的是整体的人,因而要对患者提供全方位的护理、关怀和照顾,从认识社会环境中的各种有害因素,来了解患者的各种个性特征和心理状态,从整体的、负责任的角度去完成护理工作,使护理工作的领域不断扩展和深化。

(一) 基础护理的特点

1. 基础护理工作的常规性　基础护理是为不同科室的各种患者提供安全和适合于治疗及康复的环境,提供基本的个人卫生护理,解除疼痛、不适和避免伤害,保证足够睡

Note

眠,维护合理的营养与正常的排泄,做好辅助检查和采集标本,给予心理护理和咨询,执行药物及其他治疗,观察病情,监测生命体征及做好各种护理记录等。各项工作都带有经常性和周期性的特点。

2. 基础护理工作的协调性　基础护理在为患者提供医疗、休养环境的同时,还承担着为基本的医疗诊断工作提供必要物质条件和技术协作的任务。如医生需要使用的一般器械、辅料仪器设备等,大都由护理人员支领、保管、消毒备用,同时医疗计划与医嘱的落实,有的是医生操作护士配合,但多数时候则是护士单独执行。因此,医护彼此间必须相互配合,协调一致,彼此监督,方能完成医疗任务。另外,基础护理工作还对护士之间、护士和患者之间、护士和各个科室间的关系起着协同作用。

3. 基础护理工作的科学性　基础护理工作的内容既平凡、琐碎,又有很强的科学性。患者在患病过程中,由于不同的致病因素和疾病本身的特性,使患病机体的功能活动、生化代谢、形态结构等方面都可能发生某种程度的变化,这些变化又会导致生理需要和生活上的变化。因此,在护理上特别要求护士必须运用所学的医学理论和护理学知识来护理患者,以保证患者生命健康和促进患者早日康复。

（二）基础护理的伦理要求

1. 刻苦学习,精通业务　护理学是一门理论性和实践性都很强的学科,同时又是一门自然科学和社会科学相结合的综合性应用学科。护理人员只有刻苦学习才能掌握为人民健康服务的过硬本领。基础护理是护理工作中最为基本和常规的工作,是护士主要、基本的工作任务。护士要做好基础护理工作,就必须打好基础,熟练掌握护理学基本知识和基本技能,并不断提高自己的业务水平,逐渐达到精通的程度。

2. 认真负责,一丝不苟　基础护理工作的好坏,直接影响着患者的生命和健康。因此,护士必须经常到病房巡视患者,密切观察病情变化、仔细周密、审慎地对待每项工作,防止出现差错。严格执行"三查七对"制度（三查:操作前查、操作中查、操作后查;七对:查对床号、查对姓名、查对药名、查对剂量、查对时间、查对浓度、查对用法）和各项操作规程。不放过患者的任何疑点,时刻把患者的身心健康放在首位。

3. 热爱专业,安心本职　护理专业在现实中还是一个高尚而欠稳定、光荣而不太受热爱的专业,由于社会上一些消极因素的影响,加之个别护理工作人员对基础护理的意义认识不足,以致不安心工作,影响基础护理工作的质量。通过护理教育,要求护理人员摒弃对护理工作的各种偏见,充分认识到基础护理工作是实现自己人生价值的一项有意义的、人道的、科学的工作,从而逐步增强对护理事业的热心与安心。

4. 团结协作,彼此监督　为了治病救人的共同目的,护士与其他医务人员尤其是与医生之间必须团结合作,协同一致地完成各项医疗护理任务。护士同其他医务人员之间的协作是相互的、互利的,不能以自我为中心,要采取积极主动的态度,这样才能达到实质性、持久性的合作。医护人员在彼此协作过程中,要互相监督。在医院内部医护之间也要开展监督和批评,医护人员对别人的忠告、批评等应抱着虚心接受的态度认真对待。

二、整体护理伦理

整体护理是现代护理观指导下的护理实践,通过确立整体护理观,发掘护理工作内涵,全面实施规范化管理,从而调动各级护理人员积极性,使患者对护理工作满意率稳步上升,护理质量得到全面提高。

知识链接

Note

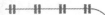

（一）整体护理的概念

整体护理是以患者为中心，以现代护理观为指导，以护理程序为基础框架，并把护理程序系统化地用于临床护理和护理管理的工作模式。整体护理道德（morality of systematic nursing）是指相应于整体护理工作模式的道德要求。它是美国乔治梅森大学护理与健康科学学院袁剑云博士，在国外总结近20年来的护理经验，根据中国的护理现状和需要所提出的一种临床护理模式。整体护理的宗旨是根据生物-心理-社会医学模式的要求，深层次地去了解疾病和健康，帮助患者改善和适应各种环境，从而达到最佳的身心健康状态。

（二）整体护理的特点

1. 护理过程的整体性　护理过程的整体性方面表现在护理工作中应把患者视为生物的、心理的、社会的、发展的人，应达到身心的统一、与社会环境的统一。在重视人的共性时必须注重每个患者的个体差异。整体护理强调以患者为中心，根据患者实际需要主动安排护理工作内容，解决患者的整体健康问题。另一方面，整体护理的开展是护理管理、护理制度、护理科研、护理教育等各环节的整体配合，共同保证护理整体水平的全面提高。

2. 护理对象的参与性　整体护理变革了过去单纯的疾病护理，强调身心的整体性护理。在整体护理中，只有调动护理对象的主观能动性，患者有了达到身心健康和适应环境的要求，树立对自己健康负责的意识，认识到自己在战胜疾病中的主体地位，才能主动积极地配合医护人员为个体的健康恢复而共同努力。护理人员为调动患者的主观能动性，需指导患者掌握必要的医疗卫生知识和自我护理方法，正确认识疾病，消除顾虑，自觉纠正不良的卫生习惯；同时护理人员要激励患者树立信心和勇气同危害健康的因素作顽强斗争，促使整体护理取得良好效果。

3. 护理手段的科学性　整体护理强调以护理程序为框架，对患者进行身心整体护理。这种护理程序提供了动态的、连续的、有反馈的科学工作方法，是护理工作中"以患者为中心"思想的具体体现。"动态的"是指把静态的关系引入动态的运行中，根据患者整个病程的各个阶段，因患者需求的变化采用不同的护理手段；"连续的"是指护理程序虽然分评估、计划、实施、评价和修订计划等阶段，但整个护理过程围绕患者进行工作，使护理工作有根有据、有条不紊、环环相扣、密不可分、有始有终地进行；"有反馈的"是指这一过程是通过采用护理措施后经过评价来决定下一步护理决策和措施，不仅是对患者提供更高质量的服务，也是护理工作本身的提高。这实际上就是PDCA工作循环（PDCA即计划、执行、检查、处理），这个工作循环是一个螺旋式上升的过程，每一次循环，工作都上升到一个新的平台。

（三）整体护理的伦理要求

整体护理是随着现代社会的文明进步及护理学科的发展而出现的一种以护理程序为基础的现代护理工作模式，主要伦理要求如下。

1. 树立整体意识，强化协调统一理念引导　整体意识是要求护士树立整体护理观，视护理对象为生物的、心理的、社会的、整体的人，从患者身心、社会文化的需要出发，去考虑患者的健康问题及护理措施，解决患者的需要。在整体护理工作中，要求护士从对患者生命体征的监测到护理表格的填写，从护理计划的制订到护理品质的评价，都要以护理的程序为框架。护士从多个环节、多个维度，协调一致地对患者进行护理，使之产生最佳的护理效果。在临床护理工作中应当加强护理工作人员的这种整体意识，强化其协调统一的工作理念。

2. 勇于承担重任,工作积极主动　整体护理以护理程序为基础,这就使护理工作摆脱了过去多年来靠医嘱加常规的被动工作局面。护理人员的主动性、积极性和潜能都将得到充分发挥,整体护理的实施,医院新业务、新技术的开展(如 ICU、器官移植等),使护理职能不断扩展和延伸,任务越来越重。因此,护士要真正地为服务对象解决健康问题,就必须积极主动、勇挑重担。

3. 全面关心患者,积极开拓进取　现代护理观念要求护士把患者看作整体的人,要以患者的健康为中心,不断提高人们的健康水平。拓展整体护理是我国护理改革的"突破口",是与国际先进护理模式接轨的正确途径。系统地贯彻护理程序,是我国护理现代化发展的基础,也是护理学理论的新发展,它不仅扩大了护理学的范围,也丰富了护理学的内容。在整体护理过程中,始终贯彻着"以护理对象为中心,以满足护理对象需要为基础"的理念。影响患者健康的因素是多方面的,这就要求护士不能只盯着患者的喜好、社会交往等,还要了解患者的心理、情绪状态,努力使患者处于最佳的生理和心理状态,以利于康复,这也要求护士必须不断地充实自己,积极地开拓进取。

三、心理护理伦理

(一) 心理护理的含义

心理护理又称精神护理,是运用心理学的理论和方法,通过探索患者的心理活动规律,采取相应的心理措施,解决患者在疾病过程中出现的心理问题,使其趋向康复的过程。

(二) 心理护理的特点

1. 以语言交流为手段　心理护理主要是通过护患之间的沟通与交流来进行的,这与一般护理活动不同。护士通过语言的交流,帮助患者消除顾虑,调整心态,解开心结,排遣情绪,以便有利于恢复健康。语言恰当运用有时候往往能够起到药物达不到的作用。俗话说"良言一句三冬暖,恶语伤人六月寒"。这说明美好的语言是一剂良药。

2. 以解决患者的心理问题为中心　患者的心理问题主要包括四个方面:需要得到尊重、需要得到理解、需要得到信息、需要得到安全。伴随着疾病的发生和发展,患者在生理上发生器质性病变的同时,很多情况下会伴有心理上的不良反应。有时则是心理上的问题直接导致了生理上的病变,甚至根本没有生理上的病变,患者只是因为不良的心理反应就会产生病态感觉。心理问题必须使用心理方法来解决,所谓"心病还需心药医",心理护理正是以解决患者心理问题为中心,开展的相关护理活动。

3. 护理过程应讲究方法和策略　心理问题的解决通常不像躯体问题那样有成熟的方法可以遵循,而是十分复杂的,往往是每个患者的每个问题都需要一种独特的解决办法,所谓"一把钥匙开一把锁"。已经成为套路的方法常常会引起患者的戒备产生逆反心理,而难以达到好的效果。因此,护士应该别出心裁,讲究策略,为每个患者的每个心理问题找到恰当的解决方法。

(三) 心理护理的伦理要求

心理护理是具有高度科学性和艺术性的护理活动,会涉及患者的内心世界。这对护士提出了较高的道德要求。

1. 广博的人文知识、健康的身心素质　护理人员除具有医学、护理学的专业知识外,还必须掌握人文医学知识,如心理学、社会学、美学、道德学等知识,才能适应护理工作的需要,真正做好心理护理工作,护理人员必须具备事业心、责任心和同情心。同时,护理人员自身应具有健康的身心素质,才能用健康、稳定的心态来影响、帮助患者。

2. 良好的专业精神、诚意助患 为了更好地帮助患者,护士必须了解专业的心理学知识,熟练掌握对患者的心理干预方法,并具备与患者的语言沟通与心理沟通技能。同时,在护理过程中遇到困难时,护士也不宜随便放弃,而要以高度的责任感和良好的专业精神,以良好的心态探索帮助患者的方法,直至患者向你开启心扉。

3. 尊重患者、保守患者隐私 患者即使有心理问题,甚至有严重的心理疾病,他也仍然享有人格尊严,仍然有得到他人尊重的权利,护士应该尤为理解患者因心理问题或心理疾病所受的痛苦与折磨。护士在心理护理中获知患者的不寻常经历或心理伤害后,不可对患者产生歧视心理,更不可当面嘲讽患者,否则不仅导致心理护理失败,还会导致护患关系破裂,甚至发生护患纠纷。护士应该真心尊重患者,并严格为其保守隐私,以利于患者的康复。同时,安全、安静(相对)的环境,是医疗保障的重要内容,也是心理护理的要求。护理人员要努力保持病房的清洁和安静,防止交叉感染和噪声,保持病房空气清新,温度、湿度适宜等。保持病房清洁卫生,使患者处于一种洁净、舒适和美好的环境中。

知识链接

第三节 门诊、急诊护理伦理

一、门诊护理伦理

门诊的患者流动较大,门诊护理的一般工作内容和住院部门一样,以患者为中心,进行一系列的治疗护理、心理护理、卫生宣教、消毒隔离的护理科研等,要求护士具备认真的工作态度和精湛的护理技术去完成循环往复的日常工作。同时,门诊护理及其伦理也具有其特殊性。门诊患者通常尚未诊断明确,需要进行各项检查、检验,并予以注射、换药等处置。各个不同门诊部门的护理工作各具特色,又需要有比较全面的知识技能,以提高患者的诊治效率及安全性。

1. 导诊护理伦理 导诊护士是一个医院的"名片",其言行举止代表着医院的形象,也是确立患者对一个医院初步印象的首要之人,因此,要求导诊护士热情接待、主动提供帮助,减少患者及家属初来医院的茫然,使之感觉到亲切和温暖,获得及时的指导和帮助。导诊和患者交谈的时候应注意谈话态度及语言,要保持稳定的情绪和平静的心态,自然亲切,大方礼貌,发音吐字要缓慢清晰,声音委婉柔和,速度适中,适当配合手势与表情,并根据患者的病情、职业、年龄、文化水平和性格的不同,选择合适的导诊方式及语言表达方法,使患者均得到良好的指导。

另外,导诊护士需具备丰富的知识,能够简短明了地询问病史,综合分析进行初步分诊,减少患者往返次数。同时眼要观六方,随时发现就诊患者的变化,对较重的患者应提前诊治或送急诊室处理。

2. 注射室护理伦理 注射室是执行门诊、急诊医嘱的主要部门,患者既有初诊者又有复诊者,既有老人又有儿童,既有传染病患者又有普通病患者。注射途径多样,包括静脉注射、肌内注射、球后注射、颞浅动脉注射等,这就要求护理人员认真执行"三查七对"制度和技术操作规范,做好个人手卫生,加强卫生宣教,关心体贴患者,态度和蔼,还需勤问、多看。如注射前询问患者过敏史并确定是否要皮试,注射过程中认真观察药敏结果及患者的情况变化,做好消毒隔离,在与传染病患者接触后要及时进行消毒处置,再给其他患者注射,不要将病原体经护士手或工具传染给其他患者。

3. 门诊处置室护理伦理 门诊换药室和门诊手术室均属门诊外科范畴,两者在护理伦理方面有着许多共同之处。处置室要求定期消毒,与医生通力合作,共同服务患者,处置患者时要求无菌操作,动作轻柔,不加重患者痛苦,在清创和换药时尽可能减少操作性损伤。加强与患者及家属的沟通,根据条件规定确定手术范围,强调有利无害原则,注重隐私保护,尊重患者人格,尊重医生技术和指导,不诋毁他人,争取最佳医护协作和疾病的最佳康复,处置患者时需细心、耐心与爱心,建立良好的护患关系。

4. 医技科室护理伦理 医技科室护理工作主要配合各种检查准备及检查后监护及观察,如胃肠镜检查室、造影检查室的护士要认真进行检查前的解释和指导,对有创或可能对患者产生不良影响的检查要向患者详细解释,并说明检查的必要性,消除患者的紧张及焦虑,获得患者的同意,减少患者等待时间,使患者以更良好的状态进行检查。如果患者家属要求检查结果保密,不向患者告知,护士需配合医生完成患者家属的要求,做好保密及解释工作。

二、急诊护理伦理

急诊患者病情紧急、复杂、危重,患者就诊时间、数量、病种随机性较大,对救护时限、救护技术要求较高,因此急诊护理工作风险性更高、紧迫性更大。急诊护理也易发生伦理困境,伦理困境是指护理人员所面对的伦理问题,情况复杂、左右为难、进退维谷的情景。作为急诊护士,需具备较高的伦理素养和防范意识,做好急救预备工作,可以迅速进入抢救执行状态,提升整体救治质量。

1. 严格按制度规范执行 急诊患者紧急就医,在短时间护理过程中,要充分体现护理职业特质的伦理原则,如"尊重""不伤害""公正""自主""守密",而制度是规范、约束各项医护活动以达到预防风险事件、实施安全管理的核心内容,在急诊救护工作中,护士需严格执行"三查七对"、无菌操作、等级护理制度,保证患者用药安全,减少护理操作带来的感染,对患者病情充分评估、及时治疗,使患者获得最高效的救治。

2. 提高沟通效率与质量 急诊工作紧急,时间就是生命,与患者家属的沟通过程需高效有质量,使患者及家属能与医护在尽可能短的时间里做好沟通,并取得患者和家属的信任、理解和配合。护理过程要充分体现耐心、爱心,以及深切的同情心,并尽最大的努力做好救治工作。急诊患者及家属因疾病突发,心理准备不足,对疾病认识不够,容易产生恐惧并使其情绪不稳定,心情急躁,说话容易激动。因此,医护人员面对患者及家属的问询,要态度和蔼、耐心细致、不怒不躁,以此起到安慰及镇静的作用,并提高患者及家属的配合及满意度。

3. 熟练掌握急救护理技能 急诊科患者的病情急、危、重,护士也承受着巨大的心理压力,尤其在抢救的过程中,医护的救治操作熟练性及专业性尤为重要,护士需熟练掌握急救技术和操作,如吸氧、插管、采血、建立静脉通道、监护、吸痰、除颤等。另外,在自然灾害或食物中毒等情况下,接收批量患者时,护士需熟练掌握救护技能的同时,还需要一定的组织协调能力,识别危重患者并集中人力、物力进行救治,以使有限的医疗资源尽可能发挥最大的医疗作用,取得最佳的整体医疗效果。

知识链接

Note

第四节 特殊患者护理伦理

一、妇产科患者护理伦理

妇产科疾病诊治往往涉及并暴露生殖系统，以及涉及生育、婚姻、家庭、社会等隐私性很强的问题。由于女性的害羞心理导致许多患者不愿详细向外透露诊疗信息，不能正确叙述疾病的症状和体征，不愿及早就医检查，从而隐瞒病情，耽误病情。有患者就诊时即感难以启齿，不愿在公共场合诉说病情或有意隐瞒病情，甚至拒绝妇科检查、治疗和护理。一部分患者表现为心理异常，如：绝经前期女性和不孕患者常伴有抑郁症状或恐惧心理；某些高度紧张的产科患者，认为治疗和护理会导致意外发生等。医生在高度怀疑某种妇科疾病时，需要了解患者的月经史、婚姻史、生活方式等，却因患者的焦虑、紧张、害羞、忧郁、自卑等心理，导致病因不明确，不能及时掌握并去除病因及诱因。因此，妇产科患者的护理充满挑战，处理不好极易引发伦理冲突。

（一）尊重原则

尊重原则包括尊重患者的人格、隐私、自主权及知情同意权。

1. 尊重患者人格 不可否认，有些妇产科患者，如部分性病患者在感染性传播疾病前后，的确有直接或间接的不正当行为，作为医护工作者，护理的是患者，对患者应持有尊重、不伤害原则，对这些患者应更多一些关心、爱心，尊重其人格，避免伤害性言辞及态度，多一些交流与沟通，加强安慰及鼓励，减轻其思想顾虑，取得信任，这样也有利于疾病的诊治。

2. 尊重患者隐私 患者有权要求个人信息的保密。如部分妇产科患者未婚先孕或有流产史、不孕症、性功能障碍、性传播疾病等，大都希望能保守秘密，不被他人知道病情。另外，法律规定对一些目前人们尚未宽容接纳的疾病，如艾滋病、性传播疾病患者的病史资料也有所保护。作为护理人员，在与患者交流时应单独访谈，对患者提供的信息和身份要绝对保密，不得有意或无意地将其向外透露、散布或传播，不可冷嘲热讽、调侃戏谑，不可将患者的隐私当作笑料交谈，将患者从社会道德和舆论的桎梏中解脱出来，减轻其思想压力，使患者的工作、生活、家庭等均不受到影响，亦有利于患者的康复和社会和谐稳定。

3. 尊重患者的自主权 社会学家比彻姆和查尔瑞斯提出，医疗护理行为要尊重患者做出的决定即尊重自主权。为患者提供当前条件下最佳的治疗和护理，是对患者合理要求的尊重；当患者的要求暂时无法满足时，也应该以尊重为前提，善言相告，耐心做好解释工作。患者接受治疗和护理时，希望得到最适宜的护理服务是合理的要求；患者虽然有一定的作为教学对象的义务，但也有权利拒绝各种类型的见习示教，甚至拒绝让实习学生进行护理操作。否则，就是侵犯患者自主权。

4. 尊重患者的知情同意权 知情同意包含两层含义，即知情和同意，其中知情是同意的基础，同意是进一步治疗的关键，保护患者的自主权是核心。患者有权知道即将进行的治疗和护理操作的利与弊，有权知道备选方案，有权做出不同意治疗和护理方案的决定，也有权拒绝作为见习示教的模特或参与医学试验，有权知道与自己相关的治疗方

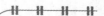

案和护理信息,并可以自主选择。

（二）审慎原则

审慎原则要求护理实践各个环节做到认真负责,谨言慎行,制订完善的护理方案,并规范地执行护理操作。护理教学时尤其应注意言语审慎,使未来的护士了解护理的原则。护士与患者交谈时,要用科学的、文明的、亲切的语言,不能随意地、粗暴地回答患者的问询。如有不慎,就可能导致医源性疾病、医源性感染,甚至产生护患矛盾,引发纠纷。

（三）无伤害原则

无伤害原则是指尽最大努力,不给患者带来肉体和精神上的痛苦、损伤、疾病甚至死亡。护理或教学时应该最大限度减少患者的身心痛苦,保护患者生命安全,避免因护理不慎而使患者遭受伤害。临床较为多见的情况是因一些临床护理操作不熟练、病情评估不准确或未严格执行无菌操作原则,甚至发生打错针、发错药等情况,均会增加患者痛苦甚至危及生命,从而引发护患纠纷。

二、儿科患者护理伦理

儿科的患者是未成年儿童,大多数不能自述病史或表达不准确,这给护理人员了解病情带来很大困难,同时儿童身体发育尚未成熟,对护理操作的耐受力差,就更增加了护理难度。在护理工作中,面对这一特殊群体,面对自我保护意识和法制观念不断提高的家长,护士遇到了前所未有的冲击与困惑。要充分运用护理伦理学知识正确处理好与患儿及家长的关系,顺利实施护理工作,圆满完成儿童的护理任务。

1. 尊重患儿的知情同意权 知情同意原则强调诊疗工作以患者为中心,更多地关注对患者人格尊严或个性化权利的尊重。知情同意原则是自主原则,其核心是指临床上具备独立判断能力的患者,在非强制状态下,充分接受和理解各种与其所患疾病相关的医疗信息,在此基础上对医务工作者制订的诊疗计划自行决定取舍。患儿处于父母的合法监护下,且儿童通常被认为是孩子,孩子是应该听大人的,更不容说是事关生命的大事,因此在护理行为的选择过程中,常常忽略患儿的知情同意、自主决定权,家长常常会替患儿做出决定,不告诉孩子即将进行的治疗、护理操作方式,父母和孩子经常会因此发生冲突,也导致了患儿不知自己将面临的是什么样的处置而恐惧不安。在临床护理工作中如静脉穿刺、指尖采血等一些创伤性较小的操作常常是没有提前告知患儿就开始进行,对少数不合作的患儿,则是采取家长协助强迫执行,没有尊重患儿的知情同意权和自主权。甚至有些儿童家属会以"听话,不然让护士给你扎针"这样的言语恐吓孩子,因此患儿会表现出对医务人员的恐惧,甚至害怕所有穿白大衣的人。因此,为了患儿更好地得到诊治、护理,需要尽可能与患儿沟通,尊重患儿的知情同意权,获得患儿的配合。

2. 尊重患儿的隐私权 隐私权是公民以自己个人生活秘密和个人生活自由为内容,禁止他人干涉的一种权利。由于部分家长和医护人员尚未重视患儿的隐私权,认为孩子还不懂事,因此常常在众目睽睽之下询问病史、进行体格检查以及开展导尿等诊疗工作,没有尊重患儿的隐私权。患儿家长对医疗服务要求高、维权意识强,同时由于护士人员配备不足,常常导致患儿的护理需求不能及时被满足,因此也容易增加矛盾,从而引起护患冲突。只有真正做到了尊重患儿的各种权利,遵循伦理原则,维护患儿的切身利益,才能改善护患关系,才能得到患儿以及家长的理解和支持,避免发生护患纠纷。护理过程中首先从自身做起,树立自觉维护患儿隐私的意识,在操作中注意避免暴露与操作无关的部位,并使患儿乐于配合,必要时在病床周围拉上围帘,使其成为独立的单元,让其家

Note

125

长陪同,使患儿产生安全感。

3. 不伤害及有利原则 同成人科室一样,儿科护理工作中也应遵循"救死扶伤,防病治病"的有利原则,努力使患儿受益,关心患儿的主客观利益,对患儿及其家长履行仁慈、有利的道德行为。通过具体解释各项操作的必要性,体现"以患者的利益为中心"的原则。在面临治疗方法的选择时,首先考虑的是抢救生命,其次才是减轻痛苦,避免并发症发生。

4. 加强责任意识,树立崇高职业道德 责任心是个体对服务对象负责的一种自觉意识,高度的责任心是作为护理工作者的首要条件。儿科护理队伍年轻化,加之患儿病情变化较快,却常常不能清楚表达不适,因此需要加强护理人员的责任意识,关注患儿病情发展。加强伦理知识的培训,树立爱岗敬业的职业精神,在思想观念和护理行为上为患儿着想。如:给患儿输注药物前,以"三查七对"为行为规范;注射时,最好选择粗血管,用留置针;输注药物期间应巡回病房,密切观察有无回血、疼痛、过敏等情况,一旦发现药物外渗,立即停止输液,采取积极有效的治疗措施,消除组织水肿和药物对细胞的不良作用。儿科住院患儿除需做入院常规检查及化验,个别患儿有时需做特殊化验,或反复复查某项化验,责任护士在遇到不经常做的化验时,抽血前一定要弄清所用的试管及抽血时间,选择适合的采血管,避免重复采血增加患儿的痛苦。护士在处理医嘱时一定要排除环境及情绪干扰,注意力高度集中,做好医嘱的审核工作。

德是立业之本,无德业必衰。缺少道德支撑的护理工作,必将是失败的、被社会所遗弃的。因此,儿科护理工作,既要提高护士的专科护理能力,更要着力于职业道德的提高,来满足社会对护理人才知识结构和综合素质提出的更高要求。将护理职业道德教育贯穿于院校教育和继续教育中,并使其内化为护士的一种素养,使护士具有高度的责任感、严谨的工作态度和慎独精神,遇事沉着冷静,有敏锐的观察力,有应变能力,既有防患于未然的技术,又有处理突发事故的能力。

5. 提高护理技能 这是立业之命脉,护士必须树立起崇尚医德,勤于学习技艺的精神。由于儿科护理工作的复杂性,要求儿科护士技术娴熟,操作准确,为患儿提供全面照顾和支持,使患儿尽快康复。实践经验不足、操作技术有缺陷等问题对护士来说在所难免。这就要求加强护理人员操作技能的培训,不断提高护理技能,尽量避免护理误操作给患儿带来伤害或将伤害降到最低程度。护士对专科操作技能如头皮针注射反复练习,达到熟练掌握的程度,谦虚谨慎,最终达到"一针见血"的功力,得到家属及患儿的认可和信任。

儿科护士与患儿及家长之间的伦理冲突,是涉及多方面、多因素的复杂问题,还需要从各领域加以研究和探讨。在相当长的时间里,这些问题可能还将持续存在,这就要求在实践中时刻提高责任心,谨言慎行,把患儿的利益摆在首位,充分体现以人为本的精神,提高自身护理技术,熟练掌握护理技能。

三、老年患者护理伦理

随着社会的发展和生物医学的进步,人类的平均寿命逐渐延长,而我国老年人口占总人口的比例也就越来越大,我国进入老龄化社会。老年人患病就医的人数也随之相应增加。根据老年患者的生理、病理等特殊性,护理工作也相应有一定的难度和艰巨性,老年人患病理应得到全社会的广泛关注,也应该得到最适宜的预防、医疗、保健、康复服务,以便老年人健康长寿并幸福地度过晚年。

1. 充分尊重 老年患者工作几十年,阅历深,经验丰富,事业上有成就,无论在社会、

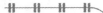

知识链接

Note

家庭中都有影响、有地位。但他们一旦生病,就会离开自己熟悉的工作岗位,离开亲人、家庭,住进陌生的医院,承受疾病带来的痛苦,环境变了,社会角色也变了,处处受医院、病房规章制度的约束,受医护人员的指挥,这些情况就会使老年患者的自尊受到压抑,就会产生孤独、焦虑、忧郁、失落等情绪,对医护人员的一举一动、一言一行都会十分细致和敏感。因此,在护理过程中,要充分尊重老年患者,理解老年患者心理,尊重老年患者人格,认真倾听老年患者对护理工作的要求和意见,尽可能满足老年患者的适当需要,暂时不能满足的要耐心诚恳地加以解释和说明,使老年患者住在医院里有安全感、舒适感和信任感。对老年患者的护理工作要多一份尊重和理解,做到积极热情,有礼有节。

2. 充分关心与帮助　人到老年,体弱多病,力不从心,缺乏自理能力或缺乏部分自理能力,老年人一旦得病,往往有对医生的诊断、治疗疑虑较多,又因为对医疗知识了解有限,更需要医护人员增加关心与帮助,对病情的介绍、进展的情况、疾病的转归都要有耐心细致的讲解,对老年患者的问题予以详尽的解答。对于患者的药物、食物、日常生活指导,更需要多次重复,不厌其烦。如:饮食方面,要嘱患者搭配富有营养、易消化的食品,合理膳食;在生活方面,要帮助洗脸、梳头等;对行动不方便的老年患者,应使用轮椅等辅助工具,必要时到室外走一走;在服药方面,要详细交代各种药的服用方法、注意事项等。通过医护人员的关心与帮助、护理与照顾,使老年患者感到"不是亲人,胜似亲人",深深感到作为护理工作者,对老年患者的关心和帮助,使医院有着家庭般的安全、温暖和舒适,从而增强老年患者战胜疾病的信心和勇气。在护理过程中,老年患者往往向护理人员探问自己的病因、病情、治疗、用药、手术的安全性等问题,对于这种情况,护理人员一定要有加倍的耐心、爱心,不厌其烦,用最好的态度、最佳的方法,表达对老年患者无微不至的关怀、体贴和爱护。

3. 充分同情和耐心　要做好老年患者的护理工作,就要求护理人员拥有充分的同情心和耐心,这也是护理道德的基本要求。老年人由于生理变化,身心衰老、反应迟钝、说话啰嗦、语无伦次,老年患者病情变化大,自控能力差,遇到一些不顺心的事,往往就会大发脾气;有的老年患者固执,不能很好地配合医护人员的治疗与护理,针对这些情况,这就要求护理人员将心比心,换位思考,要有同情心和耐心,对老年患者要宽容、热情周到、耐心细致、满腔热情地为老年患者服务,多角度、多方位采取老年人乐意接受,也喜欢接受的方法进行整体护理。总之,医护人员通过自己的实际护理行动,使老年患者感到温暖和幸福,从而产生信赖感,医患双方相互合作、互相信赖,就能达到最佳的护理效果。全社会都来关心、爱护、帮助、理解、同情老年人,使整个社会充满爱心,使老年人能愉快幸福地安度晚年,这是社会的责任,也是每个公民的良心。

四、精神疾病患者护理伦理

精神疾病日益受到人们的重视,精神科护理人员需求增加,护理人员专业技术及伦理道德素养也在不断提高。

1. 慎重诊断与治疗　正确的诊断是精准治疗的前提,对怀疑患有精神病的患者要进行全面的检查与测试,诊断要持慎重态度。提高正确诊断比例,减少错误的诊断比例,避免患者因诊断偏颇导致的不适当的治疗,减少因此给患者带来的痛苦,避免使患者无端地遭受各种精神压力及治疗上的不适应。尚未明确诊断及预后时,避免对病情有过早过多的谈及。

2. 提高语言艺术及交流技巧　由于精神病患者通常遭受过强烈的生活事件,发病原因除了生物遗传因素外,还与社会、心理因素具有明显相关性,因此在诊治过程中,要注

Note

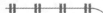

意与患者交流的语言艺术,提高交流技巧,避免刺激性言语,使患者不再受伤害。适当给予共情、鼓励、安慰等言语,加强心理辅导。

3. 尊重患者人格 精神科患者通常有一些不正常言语和行为。对于患者出现的各种不正常言行,精神科医务人员不要歧视和嘲笑患者的言语和行为,要充分尊重患者的人格,保护患者的正当权利,尽可能满足患者各种正常的要求及嗜好。

4. 维护患者权利 保护患者的正当权利,保护患者隐私权,尽可能满足患者各种正常的要求及嗜好。在精神疾病诊治过程中,需了解患者所处的社会环境、个人生活经历、婚姻状况、性生活史以及个人观念及行为,医务人员应对此予以保密,不以任何形式和理由传播患者信息,避免不适当的信息传播给患者精神带来的冲击。

5. 确保异性患者的诊查安全 医护人员为异性患者查体、治疗时,应有第三者在场陪同。患者在非正常思维支配下,向医护人员提出各种不合理的要求应坚决拒绝,耐心说服,不讽刺,不挖苦,不轻视,不嘲笑。由于患者没有自我保护能力,医务人员要以高度责任感和人道主义精神去保护患者,保证其不受伤害。

五、肿瘤患者护理伦理

对于大多数恶性肿瘤患者来说,手术、化疗、放疗都是强烈的应激源,导致患者造血功能异常、免疫功能下降、组织器官缺损等,患者需要忍受着治疗及疾病本身带来的身体上的痛苦,当病情不能如愿好转,甚至更加恶化时,患者会出现巨大的伤感、失望,在心理上易产生焦虑、抑郁、躁狂情绪。护理人员需要善于运用护理伦理学知识,在整体护理中体现亲情服务,设身处地地理解患者,注重人文关怀,从而提高恶性肿瘤患者的生存质量,减轻其心理压力,提升护理服务质量,为护理事业的蓬勃发展做出努力。

1. 提高人文素质,加强有效沟通 人文素质是指知识、能力、观念、情感、意志等多种因素综合而成的一个人的内在品质,表现为一个人的人格、气质、修养。恶性肿瘤常常导致患者身体组织器官缺损,社会功能减低,进而诱发抑郁、悲伤、失落等情绪。同时,患者往往对恶性肿瘤有着潜在的恐惧。因此,对于恶性肿瘤患者来说,护理人员的一言一行、一举一动都牵动着他们的心,他们会揣测着自己疾病的进展、转归等。护理人员应主动与患者交谈,通过亲切的语言和诚恳的眼神等无声语言的流露,使患者体验到被尊重和理解的感觉,从而获得安全感和信赖感,然后再去帮助患者敞开思想,剖析心理问题。护理恶性肿瘤患者时更需谨言慎行,加强沟通,适当鼓励,诚恳耐心,以适当的言谈举止及有效的言语交流,赢得患者的信任,促进患者配合治疗,并以充足的信心及勇气面对疾病,与疾病抗争。

2. 丰富专业知识,掌握操作技能 丰富的专业知识和过硬的专业操作技能是护士最基本的素质。恶性肿瘤患者在病程中,可能出现很多并发及继发的问题,如疼痛、电解质紊乱、白细胞降低、贫血、低蛋白等,因此护理恶性肿瘤患者需要丰富的专业知识,及时为患者排忧解难,及早发现问题、解决问题,甚至预防问题的发生。只有具备了丰富的专业知识和过硬的操作技能,才能增强恶性肿瘤患者的安全感、信任感,才能顺利处理日常工作中的技术性问题、突发事件和意外情况。护理人员在护理恶性肿瘤患者时多理论联系实际,不断地积累经验,形成一定的专业知识储备,要不断更新知识,紧跟世界护理发展的步伐,不断学习新的理论、新的操作技能。

3. 加强责任意识,提高服务水平 提高服务质量,树立医疗机构形象,无论何时,护理人员必须具备高尚的道德品质。以正确的世界观与人生观,全心全意为患者服务,不断学习护士职业道德规范,加强自身职业道德修养,工作勤奋,加强责任心,耐心听取患者的建议,尽可能满足患者的要求,处处体现医护人员的责任。护理人员只有具有高度的社会责任感才会不畏艰险、挺身上前,走在救死扶伤的最前线;才会做到有爱心、有耐心,时刻为患者着想,自觉自愿、竭尽全力地去为患者解除痛苦,使患者尽快恢复;才能严格遵守各项操作规程,遵守职业法规,培养"慎独"精神。

4. 保护患者隐私,缓解患者压力 做好耐心细致的说服和开导工作,稳定情绪,尊重患者的人格和意愿,保护患者的隐私,使恶性肿瘤患者树立与疾病抗争的信心。力争成为患者的知心朋友,为临床进一步系统治疗奠定基础。良好的护患关系是做好心理疏导的前提,护理人员与恶性肿瘤患者之间人际关系良好,有利于患者身心健康,有助于医疗护理计划的顺利执行;护理人员与患者家属的关系融洽,就能更深入地了解患者情况,并可充分发挥家属的积极性。因此,在护理过程中,针对恶性肿瘤患者的种种不良情绪,护理人员应尽量给患者提供发泄的机会,鼓励其表达自己的哀伤与忧郁,让其发泄焦虑、愤怒、恐惧等情绪,缓解患者的心理压力。另外,还可以为患者间的沟通创造条件,鼓励患者之间交往,从而使患者通过病友间交往和联系,扩大对外界环境的了解,解除自闭、孤独、失落的思想情绪。同病种患者之间由于有相同或类似的症状病情变化,容易产生共同话题、建立信任感。护理人员可以充分利用榜样作用,给患者搜集一些典型病历,使悲观绝望者从别人的经历中获取力量,保持乐观心态,勇敢面对疾病。

本章小结

护理伦理	学习要点
伦理问题	护理伦理、基础护理、整体护理、心理护理、门诊护理伦理、急诊护理伦理
伦理原则	基础护理、整体护理、心理护理、妇产科患者护理伦理、儿科患者护理伦理、老年患者护理伦理、精神疾病患者护理伦理、肿瘤患者护理伦理

目标检测

一、选择题

A1 型题

1. 不仅是护理领域的鼻祖,而且也是护理领域的先驱是(   )。

A. 希波克拉底　　　　　　B. 南丁格尔　　　　　　C. 孙思邈

D. 张仲景　　　　　　　　E. 华佗

2. 公民以自己个人生活秘密和个人生活自由为内容,禁止他人干涉的一种权利是(   )。

A. 隐私权　　B. 肖像权　　C. 生命权　　D. 健康权　　E. 平等权

3. 妇产科患者护理伦理包括(   )。

A. 尊重医生　　　　　　　B. 尊重患者人格　　　　C. 尊重家属

D. 尊重院领导　　　　　　E. 尊重权力

4. 忽略患儿的知情同意权,可能导致的后果是(   )。

A. 患儿心情愉悦　　　　　B. 积极配合有创检查　　C. 积极配合治疗

D. 患儿与父母发生冲突　　E. 患儿快速康复

5. 心理护理的道德要求不包括(   )。

A. 了解患者的心理问题　　　　　　　B. 满足患者的心理需要

C. 为患者保守秘密　　　　　　　　　D. 体谅患者生病后的心理变化

E. 以上都不是

6. 某护士在某传染病医院工作,其不拥有哪项权利?(　　　)

A. 接受职业健康监护的权利　　　　　B. 获得相应卫生防护的权利

C. 获得医疗保健服务的权利　　　　　D. 额外收取患者传染病护理费

E. 享受国家规定假期的权利

7. 基础护理的道德要求包括(　　　)。

A. 满足患者的心理需要　　　B. 为患者保守秘密　　　　C. 工作严谨,严防事故

D. 消毒隔离为主　　　　　　E. 护理人员的仪表规范

8. 以下属于老年科护理的特点的是(　　　)。

A. 护理工作紧迫

B. 护理与保健并重

C. 护理任务重、难度大、心理护理要求高

D. 特殊护患关系

E. 护理安全问题突出

9. 大多数急诊患者是综合病、复合伤,病情比较复杂,风险也比较高,病情涉及多学科、多专业,急诊科室间、专业间的(　　　)密切配合十分重要。

A. 团结协作　B. 合理安排　C. 果断谨慎　D. 主动服务　E. 谨言慎行

10. 护士在没有人监督自己行为时,也仍然能做到洁身自好,只做好事,不做坏事,这是遵循了特殊护理中的什么道德要求?(　　　)

A. 尊重患者,保守秘密　　B. 不辞辛劳,任劳任怨　　C. 严肃认真,一丝不苟

D. 正直无私,恪守慎独　　E. 公道正派,是非分明

A2 型题

1. 李护士为患者老张做术前准备,他告诉老张:"把衣服解开,把肚子露出来,我要给你备皮。"老张不明其意,问护士:"小李,你想给我干什么?""备皮、备皮,快点吧,我还有 2 个患者等着呢!"小李不耐烦地回答。在这次护患交流中存在的主要问题是(　　　)。

A. 护士没有运用礼貌性的语言　　　　B. 护士应该尽量少用专业性语言

C. 护士应该尽量多用解释性语言　　　D. 护士应该尽量多用安慰性语言

E. 以上都不对

2. 沈某,胃大部切除术后,护士小张来为其进行护理,在护理中的道德要求不包括(　　　)。

A. 团结协作　B. 体贴入微　C. 严密观察　D. 加速康复　E. 听之任之

二、简答题

1. 简述护理伦理的意义与作用。

2. 儿科护理有何特点?

3. 妇产科护理的伦理原则有哪些?

选择题答案

Note

参 考 文 献

[1] 王柳行,颜景霞.医学伦理学[M].2 版.北京:人民卫生出版社,2014.

[2] 宫福清.医学伦理学[M].北京:科学出版社,2013.

[3] 袁俊平,景汇泉.医学伦理学[M].2 版.北京:科学出版社,2012.

［4］邱祥兴,孙福川.医学伦理学［M］.3 版.北京:人民卫生出版社,2008.

［5］胡丽,张书昌.浅谈护理伦理教育对改善医患关系的积极作用［J］.当代医学,2106,12(34):9-10.

［6］王雪.膀胱肿瘤患者的心理护理伦理［J］.护理实践与研究,2010,7(9):119-121.

［7］蒲晓芬,王玉琼.精神障碍病人护理伦理冲突与对策［J］.护理研究,2010,24(8):713-714.

［8］张多来,蒋福明,蒋娜.老年护理伦理学研究论纲［J］.南华大学学报(社会科学版),2008,9(6):21-24.

（铜仁职业技术学院　廖淋森　吉林大学第二医院　曲福玲）

第七章　基层卫生工作与长期照护的伦理

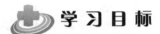

学习目标

掌握：长期照护、全科医学的伦理原则；全科医学伦理特点。

熟悉：人口老龄化的现状及特点；人口老龄化的伦理挑战。

了解：基层卫生道德责任、道德要求；医养结合工作中的伦理问题。

案例引导

北京 7 千多村(居)委会将设公共卫生委员会，促居民更健康

中新网北京 3 月 29 日电（记者 杜燕）　为提高居民健康素养、延长居民健康寿命，北京将推进村委会、居委会公共卫生委员会建设，充分整合利用辖区内各方面力量，最大限度地发挥乡村医生、计生专干、健康指导员、家庭保健员、社区志愿者等资源优势和作用，引导民众主动关注自身健康。到 2020 年，健康北京的工作网底初步建成。

北京市卫生和计划生育委员会副巡视员刘泽军在今天举行的发布会上表示，北京是特大型国际化都市，疾病预防控制、食品、饮用水、环境等各类公共卫生问题不断出现，需要全社会共同解决，更需要广大居民积极参与。长期以来，各村委会、居委会在日常工作中一直承担了健康教育、公共卫生、计划生育、爱国卫生等工作，但由于工作资源分散，缺乏专业培训，使得相关工作和民众需求的沟通渠道不顺畅，对基层卫生与健康服务的相关工作形成了不同程度的制约。

他称，进一步推进村委会、居委会公共卫生委员会建设，可以充分整合利用辖区内各方面力量，最大限度地发挥乡村医生、计生专干、健康指导员、家庭保健员、社区志愿者等资源优势和作用，更好地引导群众主动关注自身健康，享有卫生与健康服务。

分析思考：

1. 村委会、居委会公共卫生委员会建设将会对居民产生哪些影响？

2. 乡村医生、家庭保健员等基层卫生工作人员如何更好地履行职责和做到保密、知情同意等伦理原则？

Note

第一节 基层卫生工作伦理

一、基层卫生工作概述

以农村基层和城镇社区医疗机构为核心的我国基层医疗卫生体系建设正成为我国新医改关注的重点。最新发布的《关于深化医药卫生体制改革的意见（征求意见稿）》明确提出，我国将健全基层医疗卫生服务体系。2017年10月18日，习近平同志在中国共产党第十九次全国代表大会报告中指出，要加强基层医疗卫生服务体系建设。

中国健全基层医疗卫生服务体系的主要内容包括加快农村乡镇卫生院、村卫生室和城市社区卫生服务机构建设，实现基层医疗卫生服务网络的全面覆盖，加强基层医疗卫生人才队伍建设，特别是全科医生培养培训，着力提高基层医疗卫生机构服务水平和质量，农村居民小病不出乡，城市居民享有便捷、有效的社区卫生服务。转变基层医疗卫生机构运行机制和服务模式，完善投入机制，逐步建立分级诊疗和双向转诊制度，城乡居民基本医疗卫生服务费用负担减轻，利用基层医疗卫生服务量明显增加。基层卫生包括农村基层卫生和城镇社区卫生两大部分。本节主要讲述农村基层卫生相关伦理道德内容。城镇社区卫生伦理道德内容将在预防医学伦理中讲述。

二、基层卫生工作的道德责任

（一）适应医学模式的发展，提高诊疗水平

现代医学实践证明，在医疗活动过程中，必须同时寻找患者生理、心理、社会各方面的致病因素，才能完成对患者的正确诊断和全面治疗，从而达到医学治病救人的目的。传统的生物医学模式仅仅从生物学的角度去理解人、关心人，去认识疾病、治疗疾病，而不是从心理的、社会的角度去理解健康和疾病。因而生物医学模式指导下的医疗活动对人的健康和疾病的认识是片面的，既不利于对患者疾病的诊断、治疗，也不利于医学道德价值的实现。由此就呼唤一种新的医学模式，即生物-心理-社会医学模式，来替代长期在医疗活动中占统治地位的生物医学模式。农村基层卫生服务体系有利于实现新医学模式的转变。基层卫生服务的对象不仅包括患者，还包括健康人。从事基层卫生服务的医务人员长期与区域内人们共同生活，能更全面了解区域内人们的心理需求及所处的社会环境，他们掌握着辖区人群的健康档案、家庭状况，可以为其定期体检、及时上门诊治，从而可以全方位、更有效地为患者服务。

（二）做好随访，保障人民长久身心健康

随着生活水平的不断提高，人民群众对健康问题更加重视，对健康的要求也越来越高，开始把医疗服务也作为自己的一种权利。但是，从目前我国医疗卫生体制和医疗卫生资源配置的现状来看，还满足不了人民群众的医疗需求，致使"看病难"问题长期存在。多数患者有病才看，无病不查，有些人仅消除症状即可，也不做愈后随诊，患者生病后应得到及时治疗的基本权利得不到保障。随着新型农村合作医疗制度、全科医学的发展和使用国家基本药物制度的建立，交通及信息交流便利性的极大提高，医疗卫生资源得到比较充分的利用，农民看病成本降低，因此，农民基本医疗权利得到了保障。医患之间建

立了较为固定的双向联系,患者随时可与医生联系并能很快得到专业的医疗建议,使人民群众不再"看病难"。农村基层卫生服务实现了医疗服务和医疗保障的有机结合,使患者得到诊治,使健康者更健康。

(三)建立新型医患关系,促进医德医风建设

传统的医患关系造就了传统的就医方式:患者走进医院先挂号、排队,医生视触叩听,开具相关化验单和检查单,患者去化验、检查,之后拿着化验检查报告再去找医生,医生根据报告单诊断,进而做出进一步诊治方案。基层卫生服务改革了旧的服务方式,改变了传统的医患关系。在农村基层卫生服务中,医务人员走出院门,入户到人,使者充分感受到医患之间服务与被服务的关系,增强医患之间的平等性;同时要求医务人员在行医过程中对人们进行健康教育,对患者讲授基本的医学知识,使患者对医学常识和自己的疾病有初步了解,积极参与到治疗中去,从而改变以往的被动局面,建立起新型的医患关系。农村基层卫生服务有利于医务人员良好道德品质的形成。医务人员长期服务区域内的患者,能对患者的疾病和由此带来的家庭负担有深入的了解,从而激发对患者的同情、尊重、理解和关心;医生从坐堂待诊到上门服务,从而能以正确的态度服务患者,自觉加强医德修养。

三、基层卫生工作的道德要求

在农村基层卫生服务活动中,由于医务人员相对缺乏,医疗诊治水平相对落后,农民就医意识薄弱,通常病情严重时才就医。因此,农村基层医务人员服务地域范围广,可能遇到各种疑难杂症、各种严重情况,且沟通医学知识相对困难,这就要求基层医生必须具备全面的专业技能,不仅具有传统的生物医学知识,还须具有哲学、心理学、社会学等相关的人文社会科学知识和良好的职业道德素质,才能为辖区农民提供高质量的医疗卫生服务。

(一)树立良好的医德情感

医德情感是医务工作者在医学人道主义思想指导下,基于对生命的尊重和热爱,按照一定的医疗原则,在医疗活动中对医患关系和医疗行为的道德方面做出评价时,产生的一种特殊情感体验和态度。医德情感是医患交往的润滑剂,医生体贴、关怀和耐心的服务,不仅能推动医患关系的良性发展,而且还可促进患者身心的全面康复。因为,一种美好的心情,比十剂良药更能解除生理上的疲惫和痛楚。因此,医务人员要转变观念,由坐等患者转变为走出医院、送医送药上门,并正确地处理各种利益关系。对于患者,在及时有效的药物治疗的同时,给予精神上的支持和鼓励,以利于病情好转;对于健康人,通过有效的预防和健康教育,以利于维持人群的健康水平。

(二)培养良好的道德责任感

基层卫生服务所面对的是一个区域内的社会群体,其服务质量和效果会直接影响这个群体的生理和心理健康,基层卫生服务人员须具有强烈的道德感、责任感和敬业精神,全心全意地去了解人、关心人、帮助人。既要满腔热情,又要精益求精,把全心全意为人民健康服务视为己任,并通过良好的医德医风去服务人民。道德感、责任感是对服务对象的需要的自觉认识,是培养良好职业道德的基础,高度的敬业精神和崇高的道德感、责任感,是为人民健康服务的基础。

(三)加强卫生工作人员的自律性

道德情操培养的关键在于医务人员在医疗活动中自觉地改造自我,增强自己的责任

心和事业心,规范自己的医德行为,从他律走向自律。在医院里,医生处在严格的组织管理中和其他医务人员的监督下,某些违反道德的行为会受到一定的制约。在农村基层卫生服务中,医生要为农民提供全方位的服务,特别是在入户服务时,通常是独自一人,没有其他医务人员在场,这就要求农村基层卫生服务人员要加强医德修养,培养慎独精神。无数事实证明,只有具备了崇高医德的医务工作者,会有更多的同情心、责任心,能对技术精益求精,对医疗工作认真负责,更全心全意地为农民的身心健康服务,也因此才能受到广大农民的认可和配合,增加区域内患者的依从性。

第二节 人口老龄化的伦理问题

一、人口老龄化的现状及特点

人口老龄化就是指人口总量中年轻人口数不断减少,老龄人口数不断增加导致的老龄人口的比例相对增长的现象。国际上通常认为,当一个国家或者地区的 60 岁以上老龄人口数量占到总人口数量的一成,或者 65 岁以上的老龄人口数量占到总人口数量的 7%,就标志着这个国家或者地区进入了老龄化社会。人口老龄化有两个含义:一个是老龄人口相对增加,在人口总量中所占比例不断攀升的过程;二个是社会中人口的结构呈现出老龄化社会的状态。

我国早已在 21 世纪伊始就步入了老龄化社会的大门,而且老龄化程度在不断加深,人口老龄化已经成为我国 21 世纪面临的重大挑战之一。

知识链接

> 我国 2010 年第 6 次人口普查结果显示:60 岁及以上人口占比为 13.26%,65 岁及以上人口占比为 8.87%。同 2000 年第 5 次全国人口普查相比,60 岁及以上人口的比重上升 2.93%,65 岁及以上人口的比重上升 1.91%。

与西方国家和亚洲发达国家的老龄化问题相比,我国的老龄化现象主要表现出以下特点。

1. 老龄人口基数庞大 预计到 2020 年,我国 65 岁以上的老年人口数量将达到约 2.65 亿,将占全国总人口数量的 16%。随着我国未来的老龄人口数量的迅速增加,随之而来的照护、医疗等需要也将大幅增加,这将给我国经济建设和社会稳定带来巨大的压力。

2. 老龄化速度快 我国的人口老龄化速度远远快于欧美发达国家,同时也略快于日本。我国老龄化速度世界领先的主要原因还是在于庞大的老龄人口基数,所以要解决好老龄化问题,缓解老龄化速度,就必须要正视人口发展的规律,制定出更为合理的、符合我国国情的人口政策,通过缓解老龄化速度来加速经济的全面协调可持续发展。

Note

我国 65 岁以上老龄人口占全国人口的比重从 4.91％上升到 6.69％,用时 18 年;日本 65 岁以上老龄人口占全国人口的比重从 4.79％上升至 7.06％,用时 20 年;瑞典 65 岁以上老龄人口占全国人口的比重从 5.2％上升至 8.4％,用时 40 年。此外,据美国人口普查局的预测,世界各国 65 岁以上老龄人口占全国人口的比重从 7％升至 14％所花费的时间如下:美国为 68 年;英国为 45 年;法国为 115 年;瑞典为 85 年;日本为 26 年;中国约 27 年。

3. 老龄人口的赡养比偏大 我国老龄人口的赡养比近些年上升速度很快。我国"计划生育"政策推行于 20 世纪 70 年代末期,按人口年龄结构推算,未来 30 年内,我国老龄人口赡养比将持续走高,到 2030 年赡养比将超过 20％。居高不下的赡养比揭示了我国独生子女一代面临赡养老年人的巨大压力,这既是精神压力也是经济压力,为社会的稳定和经济的发展带来了不安定因素。我国政府应当加大社会保障制度,兴建社会养老机构,大力发展医养结合的养老产业模式,缓解独生子女一代的赡养压力的同时,开发老龄产业资源,为社会带来更多的就业机会,促进经济社会和谐发展。

4. 老龄化问题存在地域差异 我国地域辽阔,国家长期以来由于对户籍的严格管制,导致人口的迁徙率偏低,同时也使得各省市的人口分布很不平均,各地区的老龄化程度也有较大的差异。举例说明,上海市的老龄人口比重最高,为 20％;新疆的老龄人口比重最低,为 6.5％,仅为上海的三分之一。相比较而言,沿海经济发达的地区,人口分布较多,老龄化问题也较中西部落后地区更为严重。老龄人口数量比重最高的浙江和江苏等沿海地区是老龄人口数量比重最低的青海、宁夏和新疆等地区的两倍左右。

5. 农村老龄人口数量高于城镇 由于 1949 年以来,我国并没有在工业化的同时进行相应的城镇化,导致大量的人口滞留于农村地区。到 2013 年,我国农村人口数占总人口数的比重约为 47.43％,由于农村青壮年几乎都外出打工,导致农村老龄人口数量远远高于城镇。

6. 以经济发展水平较低的形势进入老龄化社会 同世界已经进入老龄化的发达国家相比,我国进入老龄化社会存在经济基础差、底子薄的特点,储备的养老力量差距太大。2000 年,我国仅以当时的人均 GDP 860 美元进入老龄化社会,而欧美发达国家在进入老龄化社会时的人均 GDP 均超过了 2500 美元。与其他发达国家的"先富后老"的老龄化社会情况相比,我国只能是"未富先老",这也对我国的养老金制度提出了严峻的考验。

二、人口老龄化的伦理挑战

(一) 人口老龄化对赡养的伦理挑战

唯物辩证法的观点认为,矛盾是事物普遍联系的根本内容,矛盾贯穿于事物发展的始终,没有矛盾,就没有事物的发展。面对老龄化问题对社会道德的影响,也是一个关于矛盾的问题,因为这关系到老年人的赡养问题。以往的多子女家庭中,老年人的赡养往往是通过夫妻双方家庭多子女的共同协作来对双方父母养老送终,对老年人赡养付出的精力和财力都可以平均地分摊到多数青壮年子女身上,但如今独生子女一代结婚后面临着要同时赡养四位老人并抚养 1～2 个孩子的情况。这个问题既对每个独生子女家庭的

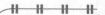

经济条件是严峻的考验,同时也关系着社会道德的发展,关系着我们这个"百善孝为先"的国家是否会因为独生子女面对多位老人的赡养无力负担而最终抛弃老人,导致社会道德的退步和社会的不安定与动荡。这就要求我们国家要建立更完善的养老制度,延迟退休年龄,开放二胎政策甚至部分地区开放三胎政策,并制定相关的鼓励和保障措施,这样可以使年轻人和老年人的矛盾对立关系通过国家制度和政策得到缓解,减少独生子女家庭赡养老年人的压力,将老龄化问题产生的负能量转化为国家道德建设的正能量,营造爱老敬老、老有所依、老有所为的社会氛围。

(二)人口老龄化对医疗的伦理挑战

人口老龄化在一定程度上增加了医疗的需求,同时因为医疗保险的普及以及老年人对健康的需求增加,都促使老年人增加了对医疗资源的需求,增加了老年人就医频次。然而,医疗资源是有限的,是需要付出成本的,就医者需要一定经济和时间支出才能获得相应的医疗服务。因此,人口老龄化给医疗带来伦理挑战在所难免。

1. 合理利用医疗资源 老年人对健康的渴求非常明显,在医疗保险和经济可及性的支持下,更愿意接受医疗的介入。同时,医患双方的信息不对称程度较高,在医患双方信息不对称的情形下,医疗的执行者——医务人员,要遵守医德医风,避免过度医疗,促进医疗资源合理化利用。

2. 合理利用医疗保险 从医疗保险的制度层面来看,第三方付费机制加剧了医疗道德风险的存在。医疗保险有效改善了"看病贵"问题,减轻了患者的经济负担。但是第三方付费的医疗费用支付制度可能孕育着道德风险,而这扭曲了医疗卫生资源的合理配置。因此,需要加强医疗保险政策宣传,促使患者及医疗机构合理利用医疗保险。

第三节 长期照护伦理

一、长期照护的现实需求和现实困难

(一)长期照护的现实需求

1. 长期照护的概念 长期照护(long-term care,LTC)是指在一个较长的时期内,持续地为患有慢性疾病或处于伤残状态下即有功能性损伤的人提供的护理服务。长期照护分为居家照护服务和机构照护服务两种。台湾有学者认为,长期照护一般是指 6 个月以上的服务,是对因失能而生活不能自理的老年人进行的一项长期的生活照料服务,包括日常活动辅助、心理慰藉、经济支持等。国内著名人口学家将老年人长期照护定义为:老年人由于生理、心理受损生活不能自理,因而在一个较长时期内甚至无限期都需要别人在日常生活中给予广泛帮助,包括日常生活照料和医疗护理(如医院临床护理、愈后的医疗护理和康复护理、训练等)。

长期照护旨在提高由于病理性衰老甚至正常衰老的老年人的生活质量和生命质量,它也是预防新的疾病发生的重要措施,也就是说,长期照护的目的是维持和改善老年人的健康状况而不是疾病的治疗。长期照护往往根据在什么地方提供服务和由谁来提供服务来划分:如果服务是在家中由家庭成员、亲属、邻居和朋友等来提供,那通常定义为家庭照护;如果服务是在家中但由社区的专业人员或雇用的人员提供,则定义为社区照护；如果服务是由养老机构中的专业人员提供，则定义为机构照护。

2. 长期照护的需求 伴随着老年人口的增加，失能老年人口规模的迅速增长，对长期照护的需求持续增加，失能老年人的长期照护问题逐渐成为国际社会普遍关注的重大问题。我国长期照护的主要关注点为失能老年人对照护的需求。患慢性疾病将会导致老年人康复后日常生活功能产生依赖，高慢性病患病率导致我国老年人的失能发生率居高不下，失能老年人占全体老年人的比重持续攀升。失能老年人的生活自理能力受限且大部分患有疾病，失能老年人的长期照护日益成为一个严峻的社会问题。

知识链接

> 2000 年，世界卫生组织公布的《建立老年人长期照顾政策的国际共识》中阐述了长期照护的定义、重点问题和政策的指导原则，描述了建立老年人长期照护政策国际共识方面的最初行动，为全世界制定长期照护政策提供了战略框架。根据《社会养老服务体系建设规划（2011—2015 年）》（国办发〔2011〕60 号），目前，中国是世界上失能老年人口最多的国家，也是世界上唯一一个失能老年人口超过千万的国家。另据《中国老龄产业发展报告（2014）》，截至 2013 年，我国的失能老年人已超过 3700 万，并以每年 3% 以上的速度快速增长，到 2020 年，失能、半失能老年人将突破 4600 万。

（二）长期照护的现实困难

1. 家庭长期照护的困难 依照国际社会解决失能老年人长期照护问题的经验和中国传统的"百善孝为先"的文化价值观念，以及我国照护行业的发展尚不完善，目前我国主要依靠家庭提供长期照护。但是，我国的生育政策和改革开放以来的人口快速流动趋势，弱化了家庭照护应有的功能。

知识链接

> 据《中国老龄事业发展报告（2013）》，2012 年我国至少有 100 万个失独家庭，2013 年空巢老人将会超过 1 亿。自 20 世纪 70 年代末开始实行独生子女政策以来，我国传统的家庭结构发生了以下变化：家庭规模小型化，"4-2-1"家庭结构日益普遍，甚至出现了"8-4-2-1"的家庭结构；独生子女面临多重角色冲突，他们在社会上是雇员、雇主，在家庭中是人妻、人母（人夫、人父），同时还是女儿（儿子），不再有足够的精力和能力为失能老年人提供长期照护。更严重的是，我国的"空巢家庭"和"空巢家庭"中既失独又失能的老年人数量也不断增加。而且，由于夫妻双方寿命存在差异，高龄"独居老人"的数量随着人均预期寿命的延长越来越多。可见，几千年来的传统家庭照护日益失去其存在的现实基础，面临巨大的挑战。

2. 社会化长期照护的困难

（1）社会化机构照护政策不足：家庭照护功能弱化对社会化长期照护模式提出了需求。但是，我国尚未有专门规定失能老年人长期照护的政策，关于这一问题的规定只是散见于政府关于养老服务的文件中。

（2）照护机构硬件条件有限：照护机构的硬件条件有限，无法满足失能老年人的长期照护需求。从绝对数量上看,机构护理床位严重短缺。按最保守口径计算,2013 年中国 3750 万名失能、半失能老年人大约需要 1617 万张机构服务床位。据民政部发布的《2013 年社会服务发展统计公报》的数据,截至 2013 年底,全国各类社会服务机构共提供床位 526.7 万张,平均每千人日拥有社会服务机构床位 3.9 张。由此可见,即使所有的社会机构床位都接收失能、半失能老年人,仍然有近三分之二的供给缺口(超过 1000 万张)。

由于公办机构得到政府补贴,价格较低,市场化的民办机构收费较高,所以即使是愿意接收失能老年人的社会服务机构,实际入住情况也在公办和民办之间存在明显差异,公办机构"一床难求"与民办机构"床位闲置"的情况并存。据报道,北京市的民办养老院入住率不到 50%,而北京第一社会福利院到 2012 年底已经有 9000 多人排队候位。可见,机构照护供需矛盾十分尖锐。面对"公办照护机构排不上队,民办照护机构住不起",家庭照护、居家照护、社区照护"不可及"的现状,很多失能老年人为了享受医疗保险报销,千方百计地赖在医院,甚至有人为了逃避医疗保险对康复治疗的住院期限限制,不停转院。这样的行为导致了医疗资源的"拥挤"和配置效率的低下。不仅如此,由于失能老年人的长期照护难度大、工作量大、护理需求高,特别是容易出现意外,大部分社会服务机构都不愿意接收失能老年人,进一步加剧了失能老年人长期照护的床位失衡压力。

中华人民共和国国家健康委员会曾统计,60 岁以上老年人平均消耗的卫生资源是全部人口平均消耗卫生资源的 1.9 倍;如果按照三级医院平均住院时间 12 天计算,一个失能老年人因康复治疗占用一张病床 1 年,就会影响 30 个需要治病患者的住院治疗;而且,在三甲医院,一张病床被占用 1 年的成本高达 20 多万元,给医疗保险和医疗设施带来了极大的压力。可见,公共服务和医疗保险体系的健康持续发展迫切需要成熟的失能老年人长期照护模式。

(3)照护质量有待提高:社会化长期照护工作分散在社区、养老机构、医疗系统和民政系统中,少数社区为居住在家的失能老年人提供有限的长期照护,部分养老院可以解决失能老年人的长期照护问题,卫生系统主要在失能老年人尚有治疗价值和康复期间提供短期的护理服务,民政部门则针对特殊群体提供生活性照料服务。

从整体上看,分散的长期照护普遍存在结构失衡和质量不高的问题,无法满足失能人群长期照护需求。《社会养老服务体系建设规划(2011—2015 年)》(国办发〔2011〕60 号)指出,我国的社会养老服务体系主要由居家养老、社区养老和机构养老等三个有机部分组成。按照这一框架,失能老年人的社会化长期照护模式应当主要由居家照护、社区照护和机构照护三个部分组成。从内容上看,失能老年人长期照护至少应当包括日常生活照料、医疗康复护理、精神慰藉以及紧急援助四个方面。而现实情况却是大多数居家照护和社区照护仅仅能够提供简单的日常生活照料,医疗康复护理和紧急援助功能严重缺失,甚至有很多社区日间照料中心只是在原有娱乐器材的基础上,增设了几张床,而缺乏相应的长期照护服务,对失能老年人来说,服务效果有限。

(4)经济支持有限:居家照护的收费标准对于日常生活照料来说并不低,很多老年人经济能力有限,难以承担这一费用。收费内容通常包括进食、清洁、如厕等,费用为每次/餐/小时数十元,超出了很多需要照护者的经济能力。

目前我国失能老年人照护面临的问题,一方面表明了失能老年人和整个社会还未完全适应人口老龄化和社会主义市场经济体系建设,给传统长期照护模式带来了巨大冲击;另一方面也反映出我国失能老年人长期照护模式存在一定的缺陷。构建失能老年人长期照护模式,是应对人口老龄化危机、解决失能老年人长期照护问题的根本出路,能够缓解医疗服务供给和医疗保险的压力,有利于推动我国公共服务和社会保障体系的健康持续发展,进而促进社会的稳定和谐,具有一定现实意义。

二、促进长期照护的伦理问题

(一) 以需求意愿为出发点,分级选择照护模式

无论是农村还是城镇中的需要长期照护者,大多数希望在家由自己的亲人照护。因为家庭的照护除了可以满足基本的生活护理需求外,还能使这些老年人感受到家庭的温暖,可以满足老年人的精神和心理需要。相比家庭照护,专业照护机构可能拥有更专业的技能,提供更全面的服务。所以各种照护模式各有优缺点。

以尊重需照护者的需求意愿为出发点,本着系统性、公平性、选择性以及渐进性的原则,构建一个既能够满足需照护者希望在家照护的意愿,又能满足他们多样性需求的长期照护模式。有学者提出了以家庭照护为核心、居家照护为基础、社区照护为依托、机构照护为支撑、家庭病床为补充的照护模式,具体实现方式包括家庭照护、居家照护、社区照护、养老院照护、家庭照护和家庭病床的结合、居家照护和家庭病床的结合、社区照护和家庭病床的结合以及护理院照护。其中,家庭照护对应的是不需要医疗护理且有充足家庭照护资源的失能老年人;居家照护主要适用于处于轻度、中度失能,不需要医疗服务,并且没有充足家庭照护资源的老年人;社区照护主要适用于处于轻度、中度失能,不需要医疗服务,并且家庭照护资源匮乏的老年人;养老院照护主要是为重度失能、家庭照护资源匮乏并且不需要复杂医疗照护的老年人提供长期照护;家庭照护和家庭病床的结合主要针对需要简单医疗护理且有充足家庭照护资源的失能老年人;居家照护和家庭病床的结合主要适合于轻度、中度失能,家庭照护资源不足并且需要简单医疗护理的老年人;社区照护和家庭病床的结合主要是为轻度、中度失能,家庭照护资源匮乏并且需要简单医疗护理的老年人提供长期照护;护理院照护主要针对重度失能并且需要系统复杂医疗护理的老年人。

(二) 促进家庭照护良性发展,加强长期照护的社会支持

1. 宣传和促进家庭照护理念 传统"孝道"文化影响失能老年人对长期照护模式的选择,父母将依靠子女提供长期照护作为首选的长期照护模式。随着市场经济的深入发展和社会的变革,传统文化观念遭到挑战,一方面是子女在为父母提供长期照护时力不从心,另一方面是倡导通过自我奋斗实现人生价值的理念,导致有些子女不再将为父母提供长期照护视为自己的责任和义务。鉴于此,应当将传统孝道文化纳入长期照护的主导价值体系中并为其营造良好的舆论氛围。可以通过电视、报纸、网络等大众媒体宣传,积极营造子女为父母提供长期照护的社会文化氛围。同时促进孝道的提倡和推行建立在平等尊重、互爱互助的基础上,避免为父母提供长期照护而过分牺牲子孙后代利益的做法,从而促进家庭和谐与社会健康发展。

2. 树立社会照护理念 要引导需照护者转变家庭养老观念,形成与社会发展和家庭变迁共同进步的思想,树立社会化长期照护理念,不再一味信奉"养儿防老",而是逐步接受并选择社会化的长期照护方式。

3. 加强服务意识 完善长期照护的内容和结构,提供质量保障,满足需照护者多方面的需求。目前,我国的长期照护主要限于为失能老年人提供生活照料和医疗护理,停留在日常生活需求和生理需求的满足,往往忽略了老年人的其他需求,尤其是精神生活的需求。甚至,有些长期照护机构以自身的管理运作为中心,服务意识不强,人本观念不足,无法满足失能老年人多方面的需求。因此,应当注重失能老年人在心理和精神层面

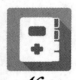

的需求,为他们提供包括心理调适、交流互助、能力发掘、临终关怀等在内的长期照护,满足他们的精神慰藉需要。

此外,还应该协助失能老年人转变"被动照顾"的观念,适当培养他们的自理、自决和自主的能力,让他们感受到自我的存在和活着的价值,调动他们的主观能动性和积极性,避免他们因身体失能而产生"越老越不中用"等消极情绪。失能老年人的长期照护要随着老年人口的结构特征和失能老年人的需求变化而及时予以调整。优化长期照护结构,应当提高中度和重度护理服务的供给数量和比例。政府可以通过提供一定的资金和政策支持,帮助目前具有一定护理能力的养老机构改善服务设备和环境,引导它们转型为中度和重度护理型养老院,将有限的长期照护资源用于最需要的失能老年人身上。

4. 提高照护质量　我国长期照护发展的主要瓶颈之一就是护理人员的专业化和职业化水平低,阻碍了长期照护品质的提升,也引起很多失能老年人的不满。所以,需要一些措施改善该问题。首先,推动照护员的专业化和职业化发展,要加大对长期照护专业人才的培养力度,建立照护员的学历教育体系,鼓励高校和各类技工学校开设老年护理专业,学习护理、康复、营养、心理、人文社会学等相关专业课程。其次,建立从业人员(包括家庭照护人员)的培训后上岗机制、继续教育机制,不断更新其专业技能,提高其整体素质。最后,要制定保障措施,增强对社会工作专业人才加入长期照护机构的政策支持。通过上述措施,提高照护员的照护能力,改善照护质量,使失能者得到良好的生理、心理等多方面的照护。

三、医养结合工作中的伦理问题

关于医养结合,在《国务院关于加快发展养老服务业的若干意见》中提到这是一种有病医治、无病养老,将医疗和养老有机结合的新型养老模式。重点可以通过将医疗服务和养老资源有机结合,通过多种模式的探索,如在养老机构内设置医务室等医疗科室或在医院设置养老服务站,使得医疗资源与养老资源深度融合,满足老年人的照护需求。其中,"医"包括医疗康复保健服务,具体有医疗服务、健康咨询服务、健康检查服务、疾病诊治和护理服务、大病康复服务以及临终关怀服务等;"养"包括生活照护服务、精神心理服务、文化活动服务。通过医疗与养老的深度融合,完善医疗诊治、康复理疗、养生保健、基础养老等服务内容,向老年人提供更加专业化的医疗服务。

服务对象更加倾向于为患慢性病的老年人、病情反复的老年人、大病恢复的老年人以及绝症期的老年人等在普通养老机构无法得到专业照料的老年人提供基础养老和疾病医疗服务。通过更新的现代医疗设备和医疗技术,提供更为专业化的养老加医疗服务,内容包括以为老年人提供基础生活护理、精神疏导和关怀为基础,增加了医疗检测、疾病治疗、康复训练以及临终关怀等服务内容和项目,是医养结合模式的服务重点。

(一)医养结合工作的优势

医养结合的伦理价值在于其突破了传统家庭养老模式下单一强调生活照养的思维局限,强调养老公平与养老质量,面向全社会老年人,整合养老资源,注重提供以医疗服务为核心的综合养护服务,集生活照料、医疗服务与人文关怀于一体,满足老年人生理、心理需求,提高老年人生命质量。

1. 让老年人享受更方便快捷的医疗服务　医养结合养老模式能够为老年人提供基本医疗服务,给予更权威、更有针对性且可持续的医疗养护意见,使老年人健康状况处于监护与保障之下。在老年人身体健康状况发生变化或遇到突发情况时,更便捷的就医途

Note

径可以使老年人得到更及时的救助,更熟悉的就医环境可以使老年人以更积极的心态配合治疗。特别是在"4-2-1"家庭结构越来越普遍的情况下,医养结合可以解决老年人慢性病或大型手术后大型医疗机构床位紧张、精力有限而家庭护理能力不足的矛盾,充分发挥中小型医疗机构的专业优势,保障老年人获得医疗服务的公平性。相较于传统养老模式,医养结合免除了老年人在家庭、养老机构、医疗机构之间奔波的辛劳,节约了救治的时间和金钱。

2. 让老年人享受更全面细致的养老服务 医养结合旨在通过医疗机构与养老机构无缝对接,补充传统家庭养老模式的缺失功能,发挥政府主导作用,激发社会养老责任,将医疗治理、康复护理、心理咨询等功能融为一体,满足老年人日益增长的物质利益、精神文化、医疗防护和社会保障需求,保障老年人充分享受养老权益。医养结合的养老服务更有效率,相对集中的养老环境可以形成群体效应,更便捷地为老年人解决共性问题,同时提供更可靠、更专业的渠道来满足少数人的特殊需求。医养结合养老机构还可以提供专业的心理关怀减轻老年人的心理负担,并在一定程度上增加老年人的生活乐趣。

3. 让生命"走"得更有尊严 尊重生命、关爱生命是医养结合的道德出发点,生命平等是医养结合的重要存在意义。医养结合继承了我国"以民为本"的社会伦理思想,充分体现了老有所终的伦理价值观念。老年人弥留之际更渴望得到家人、朋友乃至社会的心理认同与真诚呵护。医养结合正是通过真实可靠的临终关怀服务,用专业的安宁护理和心理保护,尽最大可能减轻临终者生理疼痛和心理压力,满足其心灵深处对生命尊严的渴望,消除对生命逝去的恐惧,并有效调节临终者家属的心理状态,使临终者更加安详地面对死亡,更加坦然地告别人生,让生命"走"得更有尊严。

(二) 医养结合模式的伦理问题

医养结合养老服务模式虽然仍处于探索阶段,却是养老事业发展的大方向。在严峻复杂的养老形势下,医养结合养老模式亟待释放市场潜力,深度整合养老资源和医疗资源。医养结合养老模式走产业化发展的道路,有助于迅速构建起完整的医养产业链,满足老年群体多层次、多样化的需求。

1. 心理维护及服务人员责任伦理担当问题 老年人的心理健康状况随年龄增长有下降趋势,尤其是失能老年人。因为他们大多数被疾病或伤痛折磨,大多存在自卑、焦虑、精神异常等情况,甚至个别失能老年人会出现行为或言语上的偏激,所以为其提供服务的护理人员应通过有意义的交流和礼貌的倾听减少这些症状的发生,提升失能老年人被尊重的感觉。但是调查发现,多数护理人员会抱怨这种工作环境,甚至有少部分护理人员会经常责备或漠视这些老年人的需求。因此,要通过一系列措施,提高护理人员及社会的责任伦理。

(1) 提高从业人员的伦理学素养,如树立"以人为本"的观念,提高从业人员的伦理担当和同理心。

(2) 提高失能老年人的生存权利,通过合理分配市场资源缩小失能老年人在照护过程中的差距,矫正市场分配行为中的不公平。

(3) 建立完善的监管制度,监管组织能公正地对待所有失能老年人,同时定期考核从业人员的职业素质和道德自律情况。

(4) 政府通过媒体等表彰在护理工作中的杰出表现者,在大众层面形成尊老、爱老、敬老的伦理意识。

2. 加强公立医院参与的积极性 公立医院作为大型综合性医院,自身软硬件设施都相对完备,参与医养结合长期照护模式有很大的优势。例如:开辟绿色通道,使患病老年人能得到及时的救治;收费标准化、合理化;可以得到政府的医疗补助,减少高额的医疗费用;护士更加专业化、规范化,可以帮助养老机构服务人员提高护理质量。在对某三级甲等医院康复科的护理人员的访谈中发现,只有32.5%的护理人员愿意在业余时间帮助养老机构工作人员完善服务质量,大多数因为工作繁忙没有精力帮助他人。所以这需要政府发挥主导作用,使得更多公立医院参与进来,提升养老机构的服务质量。

3. 减少政府部门多重管理 医养结合长期照护模式在日常运营中接受卫生部门、民政部门、劳动部门和社会保障等多个部门的管理,其中以卫生、民政部门为主。卫生部门还会对开展该模式的养老机构进行审核,日常管理有的地方按照养老机构的管理标准实施,有的地方按照医院的管理标准实施,造成养老机构受多重部门管理,久而久之形成"两管"或"两不管"状态。因此明确卫生、民政、劳动和社会保障部门的监管职责是非常必要的。

4. 建立完善的法律法规及医保制度 首先,政府要对医养结合长期照护模式进行相关法律法规的完善,尽快出台促进其发展的政策措施,在法律层面上给予支持,让工作人员在工作中有据可循、有法可依;其次,督促医保政策及商业保险的发展,减轻失能老年人在治疗和护理过程中高额的费用;最后,政府应该提高养老机构医护人员的待遇,鼓励更多高级护理人才来养老机构工作,同时加强与公立医院合作,引进退休高级临床护理人才来机构给予培训指导,从而提高护理服务质量。

医养结合长期照护模式及伦理学的研究在我国目前仍处于探索阶段,应该从实际出发,不断完善该模式服务体系,使其向制度化、产业化、规范化方向发展,以满足失能老年人的养老与医疗护理需求。同时从伦理学出发给予该模式道德支撑,使失能老年人在极端痛苦或衰弱时仍能保持人格尊严,并能最大限度地配合护理人员参与健康的恢复,让有尊严的照护成为该模式的护理标准。

第四节 全科医学伦理

一、全科医学概述

全科医学诞生于20世纪60年代,是整合临床医学、预防医学、康复医学以及人文社会学科相关内容,以人为中心,以维护和促进健康为目标,向个人、家庭与全社区提供连续、综合、便捷的基本卫生服务的临床二级学科。全科医学的概念在20世纪80年代后期引入我国,经过50多年的发展,现已形成了系统的学科理论及独特的思维方式和方法论。全科医学不同于专科医学,它是基于生物-心理-社会医学模式下的学科体系,它强调个人、家庭、社区一体化,科技与人文相统一,预防、治疗、康复整体性,使传统生物医学与心理学及人文社会科学之间的联系更密切,将各学科相关理论知识有机地整合在一起,以整体和全面的观点看待和解决个人及群体的健康问题。

从 1993 年全科医学正式在我国建立至 1997 年以前,全科医学在我国的发展仅限于在局部地区的试点研究,尚未在全国广泛展开。从总体上来看,这一时期的全科医学仍处于概念传播和理论探讨阶段。1997—2008 年,国家各有关部门颁发了一系列文件,做出了"加快发展全科医学,培养全科医生"的重要决策,提出了我国全科医学教育的发展目标:建立起具有中国特色的、适应卫生事业改革与发展需要的全科医学教育体系,培养一大批能满足人民群众基本卫生保健需求的全科医学人才,全科医学发展的政策环境已经初步形成。从 2009 年新医改开始,我国全科医学的发展进入一个新时期。2011 年 6 月 22 日温家宝同志在国务院常务会议中提出建立全科医生制度,会议要求经过几年的努力,形成统一规范的全科医生培养模式,即先接受 5 年的临床医学(含中医学)专业本科教育,再接受 3 年的全科医生规范化培养的"5+3"模式。基本实现城乡每万名居民有 2~3 名合格的全科医生。这对全科医学的发展和全科医生的培养起到重大的推动作用。2011 年 7 月国务院发布的《关于建立全科医生制度的指导意见》明确提出:初步建立充满生机和活力的全科医生制度,基本形成统一规范的全科医生培养模式和首诊在基层的服务模式。这一系列相配套的指导性文件的出台,标志着我国的全科医学、全科医疗建设将步入制度化轨道,使我国全科医学的发展迈向了更高的阶段并且日益成熟。

二、全科医学伦理特点

(一) 以人为中心

全科医学这一现代医学服务模式涉及生物、心理和社会多层次的服务。全科医学注重人胜于病,注重伦理胜于病理,注重满足患者的需要胜于疾病的诊疗,注重提供以患者为中心的服务。在以患者为中心的服务模式指导下全科医学重视患病部位与全身的关系,既看病又看人,与以人为本的伦理要求相契合。从时间、空间维度看,全科医疗的服务过程是人的"出生—成长—中老年保健—临终关怀"的持续性、综合性的照顾,实现全方位、多层次的关怀,高度重视人的生命质量,处处体现着人文关怀和人道主义精神,标志着人道主义精神在现代医疗中的回归。

(二) 以为人民健康服务为根本宗旨

在我国,"为人民服务"是社会主义道德建设的核心,同样也是医学道德的根本宗旨,因此,社会主义医德基本原则中全心全意为人民身心健康服务的基本要求是该思想在医疗职业中的具体化。全科医生在其医疗职业生涯中必然是医学职业道德的践行者,而他们运用全科诊疗思维更好地为人民健康服务,做好广大群众的"健康守门人",是医学服务于人类健康的终极目的的体现。关于健康,《世界卫生组织宪章》中指出,健康是一种身体上、精神上和社会上的良好状态,而不只是没有疾病和虚弱现象。全科医生运用全科诊疗思维处理社区常见健康问题的基本策略显然不同于专科医生,其诊疗目标不仅仅是缓解症状或治愈疾病,而是集预防、保健、临床、康复、计划生育和健康教育为一体的可持续的健康服务,是全科医生为人民健康服务这一根本宗旨的全面体现,更好地践行了社会主义医德的核心原则及医学伦理学的要求。

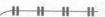

（三）以临床问题为导向

临床问题不仅仅是指疾病，对于全科医生来说更加强调的是患者主诉、常见症状、体征、诊断性试验检查结果以及与患者的疾病和健康有关的心理、行为、社会、经济、政治、文化、宗教、家庭、人际关系等方面的问题，这些问题之间又可能存在错综复杂的相互作用。全科医生在社区中能接触到问题的所有方面，有利于把握问题的整体特性。在基层卫生保健服务中，大部分健康问题尚处于早期未分化阶段，大多数患者都是以症状问题而不是以疾病就诊。在日常接诊中，全科医生会发现，精神疾病可以伴随许多躯体症状，而躯体疾病也常常伴随大量的心理、社会问题，身心疾病常互为因果。全科医生作为基层医生最重要的作用就是对产生症状的最可能的病因做出诊断，排除严重的疾病，充分考虑躯体与精神之间的相互影响而提供整体性的服务。以临床问题为导向的全科诊疗思维不仅涉及综合性医学专业知识，还涉及医学以外的其他专业，如人际关系学、心理学等方面的知识。由此可见，全科医生需要具有很强的问题意识和服务能力，能早期发现并处理疾病、预防疾病，维持身心健康。

（四）以广泛合作为模式

全科医生利用的资源不仅是医疗资源，还包括广泛的社会资源。全科医生与区域内的"全人"之间的交往已不再局限于患者就诊期间，而是一种不受时间、空间、疾病类型、患病与否、是否就诊等因素限制的伙伴式的、连续性的频繁交流。这样可以充分发挥"全人"的主观能动性，以积极的精神状态主动配合全科医生的诊疗、随访、调查，共同协商合作，实现诊疗的最优化。因此，全科医学诊疗思维又是一种医患伙伴关系的互动式、合作式共同参与的诊疗模式，以"主体间性"的医患关系模式取代"主客"二分模式。"主体间性"是指主体间所共同具有的性质，主体间的关系强调主体间具有某种共同接受的东西所达成的"一定关系"，认为所谓的客观知识，只是主体间的共识。患者对疾病有一个解释，只有在对话中所有的参与者相互合作，医生与患者才能创造一个共同的视域，获得对疾病"理解的真实性"。

三、全科医学伦理基本原则

（一）生命神圣，尊重生命价值原则

现代医学是"去魅"的医学，由细胞到器官再到分子生物学，一次又一次地还原，生命被还原切割为可以操作的单元，生命在医生眼中逐渐被片段化。唯科学主义相信自然科学是唯一有效的认识工具，只有自然科学的方法才能有效地用来追求真理，自然科学的方法应该适用于一切研究领域的主张；把科学知识作为唯一具有认识活动，排斥其他学科所具有的认识价值；相信科学可以解决人类所面临的所有问题。20世纪以来，科学技术的发展非常迅速，这一点在医学领域里尤甚。高新技术的广泛应用使医学的面貌焕然一新，但是由于排除了人文社会因素的影响，产生了单纯科技主义。医学高科技化导致医院分科越来越细，忽视了人的有机整体性，医生仅靠科技知识诊断疾病，而忽视了患者的社会、心理和环境等多种因素的影响。医疗过程成为具有越来越多环节的工业流水线式的操作过程，每一程序的操作者对终极结果的关心程度越来越低。医生成为"技术专家"，他们对待疾病如同科学研究，在他们眼里患者只是实施医疗技术的对象，却忽视了患者作为人的情感和权利。患者所接受的是医疗保健服务，缺乏人文关怀。人类对生命应该怀有神圣和敬畏感，其对应的医学也应该是神圣的，而不能沦落为仅仅是技术操作。生命神圣原则是医学首要的伦理追求。

（二）以人为本，尊重患者原则

产生于 19 世纪的生物医学模式，把疾病从患者及其生活环境中剥离出来，当作一种自然实体来研究，与此同时却又割裂了躯体与精神的内在联系，将之纳入两个截然不同的研究领域。生物医学注重疾病的研究，而对人这一整体的关注减少，"治病不治人"最终导致医疗服务的机械化和失去人性化。人道主义要求和维护个人的尊严，人有权享受幸福，满足人的需要和利益是社会最终的目的。后现代主张由理性的人道主义转向感性的人道主义，以人的自然经验为人性论的基本出发点。海德格尔认为在现代科技条件下，技术排斥了人。马尔库塞批评现代科技对人的客体化状况。人道主义主张关心人，尊重人的权利，人不是技术实施对象，不能以技术为中心；人更不是"药"的消费者；健康才是人的根本目的。全科医学要求抛弃以疾病为中心，单纯依靠科技、仪器、药物，而置患者的心理、情感、愿望于不顾的状况；满足患者的各种需求，如疾病的预防、治疗、保健、康复、健康教育和计划生育技术服务等；涉及生物、心理和社会等层次的服务；包括个人、家庭和社区等范围的服务。全科医生要注重人胜于病，注重伦理胜于病理，注重满足患者的需要胜于疾病的诊疗，注重提供以患者为中心的服务。这一点恰好与全科医学以人为本的伦理要求相契合。在全科医疗的服务过程中，要处处体现着人文关怀和人道主义精神。

（三）知情同意，尊重患者主体性原则

人是所患的疾病的主体，疾病是医生和患者共同面对的客体，医生以自己的医学知识而形成的逻辑组成自己的科学视界，而患者以体验与猜测等组成日常视界，其实疾病是一种社会化的"解释"的效果。"效果"是医生对疾病诊治效果的解释。在"主客"二分模式下，患者被看作是一种客体，医生作为一个观察的主体，将患者的病证通过数据、图表、图片等的归纳和演绎以期对患者"确诊"。这种模式疏忽了患者的主体性，也忽视了患者的知情同意权。知情同意即患者有权利知晓自己的病情，有权决定自己是否同意医务人员的防治措施，而同意是以自主为条件，以知情为前提的，这与自主性原则相联系，只有当患者或其家属处于自由选择的地位，能自主地做出决定，才能真正尊重患者的"合法权利"。患者还要拥有决定是否采取某一措施的知识和能力，这就必须要求全科医生耐心的教导、悉心的讲解。患者不仅仅是医疗的对象，而且是具有独立意识、独立价值和尊严的人；不仅仅是客体，更重要的是主体，只有患者处于主体地位时，才能发挥其主观能动性，以积极的精神状态主动配合医生的治疗。在知情同意原则下，患者主动参与，医患共同协商，才能更好地实现诊疗的优化，接纳"主体间性"的医患关系模式，抛弃"主客"二分的权威模式。

（四）预防为主，注重生命质量原则

注重生命的质量，反对对生命的经济计算，生命仅表现在"量"上（以药、机械手段延长人的寿命），要求生命"质"的体现，包括在日常生活中、职业中以及患病中的生命质量。首先，全科医学要求以预防为导向，既要在日常生活中治疗，还要在日常生活中预防。全科医学真正体现了预防为主的思想，对服务对象实施健康教育、营养指导、体育锻炼、生活环境改造等实施健康促进、消除病因、预防接种。其次，全科医疗提供的是一种人格化的服务，把患者看作是有个性、有情感、生活在整个社会环境中的人。在为患者提供帮助时，根据患者的生活、工作和社会背景以及个性特征等因素来考虑和解决患者的问题，为其提供个性化的帮助和服务。要提供健康教育，如戒烟、心理卫生、健康维护、视力保护、职业病防护、上门测血压等，作为医生应具有较强的服务意识和服务能力，正是从这个意

义上来说,生命的质量才得以体现。再次,由大医院为中心到家庭、社区并立。全科医学主张把医疗下放,从时间、空间维度看全科医学从人的"出生—成长—中老年保健—临终关怀",实现全方位、多层次的关怀,高度重视人的生命质量。

(五)诚实可信,慎言守密原则

全科医学的两大主体为全科医生及区域内的居民。对这两大主体而言,双方需相互尊重、相互信任,而诚实可信、慎言守密就是相互信任的基础。居民有义务做好预防疾病、恢复和保持健康、主动告知健康状况、积极配合诊疗、主动接受全科医生首诊等。对于居民,应明确个人在健康维护中的伦理责任。第一,增强自我保健意识,并以整体的眼光看待健康问题;第二,要积极接受健康教育,如实主动向家庭医生告知自身的健康状况,积极配合家庭医生的健康干预;第三,个人进行医疗保健时,在健康维护和疾病治疗的选择上要谨慎,尽量减少医疗花费和卫生资源的消耗,确保以最优化的原则维护健康;第四,应积极维护和促进自身及他人的生命质量和健康,努力提高居民的整体保健和健康水平。保密是医务人员的一项传统职业道德。全科医生与区域内的居民有着更多的交流机会,在充分了解居民的个人乃至家庭健康情况后,需要对居民隐私慎言守密,取得居民的信任和依从性。全科医生要从观念上充分重视对患者隐私权的尊重和保护隐私的合理性及重要性,进而精确、适度、合理地把握医疗行为的界限,有效地行使自己的权利,既保护患者的权利不受侵犯,又保证医疗活动正常进行。这就需要医务人员自觉养成保护患者隐私的优良习惯。因患者的阅历、受教育程度、病情等各方面的差别,医务人员要因人而异,注意沟通的方式、方法。医务人员在工作时,不能将患者的相关隐私或特殊病情透露给与该患者治疗无关的其他人员。

保密的内容包括以下两种。①保守患者的秘密。患者不愿意向外透露的诊疗信息,如一些特殊疾病(传染性疾病、妇科病、精神疾病等);患者不愿意向外泄露的生理缺陷;患者不愿意外人观察的行为(如私生活及医学生理状态);患者不愿意外人知道的决定(如人工流产等);患者不愿意外人干扰的生活习惯。②对患者保守秘密。这是指不宜透露给患者的不良诊断、预后等医疗信息,以免给患者造成恶性刺激,丧失治疗信心,同时也让那些当前还不能医治的患者在有限的生命里活得更宁静、愉快。

(六)一视同仁,医疗公平、公正原则

伦理学要求我们应当一视同仁,遵循公平、公正原则,公正包括个人公正和社会公正。个人公正原则包括平等原则和差异原则。①平等原则要求面对同样利害的人应该得到同样的对待。以同样的服务态度、医疗水平对待同样需要医治的患者,不因其民族、性别、地位、信仰和血缘等条件而不同。全科医学以社区为范围,以家庭为单位,以患者为中心,对待患者一视同仁,绝不歧视相同利害需求的人。②差异原则要求面对不同利害的人,给予不同的对待。给予不同需要的患者以平均的医疗资源、医疗照顾等待遇,也是一种不公正,在稀有医疗资源分配中,专科医学要求所有疾病都要以宏观的手段对待,而微观问题如健康咨询、婚恋、心理问题、生殖与计划生育问题等都可以由全科医生完成。③平衡个体公正与社会公正。社会公正是指遵循公益原则,公益原则强调符合绝大多数人的利益,要体现更大范围和意义上的公正即卫生资源分配的公正。

当前中国发展全科医学要抓好以下两方面的工作:①要设法满足农村、边远地区和经济贫困地区部分居民的基本卫生保健需求;②对社会某些人群,如妇女、儿童及其他弱势群体予以特殊照顾。

Note

本章小结

基层卫生工作与长期照护的伦理	学习要点
概念	医德情感、长期照护、医养结合、全科医学
伦理问题	促进长期照护的伦理问题、医养结合工作中的伦理问题
伦理原则	全科医学伦理基本原则

目标检测

一、选择题

A1 型题

1. 基层卫生服务的对象包括（　　）。

A. 患者和健康人　　　　　　　　　　　B. 残疾人和慢性病患者

C. 残疾人和传染病患者　　　　　　　　D. 慢性病患者和传染病患者

E. 老年人和残疾人

2. 下列属于我国人口老龄化特点的是（　　）。

A. 老龄人口基数小　　　　　　　　　　B. 老龄化速度快

C. 老龄人口的赡养比偏小　　　　　　　D. 农村老龄人口数量远低于城镇

E. 以经济发展水平较高的形势进入老龄化社会

3. 长期照护是对因失能而生活不能自理的老年人进行的一项长期的生活照料服务，包括（　　）。

A. 经济支出　　　　　　B. 心理打击　　　　　　　C. 日常活动辅助

D. 技能培养　　　　　　E. 种菜养花

4. 不属于长期照护目的的是（　　）。

A. 提高生活质量　　　　　　　　　　　B. 提高生命质量

C. 预防新的疾病发生　　　　　　　　　D. 维持和改善健康状况

E. 疾病的治疗

5. 不需要医疗护理且有充足家庭照护资源的失能老年人可采用的长期照护模式为（　　）。

A. 社区照护　　　　　　　　　　　　　B. 养老院照护

C. 家庭照护　　　　　　　　　　　　　D. 居家照护和家庭病床的结合

E. 社区照护和家庭病床的结合

6. 医养结合中的"医"包含的内容是（　　）。

A. 精神心理服务　　　　　　B. 生活照护服务　　　　　　C. 文化活动服务

D. 健康咨询服务　　　　　　E. 进食、清洁服务

7. 全科医学以人为本的伦理原则，要求全科医生要（　　）。

A. 注重病胜于人　　　　　　　　　　　B. 注重病理胜于伦理

C. 注重疾病的诊疗胜于满足患者的需要　　D. 注重提供以患者为中心的服务

E. 注重患者家属的需要

8. 全科医学这一现代医学服务模式涉及生物、心理和社会多层次的服务,全科医学服务模式是(　　)。

A. 以患者为中心　　　　　　　　　　　B. 以疾病为中心

C. 以患者满意度为中心　　　　　　　　D. 以规章制度为中心

E. 以患者家属的需要为中心

9. 全科医生需要对患者或其家属进行耐心的教导、悉心的讲解,尊重患者的选择,以遵守全科医学伦理的哪项原则?(　　)

A. 诚实可信,慎言守密原则　　　　　　B. 一视同仁,医疗公平、公正原则

C. 预防为主,注重生命质量原则　　　　D. 知情同意,尊重患者主体性原则

E. 生命神圣,尊重生命价值原则

10. 全科医学的两大主体包括(　　)。

A. 全科医生及区域内的传染病患者

B. 全科医生及区域内的居民

C. 全科医生及区域内的卧床患者

D. 全科医生及区域内的精神疾病患者

E. 全科医生及区域内的脑血管病患者

A2 型题

1. 患者,男,65 岁,脑血管病后意识障碍 2 年,无自主活动,鼻饲饮食,长期卧床,间断因肺部感染、尿路感染住院治疗,其他大部分时间由其妻子在家照护。该患者照护方法主要是(　　)。

A. 社区照护　　　　　　B. 机构照护　　　　　　C. 家庭照护

D. 医院照护　　　　　　E. 护工照护

2. 吴某,女,23 岁,因意外怀孕,选择人工流产,咨询全科医生相关问题。患者的一位亲属听见患者与全科医生谈话后,询问全科医生吴某的情况,全科医生的反应是(　　)。

A. 回答全部谈话内容

B. 严肃拒绝回答

C. 将其赶走

D. 委婉拒绝,并告知其与吴某交流、询问

E. 装作没听见,不理会

二、简答题

1. 简述医养结合的伦理问题。

2. 简述全科医学的伦理特点。

3. 简述全科医学的伦理原则。

选择题答案

参 考 文 献

[1] 颜景霞. 医学伦理学[M]. 南京:江苏科学技术出版社,2012.

[2] 王柳行. 医学伦理学[M]. 2 版. 北京:人民卫生出版社,2010.

[3] 宫福清. 医学伦理学[M]. 北京:科学出版社,2013.

[4] 张颖. 中国家庭医生制度的伦理学研究[D]. 济南:山东大学,2015.

[5] 葛运运,徐静,周亚夫,等. 我国全科医学发展历史与现状分析[J]. 中国全科医

Note

学,2013,16(25):2201-2203.

[6] 徐天士,张玮.全科医生诊疗思维训练的伦理学视角[J].中国医学伦理学,2013,26(1):78-79.

[7] 顾林正.全科医学兴起的伦理诉求[J].西北医学教育,2007,15(6):1026-1034.

[8] 孙媛.着力推进职业道德建设,深化社区卫生服务内涵[J].中国初级卫生保健,2017,31(10):29-30.

[9] 张燕.社会支持理论视角下农村失能老人长期照护问题研究[D].南昌:南昌大学,2017.

[10] 何泰昕.基于医养结合下的养老模式研究[D].昆明:云南财经大学,2017.

[11] 王浩.医养结合养老模式的产业化发展研究[D].南京:南京大学,2017.

[12] 张媚.医养结合的城市机构养老服务模式研究[D].南昌:南昌大学,2017.

[13] 朱良博.基于医养结合的社区居家养老服务模式研究[D].上海:上海工程技术大学,2016.

[14] 陈以博.城市失能老人长期照护问题与对策研究[D].武汉:武汉科技大学,2015.

[15] 丁一.我国失能老人长期照护模式构建研究[D].北京:首都经济贸易大学,2014.

[16] 李昱.中国特色社会主义人口老龄化问题的研究[D].成都:成都理工大学,2014.

[17] 罗小华.我国城市失能老人长期照护问题研究[D].成都:西南财经大学,2014.

[18] 张素霞.关于加强社区卫生服务队伍伦理建设的思考[J].中国初级卫生保健,2011,25(7):33-34.

[19] 黄佳豪,孟昉."医养结合"养老模式的必要性、困境与对策[J].中国卫生政策研究,2014,7(6):63-68.

[20] 徐雷.人口老龄化背景下的城乡居民医疗卫生支出问题研究[D].湘潭:湘潭大学,2016.

（吉林大学第二医院　曲福玲）

Note

第八章　预防医学伦理

学习目标

掌握:健康促进的道德要求;预防医学工作中的道德责任;预防医学伦理。

熟悉:健康与健康道德;健康教育与健康责任;社区卫生服务的道德内涵;社区卫生服务的道德规范。

了解:预防医学概述,生态环境概述;自然环境伦理;社会环境伦理;社区卫生服务的特殊意义;社区卫生服务的特点;社区卫生服务的内容与方式。

案例引导

案例1　今日白天持续空气重度污染

北京青年报　4月2日讯(记者　王斌)　昨天中午,本市发布空气重污染蓝色预警。记者获悉,今天白天,本市仍将维持空气重污染,北京环保监测中心预计,今天夜间,受冷空气影响,空气质量将开始好转。预计明天本市空气质量将转为轻度污染,4日和5日维持在优良水平。昨天早上8时,全市平均PM2.5浓度达到重度污染水平,随后污染物浓度快速上升,两个小时以后,全市大部分地区空气质量达到重度至严重污染水平,通州、大兴、朝阳等区的污染尤为严重。中午12时,本市启动空气重污染蓝色预警,预计空气污染过程将持续,直到今天夜晚起,受冷空气影响,空气质量将开始好转。北京环保监测中心的监测数据显示,截至17时,本市空气质量为重度污染,特别是北部地区污染情况仍然较重,顺义新城PM2.5浓度达到300微克/立方米。

案例2　2018年4月3日,《美国医学会杂志》(JAMA)发表了一项在中国进行的研究。来自英国牛津大学、华中科技大学、中国医学科学院和北京大学的研究人员,分析了长期使用固体燃料做饭和采暖与心脑血管疾病死亡风险的关联。这些研究人员跟踪研究了27万人,7年后,最初没有任何心脑血管疾病病史的调查对象中,共有5500余人死于心脑血管疾病(冠心病和脑卒中)。研究证实,使用煤炭和木柴做饭及采暖产生的室内空气污染,会显著升高冠心病和脑卒中的死亡风险。与主要使用燃气或电力的人相比,经常使用煤炭或木柴做饭的人,心脑血管疾病死亡风险升高20%;使用固体燃料采暖带来的危害更大,心脑血管疾病死亡风险升高29%。更危险的是,固体燃料的使用时间越长,死亡风险也越高。燃气和电力带来的空气污染远远低于煤炭和木柴,因此被认为是"清洁能源"。

分析思考：

1. 空气污染与疾病的关系如何？

2. 对于烧炭和木柴的人群，还可能会存在哪些因素影响其心脑血管疾病的发生及增加死亡风险？

3. 中国和其他发展中国家应该积极鼓励城乡居民改用清洁燃料，并通过制定相关法规和各项利民措施，以促进可持续燃料使用模式的转型。那么您有什么建议、措施帮助处理过剩的秸秆，既可以变废为宝，又可以保护环境，同时不损害农民的利益？

第一节　健康伦理

一、健康与健康伦理

（一）健康

知识链接

　　2017 年 10 月 18 日，中国共产党第十九次全国代表大会在北京人民大会堂隆重开幕。习近平代表第十八届中央委员会向大会做报告，即健康中国战略。

　　要完善国民健康政策，为人民群众提供全方位全周期健康服务。深化医药卫生体制改革，全面建立中国特色基本医疗卫生制度、医疗保障制度和优质高效的医疗卫生服务体系，健全现代医院管理制度。加强基层医疗卫生服务体系和全科医生队伍建设。全面取消以药养医，健全药品供应保障制度。坚持预防为主，深入开展爱国卫生运动，倡导健康文明生活方式，预防控制重大疾病。实施食品安全战略，让人民吃得放心。坚持中西医并重，传承发展中医药事业。支持社会办医，发展健康产业。促进生育政策和相关经济社会政策配套衔接，加强人口发展战略研究。积极应对人口老龄化，构建养老、孝老、敬老政策体系和社会环境，推进医养结合，加快老龄事业和产业发展。

　　世界卫生组织对健康的定义：健康不仅仅是没有躯体的缺陷和疾病，还要有完好的生理、心理状态和社会适应能力。这一定义将健康划分为三个层次，即生理健康（机体健康）、心理健康（精神健康）与社会健康（对社会的适应能力）。健康的这三个层次是递进的，最低层次的是生理健康，也就是指没有躯体疾病，它是心理健康和社会健康的基础。最高层次的社会健康是生理健康与心理健康和自然环境、社会生活之间良性互动的产物。至于心理健康标准的主观任意性问题也并不对这一定义真正构成挑战，因为健康归根结底仍属于社会问题。1978 年和 1990 年世界卫生组织进一步阐述：健康是在躯体健康、心理健康、社会适应良好和道德健康四个方面皆健全。

　　健康既然是社会问题，就能够找到普遍的社会标准或社会规范。人是一种社会生物,在说明疾病时还应当考虑到人的社会性。同样,疾病的概念也不像生物医学模式强调的那样是描述性的,而是规范性的,疾病实际上是对社会标准的偏离。一些历史上被认为是疾病的身体状况,在今天看来却是正常的。可见,健康的任何定义都应该首先是社会性的,而不是生物性的,健康必须被看成是一种社会规范,由社会标准来决定健康定义的部分,要比由生物学标准来决定健康定义的部分大。

世界卫生组织的健康定义的重要意义如下:其一是纠正了健康仅仅是人体生理功能正常、没有缺陷的偏颇;其二是拓展了健康概念的外延,不再把健康仅限于身体这种生物性上,而且扩展到精神上和社会适应上,从而克服了把身体、心理和社会诸方面机械分割的传统观念;其三是对健康提出了更高的要求,即健康不仅是没有疾病或虚弱,而应该是一种完好的状态。

世界卫生组织的健康定义还使我们认识到,健康并不是一个客观的自然标准,而是人们在一定的自然环境和社会条件下的目标和期望,是一种价值判断的结果。这为我们从伦理视角探讨健康问题敞开了大门。

（二）健康伦理

1. 健康伦理的概述 健康伦理是在医学伦理的基础上发展起来的,是把原来研究医务与疾病的关系与行为规范问题,引申为"社会"与"人群健康"的伦理研究,是以人群健康为最高目标,以人群与环境为主要研究对象,来研究健康道德本质及发生、发展的客观规律。

健康伦理是 21 世纪初才登上学术舞台的,其关注吸烟、酗酒、吸毒、性病、艾滋病、兴奋剂使用等公共卫生问题。健康伦理的关系主要包括人群与环境之间的关系及人群之间的关系。环境包括社会环境与自然环境;人群包括保护人群健康与被保护人群健康关系,这主要是依赖关系、服务关系、监督管理关系等。

2. 健康伦理的对象——人群 健康伦理的一个主要对象是人群,在以人群为对象时涉及个体健康伦理和公共健康伦理。健康是全社会的事,不只是卫生部门卫生技术和医务人员的事,特别是生物-心理-社会医学模式建立后,人们逐渐形成这一大卫生观念,需要全社会努力才能实现,那么健康伦理也就涉及全社会整个人群。整个人群既是健康的保护者又是健康的被保护者。健康伦理在普通人群属于公共健康伦理,这是人人必须遵守的,这不仅包括一般的防止环境污染的公共伦理,还应包括接受预防接种提高免疫力和消毒处理防止传染病发生与蔓延的公共健康伦理。健康伦理研究还包括为人群健康服务的分管卫生的政府官员、医疗保健和卫生防疫机构中的卫生医务人员的职业道德。

3. 健康伦理的对象——环境 健康伦理的另一个主要对象是环境。创造良好的社会环境和自然环境并能适应社会环境和自然环境,这是健康的关键因素。通常环境包括自然环境和社会环境,创建和保护良好的环境,这是决策人物与所有人群的权利与义务,也是衡量其道德的重要标志,能否适应这样的良好环境,也是整个人群的道德标准。创造良好的社会环境是良好的社会道德,我们经常谈到破坏自然环境是人类的自杀行为,当然破坏环境是极不道德的行为。在人群健康中,对环境的态度及行为是健康伦理的重要评价标准。

4. 健康伦理的心理卫生特点 人群、环境之间会产生一个对健康很重要的因素即社会心理因素,心理良好适应状态是健康三大标志之一。促进人类健康,创造良好的环境,人们就会产生良好的情绪和良好的心理。心理卫生是卫生保健的重要组成部分。如果创造良好的环境产生良好心理,这当然是良好的道德行为;如果造成动乱不安的恶劣环

Note

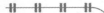

境,产生焦虑、忧愁的情绪,就会导致异常心理并影响健康,这是不道德的行为。健康伦理是社会发展的必然产物,有其自身的道德特点。

二、健康教育与健康责任

(一) 健康教育

世界卫生组织(WHO)已把健康教育与健康促进列为当前预防和控制疾病的三大措施之一,列为 21 世纪前 20 年全世界减轻疾病负担的重要政策和策略。在我国的医改中已经将健康教育确定为向社会大众提供的基本公共卫生服务之一。

1. 健康教育的含义 健康教育是通过有计划、有组织、有评价、系统性的社会教育活动,帮助广大群众掌握正确的卫生健康常识,树立科学的健康观,让公众自主、自动、自愿地采纳有利于健康的行为和生活习惯。健康教育就是一种行为干预,通过健康信息的传播,向人们提供免疫接种、定期体检等,以及各种所需的知识、技能和服务,让公众有能力在面临各种健康问题时做出正确的选择,带领广大群众减轻、消除影响健康的危险因素,预防疾病、促进健康、提高生活质量。健康教育是一种教育,它帮助公民明确健康的重要性,自觉地参与健康知识学习,不断地改变对健康的认知态度和价值观念,进而改变行为方式和生活方式,提高健康水平和健康质量。

2. 健康教育是健康促进的基础 健康教育的作用是不断地帮助广大群众和社会上层人群(包括领导、决策者、立法者)提高对健康的认识,加强健康知识的宣传,使个体和群体掌握更多的卫生健康常识,树立健康观念,从而有利于社会、政策决策者判断某种生活方式和行为习惯是否合理,某种做法是否可以消除危害公众健康的危险因素,进一步改进政策、完善政策,营造和促进健康氛围。

健康教育是教育活动与过程,是对政策和环境的知识支持;只有健康教育和社会支持两者结合,才能又好又快地促进健康教育在人们行为习惯和生活方式中发挥出应有的作用。

(二) 健康责任

对于健康的责任划分具有很长的历史发展过程,随着社会的进步,健康责任主体不再局限于个人、家庭、宗教和慈善组织,健康责任逐渐上升为国家义务的基本内容和公民的基本权利。

1. 健康的个体责任 对任何社会个体而言,健康是终其一生最重要的无形资本。个体是其健康价值的最终指向对象,是健康利益最直接获得者,也理应是首要的保护者。

现代社会中疾病风险也越来越多,人们生活中患病的不确定性增大,虽然人们对于很多外部疾病风险仍然无能为力,但是对于因生活方式而导致的疾病却负有不可推卸的责任,这也使得个人对自身健康承担更多的责任。生活方式所导致的疾病比例上升,心脑血管疾病以及癌症等重大慢性疾病都与人们的生活方式有着千丝万缕的联系。健康与人们自身的行为从来没有像现在这样紧密地联系,健康成为一种重要的社会控制手段。

现代社会存在严重的医疗卫生资源分布不均衡,这种不均衡也是造成健康在不同国家、阶层、地域存在不公平分布的重要原因,所以一味地强调个人责任也是有失偏颇的。健康公平问题成为一个广受关注的问题,其号召力也在不断增加。

2. 健康的家庭责任 健康的家庭责任意味着家庭成员之间应该关心和照顾彼此的健康,在力所能及的范围内相互支援。这种相互照顾和帮助的责任,不仅是一种最自然的义务,也是最合乎人伦道德的义务。从人的生物性本能和自然情感来说,父母对子女的爱使得他们对子女无限关爱、无限帮助成为可能;子女对父母的照料也是由最自然的情感所引发的回馈行为。因此,个人作为家庭内成员的自然事实导致了相互责任的必然性。

应当看到,将家庭作为福利的主要责任主体并排除政府的平等关怀,这种偏颇的论断可能有些武断绝对,它没有把没有家庭的人纳入考虑范围,也没有考虑到家庭关怀的能力有限。政府的平等关怀与个人的不平等关怀完全可以并存,政府的平等关怀并没有排除个人去追求以德行为基础的儒家式生活。

根本而言,究竟选择何种生活观念,这应该由个体自身来决定,而不应该做预先的家长主义式的独断决定。因此,在家庭的范围内,互助的仁爱构成了一种自然的义务,这是家庭健康责任的道德基础。但是,它不必承诺一种儒家家庭主义的人性观,不必承诺一种以德行为基础的目的论框架。同时,我们应该注意的是,儒家思想也能够为个人的健康责任提供道德理由。

3. 健康的政府责任　瘟疫的出现,逐步改变了人们对健康是单纯个人责任的看法,瘟疫面前,个体几乎是无能为力的。瘟疫的流行使人们对健康责任有了新的认识,传染病流行具有其特殊的病源和传播途径,个人对其传播的控制几乎无能为力。防止传染病流行的有效途径就是构建良好的公共卫生体系,对人们进行相关疾病预防的教育,形成良好的卫生习惯。公共卫生体系作为一种公共产品应该由政府来提供,政府有义务给公民提供一个安全的生活环境,对公民进行相关传染病的知识教育。此外,政府还需要建立起科学的健康保险制度,使患病的公民能够得到保障。目前,保证人们身体健康的最有效办法就是进行大规模疫苗接种和广泛使用抗菌药治疗感染性疾病,这一切也都需要政府投入人力、物力进行研究、开发和推广。所以,政府对于公民的健康负有不可推卸的责任,在传染性疾病的预防和控制中,个人的责任相对来说居次要地位。

随着疾病模式的转变,非传染性疾病成为人们患病、致残和死亡的主要原因,此时人们的健康主要受社会及环境因素的影响,这些因素包括生活方式(如吸烟、酗酒)、社会因素(如压力、抑郁)、经济因素(如贫困)以及环境因素(如污染)等。

德沃金对政府责任有着精辟的论述:宣称对全体公民拥有统治权并要求他们忠诚的政府,如果对于他们的命运没有表现出平等的关切,它也不可能是一个合法的政府。平等的关切是政治社会至上的美德,没有这种美德的政府,只能是专制的政府……当政府削减福利计划或放慢速度时,它的决策将使穷人的生活前景黯淡。德沃金的论述要点在于政府对公民的平等关切,也就是说一个统治公民并要求其忠诚和守法的政府必须对全体公民一视同仁。

按照责任政治的要求,政府的健康责任体现在多方面。

第一,政府应该把增进人民健康作为卫生工作的首要目标。健康是社会发展的根本,也是卫生服务和卫生改革的根本目的。健康是社会经济发展的基础,缺乏健康素质的人无法成为强大的生产力。

第二,政府要协调各个部门之间的工作。卫生工作是一项跨专业、跨学科的活动,牵涉各个部门之间的合作,涉及社会各个领域,是一项庞大而系统的工程。政府各个部门必须协调起来,把卫生工作的目标、内容和任务变成各自目标、内容和任务的一部分,各尽其责。

第三,政府应当制定相应的卫生法律法规及各项规章制度,保证各项卫生事业有法可依。对于已有的法律规章,要及时根据现实情况予以完善。

Note

第四，政府应组织实施健康教育，促进公民建立良好的生活习惯。运用现代传媒进行健康知识的普及和指导，提高公民的健康意识和自我保健能力。

第五，公共卫生是政府责任中的最重要的职能之一，长期以来遭到忽视，因此有必要引起重视。在传染病预防、非传染流行病控制等方面，政府必须加大投入力度，真正有效地促进人群健康。

4. 健康的社会责任 除了政府责任之外，社会责任也是促进健康的重要手段之一。社会责任是公民或社会团体超越利己行为之外的职责行为或者利他行为。社会责任并不必然要求个人具有高尚的利他主义行为，而只要求一个公民作为社会成员应当承担适度的责任。对于健康而言，公民的社会责任主要体现在以下几个方面。首先，积极参加与人群健康有关的社会公共活动，如植树造林的环保活动，戒烟限酒的宣传教育，艾滋病的防治等。其次，不做危害他人健康行为的举动，不侵犯他人的健康权益，如不在公共场所吸烟，不乱丢垃圾，不随地吐痰等。

5. 健康的共同责任 德国哲学家阿佩尔的共同责任原则包括两个方面：一方面是指人们作为对话者共同寻求认清和解决问题的义务；另一方面是保证人类的持续存在与努力谋求改善社会制度的环境，实现对话的规范性条件。对阿佩尔来说，共同责任是一种"原初责任"。阿佩尔强调共同责任不同于传统的、可落实到具体个人的责任。共同责任属于制度之上的责任，这种制度之上的责任并不是要否认传统的具体责任，而是要跳出传统责任观的窠臼，站在更高的层面上思考制度的构建。也就是说，个人的责任行为参与了制度的建构这一事实，要求每个人承担相应责任，这就构成了共同责任的基本内涵。

当然，我们不能忽略健康的个人责任、家庭责任、政府责任和社会责任之间的复杂关系。有时候某种责任占据主导地位，有时候多种责任共同参与了健康体系的建构。比如，慢性病不具有经济上的外部性，个人的不良生活方式是疾病产生的主要原因，因此个人责任占主导地位；而传染病则具有传染性，且在传染的过程中个人能够控制的程度较小，因此它应该主要由政府和社会来共同承担责任。比如艾滋病，有些是由于婚外性行为、吸毒等个人原因造成的，有些则是由输血等非个人原因造成的。因此，同一种疾病不仅有个人责任，同时也有社会、集体责任。因为这样一种严重的传染病，依靠任何个体的力量都是无法有效解决的。因此，对于艾滋病等具强传染性的公共卫生问题，政府和社会应该承担主要责任甚至全部责任。

值得注意的是，福利国家的健康政策常常是过度强调了政府责任和社会责任，而忽略了个人责任。普遍的福利政策为所有人提供一个最低的福利水平，不管个人是否应该对健康问题承担责任。这种由社会和国家全权负责的健康政策忽略了个人责任的成分。而且这种模式会误导职工的医疗行为，造成浪费、自我保健意识的淡化和监管的失控。综上所述，健康责任的建构是一个多方参与的过程，政府、社会、家庭与个人各负其责，相互补充，互相合作，才能有效地实现公民的健康权益保障。结合当前中国的现状，最为妥当的办法是以政府责任为主导、以家庭和社会责任为主干、以个人责任为基础的健康多元化责任原则。任何一方的责任都要承担。

WHO对健康促进做如下定义：健康促进是促进人们维护和提高他们自身健康的过程，是协调人类与环境之间的战略，规定个人与社会对健康各自所负的责任。

Note

知识链接

　　1995年,WHO西太区办事处在修订的《健康新地平线》中提出:健康促进是指个人及其家庭、社会和国家一起采取措施,鼓励健康的行为,增强人们改进和处理自身问题的能力。

　　美国健康教育学家劳伦斯·格林指出:健康促进是指一切能促使行为和生活条件向有益于健康的方向改变的教育与环境支持的综合体,其中教育指健康教育;环境包括社会的、政治的、经济的和自然的环境;支持指政策、立法、财政、组织、社会开发等各个系统。

　　综上所述,健康促进不仅包括健康教育,还包括通过政策支持和环境改善为人群采取健康生活方式提供支持和保障,以及那些直接改变社会、经济和环境条件的活动,以减少它们对个体和大众健康的不利影响,增强决定健康的有利因素。

　　健康促进是帮助人们避免影响健康的不利因素,提高和改善人们的健康状况和水平,并且充分发挥个人、家庭、社会的力量,是使一切行为和生活方式向有益于健康转变的综合策略。

三、健康促进的道德要求

　　1. 公正　　健康促进要公正,即让社会中的每个人都有平等机会分享潜在利益以及实现公共利益最大化。只有公正,才能使广大的人民群众投身健康事业,共同参与健康促进。

　　2. 不伤害　　健康促进要体现不伤害性,健康促进的干预手段与其他医疗卫生手段有所不同,主要是通过提供信息、知识、技能,改善自然环境和社会环境,促使人们采纳有益于健康的生活行为方式,进而实现预防疾病、增进和改善健康的目的。这样的干预手段对人体无创伤,并能预防疾病、伤残的发生,提高人们的生活质量。同时,与其他形式的医疗卫生服务措施相比,服务对象的经济及精神损失更小,也更好地诠释了伦理学中的不伤害原则。

　　在需求评估中,可能有多种方法都可以获得所需要的资料和信息,健康促进工作者应选择对目标人群无伤害或伤害程度最低的方法。如:在进行有创采血化验时,要"三查七对",避免重复采血,如能避免采血,则优先选用头发、尿样等的检测;采血时,严格控制取血量,并由技术熟练的人员操作,尽可能减少采血的痛苦。

　　3. 权利与义务对等　　开展健康教育与健康促进,也是权利与义务统一的体现。根据我国相关法律,每个公民都有生命权和健康权,即公民有维护自己的健康和生命不受侵害的权利。本着权利与义务对等的伦理观,在国家、政府承担公民健康责任的同时,个人也应该积极采纳有益于健康的行为生活方式,在疾病预防、合理利用卫生服务、配合医生进行康复等方面承担相应的义务和责任,从而减少健康问题对个人身体、心理、经济造成的伤害,也可以减少社会卫生资源的消耗以及劳动力的损失。承认并尊重每个人或每种文化的价值与权利,是人类交流与相互理解的基础。让目标人群参与到健康需求评估的过程中,发现和认识自己的健康问题,自主决定如何解决自己以及自己所在社区的健康问题,即将参与及赋权的理念和方法运用于健康教育与健康促进需求评估的过程中。

　　4. 知情同意　　知情同意是医学研究与实践中必须遵守的伦理准则,健康促进也不例外,具体表现为如实告知目标人群收集资料的目的、意义及目标人群可能的损失(如时间花费、X光检查的副作用等),以争取目标人群的理解、支持与配合。不能威胁、利诱和隐瞒,不以"如果不接受调查将无法获得服务"等威胁目标人群,告知目标人群有权在接受调查的过程中退出或中止。

5. 尊重与隐私保护　在开展健康教育活动中,健康教育与健康促进工作者必须尊重目标人群中的每一个个体,不论其年龄、性别、贫富、健康状况如何,都要一视同仁。对有违法或不符合社会道德规范行为的调查对象(如酒后驾车者、吸毒者等),也应平等对待,不歧视。在文件中要避免使用歧视性、引发耻辱感的词句、图片,在面对面交流中,健康教育与健康促进工作者应注意自己的语言、语气、表情,避免歧视、责备。还应严格遵守对目标人群的承诺,真正落实尊重与隐私保护原则。

6. 促进公众选择"约束"行为　健康教育强调人们认知提高后的自觉行动,更为人性化,更符合尊重自主性和自我决定权的原则;而健康促进则鼓励在教育的同时,还需要用政策、经济等策略对个体、群体的行为加以约束和规范。在设计和实施健康教育与健康促进干预策略时,应做到两者并重,在尊重个人选择和保护大众与社会健康之间,底线是个人选择不能损害他人、社会的健康。此外,在健康教育内容中,改变传统的"利己型"价值观,倡导"利他型"健康意识,形成尊重他人健康选择、维护社会健康利益的理念。

7. 个性化服务　在需求评估阶段,将目标人群细分,可以更为准确地区分不同亚人群的健康教育与健康促进需求,可以有效提高健康教育与健康促进干预的针对性,在一定程度上满足人们对个性化服务的需求。此外,在健康教育与健康促进实施阶段,增加面对面沟通活动,增加健康教育与健康促进工作者与目标人群、个体的双向互动,尽可能对重点人群进行个体需求评估和分析,进而开展更有针对性的干预、指导。健康教育作为我国新医改中"基本公共卫生服务"项目之一,主要由社区卫生服务机构承担,社区卫生人员在日常工作中与辖区居民接触机会多,更有可能满足人们的个性化需求。

8. 合理规划、及时反馈　健康教育与健康促进效果评价,可以促使健康教育与健康促进人员提高服务质量,更好地满足社会大众的健康需求,也是对公众利益的最好维护。作为健康教育与健康促进工作者,需要合理规划评价的频度、范围,在科学确定健康教育与健康促进效果和以最小样本量、最少资料收集次数、减少对人群正常生活影响之间取得平衡。同时,需要通过新闻发布、媒体、出版物等方式向目标人群反馈评价结果,可使其了解他们的付出所产生的效益,同时也要在正式出版物中以致谢的方式真诚感谢提供信息的每一个人。

第二节　预防医学伦理

一、预防医学概述

预防医学(preventive medicine)是从医学中分化出来的,由多门分支学科组成的一个独立的学科群。它以人类群体为研究对象,应用生物医学、环境医学和社会医学的理论,宏观与微观相结合的方法,研究疾病发生与分布规律以及影响健康的各种因素,制定预防对策和措施,以预防疾病、促进健康和提高生命质量为目的的一门学科。

预防医学的发展日新月异,这一学科研究的视野已远远超过了医学的范围。医学伦理学的理论体系也开始由传统医学伦理学向生命伦理学、健康伦理学迅速扩展。因此，预防医学道德的基本观点、特殊性和规范要求也是在变化和发展的。

随着科学的进步和社会的发展，人类因灾荒、瘟疫、贫困、恶劣生活条件等引起的各种疾病已大为减少。科学的进步和社会的发展，使得人类的生存环境和生存质量得到大大改善；但同时也给生态环境和社会环境带来了严重的破坏。现代社会的激烈竞争和快节奏的生活方式造成了紧张的社会环境，这给人类带来前所未有的心理压力，随之引起疾病谱的变化，如高血压、消化道溃疡、癌症、冠心病以及对人的猜疑、妒忌、敌视、悲伤、神经障碍等所致疾病的发病率急剧上升。因此，医学模式也从生物医学模式开始向生物-心理-社会医学模式转变，这个转变对预防医学理论的发展产生了深远的影响。预防医学的研究也从单纯的病因预防，向着疾病预防、促进健康、提高生命质量和延长寿命的方向发展，以适应医学模式的转变。

预防医学工作者的根本任务是防病于未然，其服务对象主要是健康人群或已受感染但尚未发病的人群，消除致病因素的工作效果一般需要较长的时间，在大多数情况下效果在短期内是不易显现出来的。

二、预防医学伦理

预防医学伦理与其他医学专科伦理比较，有其特有的道德观和特殊性。

（一）预防医学基本道德观

预防医学基本道德观除必须坚持总体医德观和社会主义医德原则及其基本规范外，还应当坚持预防医德特有的道德观，具体如下。

1. 坚持正确的"事业道德观"　当今社会及医学科学发展趋势告诉我们，随着社会经济文化生活的日益改善和卫生知识的普及，以及医学科学技术水平的提高，人类健康素质不断提高，人群发病率将逐渐降低。因此，医学的未来属于预防医学。预防医学是保护人民健康、增强人民体质、促进人民长寿、提高社会生产劳动力水平不可缺少的医学手段。预防保健工作是直接关系到人类生存和繁衍，是利国利民、造福人类的崇高事业。每个预防医务人员都应珍视和热爱自己所从事的这一职业，任何轻视预防医学的观念都是不符合医学职业道德的行为。只有树立起正确的事业观，才能有效地履行预防医学道德义务。

2. 坚持以"大卫生观"指导工作　"大卫生观"是与"小卫生观"相比较而言的。所谓"小卫生观"，是指以个体为服务对象，以疾病为工作目标，是就病防病的卫生观。这种卫生观随着世界政治经济和医学科学技术的发展，已远不能适应现实要求。所谓"大卫生观"，就是指以群体为服务对象，以健康为工作目标的卫生观。这一观点认为健康是全民、全社会、全人类的事情，要求卫生部门及其他一切部门，每个公民都要履行自己的职责和义务来消除影响健康的致病因素，人人参与，人人尽责，维护和增进人类的健康，自觉改变不利于健康的生活方式、饮食居住环境和精神文化生活，从而预防和控制疾病的发生，以实现 1977 年 WHO 提出的"21 世纪人人享有卫生保健"的目标。这一卫生观远远超出那种以个体为对象，以疾病为目标的视野范围，故称之为"大卫生观"。今天的预防医务工作者只有坚持以"大卫生观"指导自己的职业活动，才能有效地履行自己的职业道德责任。

3. 坚持整体预防医学观　随着社会经济、文化和人民生活方式的多元化和社会化变革，人类的疾病谱发生了重大的变化。传统的病因学主要是研究微生物、理化因素等作

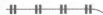

用于人体而导致的疾病。但此类疾病在现代医学科学面前,有的已大幅度减少。而某些社会因素(诸如战争、政治动乱、灾害、贫困等)、环境因素(诸如空气、地面和水源污染、生态破坏等)、心理因素(诸如人际关系恶化、精神污染、人生思维困惑等)和道德因素(诸如吸毒、酗酒、无规律的生活作息等)等所致疾病的发病率与日俱增。这些致病因素引起的疾病谱的变化,决定了现代预防医学已开始从个体到群体,从生命伦理到健康伦理,从物质生产到人口生产,从婚姻家庭到社会文明,从人的物质生活到精神生活,从卫生部门到社会各行各业,这样一个多元化、多层次的系统工程转化。如果缺乏这种整体系统的医学观,同样不能有效地履行预防医学道德责任。

(二) 预防医学道德的特殊性

职业道德总是与一定职业对社会承担的特殊责任联系在一起的。虽然预防医学和临床医学的根本目标是一致的,其道德要求在本质上没有多大差别。但由于工作对象、任务、内容方法等方面的差异,使预防医学道德呈现出一定的特殊性。

1. 责任的广泛性　预防医学主要是把社会人群(群体)作为自己的工作对象。从一定环境下的群体出发,研究人体健康与外界环境(包括自然环境和社会环境)因素的关系,探索疾病流行的情况与特点,发现环境中的有利和不利因素,采取相应措施,预防、控制和消除有害因素的影响,发挥有利因素的积极作用,以防止疾病在人群中流行,保护人类的健康。由于预防医学服务对象和工作范围的广泛性,决定了其责任的广泛性。它所反映的道德关系是预防保健人员与健康人群、环境、被监单位和个人以及他们相互之间的关系。预防医学道德调整这些利益关系的目的,主要是维护人群的健康利益。对全社会负责,成为预防医学道德的根本。

2. 实践主体的社会性　人不仅生活在自然环境中,同时也生活在社会环境中。人类的健康和疾病,不仅受到自然环境的制约,而且受到社会环境的制约,以及受到自然和社会复杂因素相互作用的制约。自然社会环境的好坏,可以对人体的健康产生积极或消极的影响。所以,自然环境因素(如水源、居住条件、饮食习惯、气候影响等)和社会因素,都是预防医学的主要研究课题。正因为这样,做好预防工作除了要求具有专门知识和技术的人参加外,还要求所有社会成员共同参与,只有这样,预防医学才能真正落到实处,收到好的成效,否则将防不胜防。如对各种卫生法规,每个人都有责任执行和监督执行,光靠卫生检疫人员是绝对做不好这项工作的;对于社会环境和自然环境全社会任何人都有责任和义务去维护,仅靠环保人员的努力是不够的。从某种意义上来说,社会上的所有人都是预防工作者,都担负着预防疾病、维护人类健康的道德责任。

3. 效益的潜在性　临床医务人员的主要职责是诊治已发病的患者,经过诊治后常常会收到药到病除、立竿见影的效果,因而,容易得到患者和家属的尊重与配合。

而预防医学工作者的根本任务是防病于未然,其服务对象主要是健康人群或已受感染但尚未发病的人群,消除致病因素的工作效果一般需要较长的时间,在大多数情况下其效果在短期内是不易显现出来的。如对环境的监护、治理和对食品卫生的监督检查等,是通过一个潜移默化的过程来增进人的健康、降低疾病发生率的。这种情况很容易使人们产生轻视预防工作的思想,不能正确认识预防医学的重要性和迫切性,对预防工作者以及执行预防任务的医务人员也不那么尊重和信任,更不容易配合其工作。因此,这就要求预防工作者要具备更高的道德修养和更坚定的道德信念。上述特点决定了预防医学工作的艰巨性和复杂性,它要求预防医学工作者必须加强医德修养,坚持以社会利益为出发点,着眼于健康人,保护广大人民群众的健康利益。

（三）预防医学工作中的道德责任

预防医学道德并不是孤立存在的,它作为制约人们信念和行为规范的力量,融入预防医学最活跃的主体活动中。要实现或达到预防医学的职业目标,除了必须遵循医德的基本原则和规范外,还有其特定的道德要求。

1. 忠于职守,热爱专业　预防医学工作者要充分认清预防医学在当今社会和医学发展中的重要地位和作用。美国爱因斯坦医学院麦克斯门教授在其著作《后医师时代——二十一世纪的医学》中,预言下一个世纪的医生,将主要从事卫生保健工作,将改变现在临床医生的概念。因此,在一定程度上可以说,医学的未来属于预防医学。预防医学道德要求预防工作者应确实认识到预防医学是一项造福人类的崇高职业,树立光荣感和使命感,绝不能因预防工作不容易得到人们的理解和支持,而降低自己的工作热情和标准。更不能因社会偏见、短见以及其他不正之风而放弃自己的工作追求。在实际工作中,要坚持实事求是的科学态度、严肃认真的工作作风和精益求精的进取精神,始终保持旺盛的工作热情。要顺应医学发展和医学模式转变的要求,认真钻研专业知识,努力改善自己的知识结构,不断提高预防工作的水平,创造性地做好本职工作,无愧于"人民健康卫士"这一光荣称号。

2. 预防为主,防治结合　预防为主是我国医疗卫生工作的基本方针,也是预防医德的出发点。但是,我们强调预防为主,并不等于说治疗为辅。在同疾病斗争和维护人类健康事业中,疾病的预防和疾病的治疗是两个不可分割的环节。预防和治疗是既对立又统一的。在这对矛盾中,预防是矛盾的主要方面,如果只管治疗,没有消除发病的原因或切断传染途径,还会出现新的病例,这是舍本求末的做法。为此必须把预防工作做在治疗之前,才能真正达到保障人民健康的目的。在实际工作中,防和治是结合的,防中有治,治中有防。如:对传染性肝炎的治疗,也就是对慢性肝炎、肝硬化甚至肝癌的预防;做好传染性肝炎的治疗,做好食品卫生、餐具清毒等,也就是对肝炎的预防。从预防的三级结构来看,防与治是紧密联系的。一级预防是防止疾病发生,建立并维护有益于身心健康的自然和社会环境,进行病因学预防,即防发生;二级预防是防止人体已患有的疾病恶化,防止病原进一步侵害机体,即防发展;三级预防常同治疗交错在一起,形成防治复合体,目的是不让疾病恶化,促使尽快康复,减轻伤残程度,即防复发和功能障碍。

因此,把预防为主、防治结合作为每位医务工作者和预防工作者的基本道德责任,有利于打破部门和行业界限,扩大医院的社会职能。只有改变过去那种把医院医疗工作同卫生防疫部门的预防工作截然分开的错误做法,才能使医院既重视医疗又重视社会预防;改变过去单纯把患者作为服务对象的片面做法,转变为既治疗患者又不忽视健康人的预防保健;改变过去把患者的治疗和康复截然分开或根本不重视、不考虑患者康复阶段的不道德做法,转变到从治疗一开始就全面系统考虑患者的预后功能、康复等问题,使医院在三级预防中发挥重要作用,临床医生与预防工作者紧密合作,才能进一步贯彻落实预防为主的工作方针,提高预防工作水平,为维护人民群众的健康利益做出应有的贡献。

3. 面向群体,维护社会公益　预防医学是以人群为服务对象,把对社会负责作为自己最高的道德责任,预防医学工作者应该从对社会负责的高度来认识自己工作的意义。预防工作的一个重要原则是社会利益高于一切,把个体利益与社会利益、近期利益和长远利益,统摄于社会范围内加以考虑。预防卫生工作不仅要看到眼前,而且要考虑长远;不仅要看到局部,而且要着眼全局。要为子孙后代着想,不做损害人类后代健康的事。但这一原则在现实中往往被人们所忽视。消除公害,保护环境,维护社会人群的健康利益,是全社会迫在眉睫的事情,具有重要的道德意义,也是每个预防医学工作者不可推卸的道德责任。

4. 团结协作　社会全员参与预防医学领域的触角甚广。它与人类的生存、健康、疾病、灾害息息相关。我国的预防工作,不仅是防疫部门的事,而且也是整个医药部门,甚至全社会都应该关心的工作。随着医学与社会关系的日益密切,预防医学的社会性愈加明显,加上预防部门的权限和职能所限,开展对社会人群的预防保健十分需要各有关部门的大力协作和积极参与。预防医学服务对象的广泛性,要求全社会每个成员都要对预防工作积极支持并主动参与,而不允许有"事不关己、不闻不问"的错误想法和行为。同时,预防医学道德也要求所有的预防工作者要有足够的耐心和韧性,不厌其烦地向社会宣传预防工作的意义及其紧迫性,广泛深入地开展健康教育,善于引导人们居安思危,创造一个常备不懈、人人预防的社会环境。要通盘考虑自然和社会的多方面因素,协调自然环境和人工环境,兴利避害,造福人类。

总之,必须人人理解预防,个个支持预防,积极参加预防,全社会团结协作,齐心合力,预防工作才能收到应有的效果,对社会负责这个医德中心才能充分得以体现。

5. 坚持原则,秉公执法　预防医学的许多内容都是国家以法令法规的形式固定下来的。《中华人民共和国宪法》规定:国家保护和改善生活环境和生态环境,防治污染和其他公害。此外还有《中华人民共和国食品卫生法》《中华人民共和国环境保护法》《中华人民共和国海洋环境保护法》《中华人民共和国水污染防治法》《中华人民共和国药品管理法》《中华人民共和国国境卫生检疫法》《中华人民共和国急性传染病预防管理条例》等法规和卫生标准。这些卫生法规体现了预防为主的方针,反映了广大人民群众对健康权利的要求,与预防医德在本质上是一致的。所以,秉公执法是预防工作者应该具备的道德品质和必须履行的道德责任。

预防工作者要紧紧依靠卫生法规,做到学法知法、懂法守法、有法必依、执法必严、违法必究。秉公执法,首先要大力宣传卫生法律知识。我国的食品卫生、环境卫生、劳动卫生、放射卫生、学校卫生已进入法制管理阶段,但由于贯彻执行时间不长,一些违反卫生法规的现象仍然严重存在。预防工作者应该有针对性地进行广泛深入的卫生法制和道德的宣传教育,这既是工作职责,也是预防工作中的道德义务。如果预防工作者对那些不科学不卫生的违法现象不闻不问,不宣传教育,尽管自身并未参与,但也是一种有法不依、执法不严的失职行为。预防工作者在职业活动中应自觉遵守有关卫生法规,这是秉公执法的前提和道德基础。这主要包括两个方面:一是自己的检测工具、操作技术要符合卫生法规的要求;二是在执行卫生法规中所采取的措施和手段要严格遵照卫生法规条款,不得超出法律规定的范围,以违法手段来执法。要敢于抵制不正之风,绝不徇私枉法。有的单位或个人企图通过送礼行贿等不正当手段逃避卫生法规的监督;有时还会遇到以言代法、以权代法的问题。在这些情况下,预防工作者要坚持原则、无私无畏、秉公执法。

第三节　生态环境伦理问题

一、生态环境概述

生态环境是指生物有机体周围的生存空间的生态条件的总和。生态环境由许多生态因子组合而成,对生物有机体起着综合作用。生态因子包括非生物因子和生物因子。非生物因子有光、温度、水分、大气、土壤及无机盐类等,生物因子包括植物、动物、微生物等。在自然界,生态因子不是孤立地对生物发生作用,各个生态因子是相互联系、相互影响,在综合的条件下表现出各自作用,各生态因子的综合体即为生态环境。在研究环境问题过程中,由于环境污染和生态破坏密切相关,难以区分,"生态环境"一词得到了广泛使用,有强调人类生态环境中生物因子的作用和保护、强调生态平衡的含义。此外,由于使用不同因而对"生态环境"一词理解不同。亦有理解生态环境即为通常所指的环境,也由于"生态环境"一词含义的不确定性,亦有人认为使用"生态环境"一词应持慎重态度。

2018年5月全国生态环境保护大会在北京召开。中共中央总书记、国家主席、中央军委主席习近平出席会议并发表重要讲话。习近平主席强调,要自觉把经济社会发展同生态文明建设统筹起来,充分发挥党的领导和我国社会主义制度能够集中力量办大事的政治优势,充分利用改革开放40年来积累的坚实物质基础,加大力度推进生态文明建设、解决生态环境问题,坚决打好污染防治攻坚战,推动我国生态文明建设迈上新台阶。习近平在讲话中还强调,生态文明建设是关系中华民族永续发展的根本大计。中华民族向来尊重自然、热爱自然,绵延5000多年的中华文明孕育着丰富的生态文化。生态兴则文明兴,生态衰则文明衰。党的十八大以来,我们开展一系列根本性、开创性、长远性工作,加快推进生态文明顶层设计和制度体系建设,加强法治建设,建立并实施中央环境保护督察制度,大力推动绿色发展,深入实施大气、水、土壤污染防治三大行动计划,率先发布《中国落实2030年可持续发展议程国别方案》,实施《国家应对气候变化规划(2014—2020年)》,推动生态环境保护发生历史性、转折性、全局性变化。生态环境是关系党的使命宗旨的重大政治问题,也是关系民生的重大社会问题。广大人民群众热切期盼加快提高生态环境质量。我们要积极回应人民群众所想、所盼、所急,大力推进生态文明建设,提供更多优质生态产品,不断满足人民群众日益增长的优美生态环境需要。

知识链接

> 环境泛指某项中心事物周围的一切事物或作用于这项中心事物的所有外界影响的和力量的总和,通常指围绕着人群的空间及其中可直接或间接影响人类生存和发展的各种自然和社会因素的总体。为了强调生态意义,常把环境中全部生态因子综合组成的那一部分称为生态环境。

二、自然环境伦理

自然环境是指环绕着人群的空间中可以直接、间接影响到人类生活、生产的一切自然形成的物质、能量的总体。构成自然环境的物质种类很多,主要有空气、水、植物、动物、土壤、岩石矿物、太阳辐射等。这些是人类赖以生存的物质基础。在地表上各个区域的自然环境要素及其结构形式是不同的,因此各处的自然环境也就不同。低纬度地区每年接受的太阳能比高纬度地区多,形成热带环境,高纬度地区形成寒带环境。雨量丰沛的地区形成湿润的森林环境;雨量稀少的地区形成干旱的草原或荒漠环境。高温多雨地区,土壤终年在淋溶作用下呈酸性;半干旱草原地带,土壤常呈中性或碱性。不同的土壤特征又会影响植被和作物。在广阔的大平原上,表现出明显的纬度地带性;在起伏较大的山地,则形成垂直的景观带。其中,围绕着人群的空间及其中可直接或间接影响人类生存和发展的各种自然因素的总体是自然环境的主要对象。

1. 和谐共生　人生活在天地之间,以天地自然为生存之源、发展之本,在与自然的相互作用中,创造和发展了人类文明。在这一历程中,人与自然关系经历了从依附自然到利用自然,再到人与自然和谐共生的发展过程。今天,人类社会正日益形成这样的普遍共识:人因自然而生,人与自然是一种共生关系,对自然的伤害最终会伤及人类自身。人类必须尊重自然、顺应自然、保护自然,否则就会遭到大自然的报复,这个客观规律谁也无法抗拒。

知识链接

习近平同志在党的十九大报告中强调坚持人与自然和谐共生,建设生态文明是中华民族永续发展的千年大计。

万物各得其和以生,各得其养以成。中华文明历来强调天人合一、尊重自然。5000多年的中华文明就是在人与自然和谐共生中发育成长、生生不息、延绵不绝。人与自然和谐共生,是中华民族生命之根,是中华文明发展之源。

2. 保护优先,预防为主　习近平总书记指出:我们既要绿水青山,也要金山银山。宁要绿水青山,不要金山银山,而且绿水青山就是金山银山。要按照绿色发展理念,树立大局观、长远观、整体观,坚持保护优先,坚持节约资源和保护环境的基本国策,把生态文明建设融入经济建设、政治建设、文化建设、社会建设各方面和全过程,建设美丽中国,努力开创社会主义生态文明新时代。

人与自然的关系是人类社会最基本的关系。自然界是人类社会产生、存在和发展的基础和前提,人类则可以通过社会实践活动有目的地利用自然、改造自然。但人类归根到底是自然的一部分,在开发自然、利用自然中,人类不能凌驾于自然之上,人类的行为方式必须符合自然规律。

知识链接

世界上许多国家包括一些发达国家,都走过"先污染后治理"的老路,再补回去,成本比当初创造的财富还要多。如20世纪发生的"世界八大公害事件",包括洛杉矶光化学烟雾事件、伦敦烟雾事件、日本水俣病事件等,对自然生态环境和公众生活造成了巨大影响。

中国是一个发展中的大国,建设现代化国家,就应探索走出一条环境保护新路。要自觉推动绿色发展、循环发展,绝不以牺牲环境、浪费资源为代价换取一时的经济增长。人与自然休戚相关,应当用相对的、可变的观点看待人与自然的关系。人类是地球的一部分,只有以全球整体利益为出发点的自然环境保护,才有较大的安全性和包容性。应当以尊重自然规律及其内在价值的基础来规范人类的实践活动,构建新时代的文明发展模式。

3. 最小伤害,适度消费　在人类利益与自然世界客体的存在相冲突时,要求采用一定手段和技术,在满足人类基本需求的基础上,选用对自然环境干扰最小、伤害最少的方案。人类对自然的消费应有限度,建立起满足可持续发展目标的理性消费预期,放弃"涸泽而渔"的资源消费观。

4. 主体防御,生态补偿　容许道义主体——人类在遭受自然客体危害时,采取一种防御态势。应避免主动伤害自然。如果人类社会在发展过程中有意或无意地伤害了周围的自然环境,则要求人类应该对这些伤害有所补偿,补偿方式包括生态重建、环境复原、建立自然保护区等。

三、社会环境伦理

社会环境是指人类在自然环境的基础上,经过长期有意识的社会劳动,加工和改造了自然物质后,建立起来的物质生产体系和积累起来的精神文化体系。它是与自然环境相对的概念,是人类物质文明和精神文明的总体现。社会环境主要是由经济、政治和文化等要素构成。关于它的分类,目前还没有统一的认识。一般来讲,按环境的功能,可分为聚落、乡镇、村落、城市环境;或工业、农业、商业、旅游、文化、医疗休养环境等。社会环境按包含的要素性质分为:①物理社会环境,包括建筑物、道路、工厂等;②生物社会环境,包括驯化的动物和植物;③心理社会环境,包括人的行为、风俗习惯、法律和语言等。其中,围绕着人群的空间及其中可直接或间接影响人类生存和发展的各种社会因素的总体是该部分讲述的主要对象。

1. 绿色、节能　物理社会环境是人类生产、生活必要的设施,在倡导可持续发展、预防疾病的时代,保护环境、减少污染、维护生态平衡等成为人民需求,在医院、家庭病房及其他公共设施的建筑材料、装修材料、建筑设计等方面更要遵循绿色、节能的原则。对于驯化的动物和植物,已成为人类不可或缺的陪伴和食物来源,对绿色、安全的要求更应严格,从而为人民、为患者提供良好的食、住、行体验。

2. 理解、尊重　我国地域广阔,又是多民族国家,各地区、各民族的风俗习惯存在差异,各民族要相互理解,同时,宗教信仰,如佛教、道教、基督教,各宗教信仰者之间,非宗教信仰者与宗教信仰者之间,要尊重彼此的宗教信仰。

第四节　社区卫生服务伦理

社区卫生服务是以人的健康为中心、家庭为单位、需求为导向,以妇女、儿童、老年人、慢性病患者、残疾人等为重点,以解决社区主要卫生问题,满足基本医疗卫生服务需求为目的,融预防、医疗、保健、康复、健康教育、计划生育技术服务等为一体的(六位一体),有效的、经济的、方便的、综合的、连续的基层卫生服务。

社区是若干社会群体(家庭、民族)或社会组织(机关、团体)聚集在某一地区形成的一个生活上相互关联的大集体。在我国,城市的社区可以是街道或居民小区,农村社区可以是乡(镇)或行政村落。社区作为人们生活和社会活动的地域,它不仅产生了衣食住行、受教育等的需要,而且也有防病治病的需要。社区卫生服务正是适应这种需要而产生的。社区卫生服务对实现人人享有初级卫生保健的目标具有重要意义。

一、社区卫生服务的道德内涵

社区卫生服务有着丰富的道德内涵,建立和发展社区卫生服务体系对医学道德的进步有着直接的促进作用。

(一) 社区卫生服务人员素质要求

社区卫生服务是一种不同于医院内服务的医疗服务形式。在医院内,一些复杂的疾病可以由相关科室的医务人员共同诊断、治疗,从而为提高确诊率、减少误诊提供保障。社区卫生服务站(点)则不具备医院的条件。社区卫生服务在条件有限的情况下,要为患者提供尽可能周到的服务,无疑对社区医务人员的素质提出了很高的要求。

首先,社区卫生服务要求医务人员具有综合的业务素质。社区卫生服务需要的不是专科医生,而是训练有素的全科医生。在社区,医务人员会遇到各种各样的情况,只有具备比较全面的诊断治疗能力,才能处理各种各样的医疗事务,为社区居民提供全面的、全程的服务。社区医生要负责社区内所有居民健康问题的首诊,为需要者提供连续、综合、整体化的初级医疗保健服务,要有能力协调各层次的卫生资源并利用其为社区内的患者提供服务。这里需要指出,不能仅仅从生物医学的狭小范围理解全科医学,而应把对全科医学的理解构建在生物、心理、社会有机结合的层面上;不能仅仅从生物科学的意义上理解,还需从人文社会科学的层面上理解医学。当代医学模式的转换对社区医生提出了新的、更高的要求。社区医生不仅要具有传统的生物医学知识,还必须具有哲学、心理学、社会学、管理学、教育学等相关学科的知识,只有这样,才能够建立关于健康、疾病的整体概念,掌握诊断、治疗疾病的最佳方法,为患者提供高质量的服务。

其次,社区卫生服务尤其需要医务人员具备良好的道德素质。在社区卫生服务中,医务人员要在特殊的环境和条件下坚持以患者为中心、全心全意为患者服务的宗旨。社区卫生服务是医疗服务向居民家庭、向社会全体居民深入的医疗服务形式。社区医疗服务站置身于庞大的社会系统中,置身于服务对象之中,直接、主动地服务对象,无疑为医务人员深入了解服务对象的情况、为社区居民进行及时和全面的健康服务提供了最佳的条件,从而在较高的水平上实现了"以患者为中心"的宗旨。但从另一方面看,恰恰由于医务人员置身于服务对象之中,市场经济的负面影响和部分居民为获得某些特殊的医疗服务而采取的不正常的举动,极易引发"以医务人员为中心"的情况出现。因此,社区医务人员只有精湛的专业技能而不具备高尚的道德素质,是无法胜任社区卫生服务工作的。

(二) 社区卫生服务人员道德要求

1. 主动参与意识和医德情感 参与热情是培养良好职业道德的基础,社区卫生服务能否让居民满意、社区医生能否全身心地投入工作都以此为前提。我国长期以来的专业化医疗服务模式对各级各类医务人员的影响是根深蒂固的。医生们大都习惯于坐在诊室里等候患者,习惯了患者"找"上门来看病,这已成为服务者和服务对象共同的一种思维定式。社区卫生服务实现了医疗服务模式的转变,将患者"to see doctor"变为医生"to see people",改变了人们的思维定式,这是一个根本性的转变,是一个医务人员由被动服务向主动服务的转变。有了参与热情,医务人员就能正确处理医患之间的各种利益关系,自始至终为居民提供全方位的服务。可见,主动地参与意识是社区卫生服务人员必须具备的道德素质。

医德情感是医患交往的润滑剂。医务人员的体贴、关怀和周到的服务,不仅能推动医患关系的良性发展,而且还可促进患者身心的全面康复。而医务人员体贴、关心和周到的服务是以医务人员对服务对象的情感为基础的。在社区,医务人员的服务对象不仅包括患者,而且包括健康人,服务方式不仅包括诊断、治疗,而且包括疾病预防、康复和健康指导。医务人员必须倾注情感,视服务对象如亲人,以良好的情感状态影响服务对象。对患者,在及时有效的药物治疗的同时,给予精神上的支持和帮助,以利于其病情向好的方向转化;对健康人,通过有效的预防和健康教育,提高他们的健康水平。

2. 敬业精神和道德责任感　敬业精神是医务人员为社会提供良好服务的一种职业伦理精神,是医务工作者职业道德的基本要求,只有具备崇高的敬业精神和高度的道德责任感,才能保证社区医务人员从患者的利益出发,本着医学人道主义的宗旨为患者提供服务。道德责任感是对服务对象的需要和要求的自觉认识,是培养良好职业道德的基础。高度的敬业精神和道德责任感可促使社区医生管理好居民的健康档案,定期为社区居民体检并及时对患者进行愈后随访,确保居民全面康复;高度的道德责任感还可保证社区医生在行医过程中自觉开展健康教育,帮助居民提高生活质量和生命质量,提高社区居民的身体素质。

3. 慎独精神　社区卫生服务对社区医生的自律提出了很高的要求。在医院里,医生处在严格的组织管理中和其他医务人员的监督下,某些违反道德的行为受到了一定的制约,形成了较好的自律氛围。在社区卫生服务中,则出现了新情况。社区医生与居民之间取得了相对固定的联系。社区医生在入户服务时,常常是1～2人,有时甚至是独自一人,缺乏他律环境,相对缺少监督机制。这种没有他人监督的服务方式无疑对社区医生的自律、慎独提出了较高的要求。社区卫生服务人员必须自觉加强医德修养,培养慎独精神,在无外人监督的情况下,能够严格自律,以"不畏人知,畏我知"的良好道德意识自觉遵守医德规范,保持医学事业的纯洁性。

二、社区卫生服务的特殊意义

1. 合理分配卫生资源,保障人民基本卫生需求　社区卫生服务机构由于其地理位置距离居民近,方便居民就诊,覆盖广泛、方便群众。社区卫生服务强调预防为主、防治结合,有利于将预防保健落实到社区、家庭和个人,提高人群健康水平。

2. 降低卫生成本,减轻经济负担　社区卫生服务发展到家庭健康服务领域,以更低的医疗成本、更方便快捷的服务方式来改变以往的医疗模式,可以提供从生理、心理到生活的一系列服务,满足人们各层次的不同需求,广泛解决居民的健康问题。同时,使得小病和慢性病在社区中得到治疗,节约了上级医疗机构卫生资源,减轻了上级医院的压力。不仅直接减轻社会负担和家庭负担,还能间接促进社会和谐的发展。

3. 维持医保长久稳定运行　社区卫生服务符合医院保险"低水平、广覆盖"的原则,对辖区居民提供广泛的医疗、预防、保健等服务,对基本医疗保险制度长久稳定运行,起重要支撑作用。

4. 维护社会稳定　社区卫生服务是政府实行一定福利政策的社会公益事业的具体体现,有利于党群干群关系,维护社会稳定,促进国家长治久安。

三、社区卫生服务的特点

1. 服务地域性强　在我国,城市的社区一般是以街道或居民小区划分的。社区卫生服务是指在一定社区内向居民提供的以预防保健、医疗、康复和健康促进为主要内容的卫生保健活动的总称。社区卫生服务与其他卫生服务相比，最大的特点在于它所提供的服务是以社区为范围，以家庭为单位的连续性、人性化的医疗服务。社区卫生服务主要是为社区内的居民提供卫生服务的，服务对象是社区的居民，具有较强的地域性。

2. 服务方便、快捷 社区卫生服务机构就设在居民生活的小区内，按照有关部门的设计，居民到社区卫生服务机构的路程很短，一般不超过 15 分钟的路程。居民享受到社区卫生服务的方便、快捷。

3. 服务价格优惠 社区卫生服务中属于公共卫生服务部分的服务项目是免费的，属于基本医疗服务方面的服务项目是低成本的，药品是零差价的。另外，在社区看病，免收挂号费以及一些项目的检查费，医保报销比例相对较高。居民在社区卫生服务机构看病在价格上受益，物美价廉。

> **知识链接**
>
> 《中共中央国务院关于深化医药卫生体制改革的意见》指出，政府举办的城市社区卫生服务中心（站）要严格界定服务功能，明确规定使用适宜技术、适宜设备和基本药物，为广大群众提供低成本服务，维护公益性。
>
> 从 2009 年起，政府举办的基础医疗服务机构全部配备和使用基本药物，完善基本药物的医保报销政策。保证群众基本用药的可及性、安全性和有效性，减轻群众基本用药费用负担。

4. 服务主动性强 社区卫生服务从以往的在卫生服务机构坐等患者，转变为走入家庭、上门服务、定期出诊，这是社区卫生服务的一个优势，可以很好地满足特殊患者的需要，很有发展潜力。

5. 服务态度好 社区卫生服务机构深入社区居民中，医务人员与社区居民群众朝夕相处，关系密切。社区卫生服务机构气氛比较宽松、温和，不像大医院那样处处让人感到紧张忙碌。社区医务人员也比较随和，容易让人感到亲切，他们对患者有耐心，能提供更加人性化的服务。他们有时间和精力与患者促膝谈心、嘘寒问暖，患者有疾苦和健康方面的困扰可以与他们详谈，一般情况下他们可以给予耐心的解答，直到患者满意。因而，社区居民对社区卫生服务机构医务人员的服务态度是比较认可的，这也是一部分居民愿意到社区卫生服务机构就诊的原因。

6. 服务时间持久 社区卫生服务是为社区居民提供动态的、连续的、持久的卫生保健服务，而不是临时的医疗照顾，要形成长期稳定的医患关系。

7. 服务层次多重 不仅提供个体的医疗照顾，还须兼顾家庭和社区。

8. 服务形式直接 社区医生深入社区与家庭，与居民形成一种亲密的朋友关系。

9. 服务手段多样 包括基本医疗服务、健康教育、医疗咨询、家庭访视等。

四、社区卫生服务的内容与方式

社区卫生服务以维护社区居民健康为中心，提供疾病预防控制等公共卫生服务、一般常见病及多发病的初级诊疗服务、慢性病管理和康复服务等。社区卫生服务要求主动服务、上门服务，并逐步承担起居民健康"守门人"的职责。也有人将社区卫生服务概括为包括预防、保健、医疗、康复、健康教育、计划生育指导等在内的综合性、全方位的六位一体的服务。

（一）基本医疗服务内容和方式

1. 门急诊和转诊服务　社区医疗服务机构承担为社区居民诊断、治疗常见病、多发病以及慢性非传染性疾病的工作，社区卫生服务人员在社区卫生机构坐诊，接待来诊患者，根据患者的病情需要，及时做好转诊、会诊等协调工作。

2. 上门出诊服务　医务人员由医院下到社区，进行入户服务，置身于庞大的社会系统之中，置身于服务对象之中，直接、主动地与服务对象发生联系，为居民提供出诊、巡诊、建立家庭病床、肌内注射、输液、换药、导尿、灌肠等服务。

3. 院前急救服务　医务人员由医院下到家庭，开展急危重症患者院前急救及护送住院，确保社区现场紧急救护工作及时有效。

（二）公共卫生服务内容和方式

1. 妇幼保健　医务人员以保健知识宣传为主要方式，对辖区内妇女儿童的心理、身体健康进行预防。

2. 慢性病管理　以建立健康档案为主要方式，及时掌握居民健康及家庭状况，如有需要，对其进行慢性病知识的宣教，用药指导及监督管理。

3. 计划生育服务　对辖区内居民的家庭成员情况进行了解，及时予以相关知识宣教。

4. 健康促进　为社区居民提供健康知识，宣传健康的生活方式，提供心理卫生维护、家庭健康咨询和家庭保健等服务。

5. 康复服务　以医务人员下到家庭及社区的方式，普及康复知识，必要时，对家庭及社区康复进行相应的技术指导和支持。

五、社区卫生服务的道德规范

为了向社区居民提供良好的医疗卫生服务，确保居民能以较低的投入享受到高质量的医疗保健服务，社区卫生服务人员还必须遵循相应的道德规范。这些道德规范是：全心全意的服务态度，审慎严谨的工作作风，为患者保守秘密的原则。

1. 全心全意的服务态度　社区卫生服务的一个显著特点是及时、定期、方便、快捷。在提供服务时，社区医生必须迅速、快捷，一心赴救，一旦居民求医，社区卫生服务人员必须保证在最短的时间内赶到。有些地方的社区卫生服务机构设立了 24 小时热线电话，使居民在疾病发作时能与社区医生迅速取得联系，缩短居民就医的等候时间，保证居民得到及时医治的医疗权，充分展示了社区卫生服务的人道主义本质。

2. 审慎严谨的工作作风　疾病的发生和发展是没有定式的，自古以来，医务界就认为"用药如用兵"，医生如果草率从事可能就会"杀人"。因此，要求医生在诊病治病时，必须谨慎认真，社区卫生服务更要求医生有审慎严谨的工作作风。因为社区卫生服务不同于医院服务，社区医生为患者提供的是全程服务，社区居民对社区医生是非常信任的，而进行入户服务时不可能携带高新科技的设备、仪器，这就要求社区医生在诊病治病的过程中，一定要审慎严谨，不能草率从事，以免发生误诊误治，危害居民健康。

3. 为患者保守秘密的原则　为患者保守秘密是中外医学道德的共同规范，古希腊医圣希波克拉底曾指出：凡我所见所闻，无论有无业务关系，我认为应守秘密者，我将永守秘密。社区卫生服务的特殊形式要求社区卫生服务人员一定要遵循保密的道德原则。社区卫生服务体系中，医务人员经常出入居民的家庭，在诊病治病的过程中，对所辖区内居民的家庭状况、生活环境、经济收入、人格秉性甚至有关的隐私都会有一定的了解,对此,医务人员要有较强的患者权利意识和较高的职业道德素质,尊重患者权利,为患者保守有关秘密,在任何场合和任何情况下,都不向别人泄露,患者不愿让家人知道的个人隐私,也不得告诉其家人。否则,将会侵害患者的权利,甚至导致严重后果。

本 章 小 结

预防医学伦理	学 习 要 点
概念	健康、健康伦理、健康教育、预防医学、生态环境、自然环境、社会环境
伦理问题	促进长期照护的伦理问题、健康责任、预防医学工作中的道德责任
伦理原则	健康促进的道德要求、预防医学伦理

目 标 检 测

一、选择题

A1 型题

1. 健康伦理是在医学伦理的基础上发展起来的,其最高目标是( )。

A. 人群健康　　　　　　　　B. 残疾人、健康人健康　　　　C. 慢性病患者健康

D. 传染病患者健康　　　　　E. 老年人健康

2. 随着社会的进步,全面的健康责任不包括( )。

A. 健康的个体责任　　　　　B. 健康的家庭责任　　　　　　C. 健康的政府责任

D. 健康的社会责任　　　　　E. 健康的环境责任

3. 健康伦理的主要对象是( )。

A. 自然环境　　　　　　　　B. 心理　　　　　　　　　　　C. 公共卫生事件

D. 人群和环境　　　　　　　E. 重大疾病

4. 预防医学工作者的根本任务是( )。

A. 提高生活质量　　　　　　B. 防病于未然　　　　　　　　C. 清洁公共环境

D. 促进家庭照护　　　　　　E. 疾病的治疗

5. 预防医学服务对象主要是( )。

A. 急性传染病患者　　　　　　　　　　　B. 需要手术的患者

C. 健康人群或已受感染但尚未发病的人群　　D. 需要康复的患者

E. 残障者

6. 以群体为服务对象,以健康为工作目标的卫生观是( )。

A. 个人卫生观　　　　　　　B. 小卫生观　　　　　　　　　C. 大卫生观

D. 家庭卫生观　　　　　　　E. 社区卫生观

7. 社区卫生服务是以人的健康为中心、家庭为单位、需求为导向的六位一体的基层卫生服务,其中六位不包括( )。

A. 预防　　　B. 健康教育　　　C. 保健　　　D. 康复　　　E. 经济帮助

8. 下列属于社区卫生服务特点的是( )。

A. 服务地域广阔　　　　　　B. 服务获得不便　　　　　　　C. 服务价格优惠

D. 服务被动性强   E. 服务手段单一

9. 下列属于社区卫生服务内容的是( )。

A. 妇幼保健   B. 急性病管理   C. 传染病治疗

D. 辅助生殖   E. 手术治疗

10. 下列属于社区卫生服务的道德规范的是( )。

A. 不需保守隐私   B. 全心全意为社区群众服务

C. 尽量减少服务   D. 可以推诿患者

E. 可以批评顶撞患者

A2 型题

1. 一位年轻男士到医院看望患者,在医院走廊内吸烟,清洁员发现后及时制止其在公共场所吸烟的行为。该男子的吸烟行为不符合健康责任之( )。

A. 健康的社会责任和个体责任   B. 健康的家庭责任

C. 健康的政府责任   D. 健康的管理责任

E. 健康的父母责任

2. 一位年轻的怀孕妇女到社区医院找到医生,说下周是预产期,请医生指导生产所需物品,并到其家中进行助产。医生正确的解答是( )。

A. 医生答应为其家中助产

B. 医生拒绝指导其产前物品准备

C. 医生告知其就诊于妇产医院或求助妇产科咨询专业人员,并进行助产

D. 医生告诉其可自行在家中生产

E. 医生将其赶出社区医院

选择题答案

二、简答题

1. 请问健康教育的含义是什么?

2. 如何理解健康教育是健康促进的基础?

3. 从预防的三级结构来看,防与治是紧密联系的,请具体描述三级预防的内容。

参 考 文 献

[1] 颜景霞. 医学伦理学[M]. 南京:江苏科学技术出版社,2012.

[2] 王柳行. 医学伦理学[M]. 2 版. 北京:人民卫生出版社,2014.

[3] 宫福清. 医学伦理学[M]. 北京:科学出版社,2013.

[4] 梁博. 我国健康教育与促进政策存在问题与应对措施研究[D]. 兰州:兰州大学,2014.

[5] 乔纳森·沃尔夫,易小明. 全球正义与健康——全球健康责任的基础[J]. 吉首大学学报(社会科学版),2016,37(6):1-11.

[6] 李红文. 论健康责任[J]. 中国医学伦理学,2015,28(5):748-751.

[7] 刘远明. 个体健康责任的伦理与逻辑[J]. 贵州社会科学,2015,(9):96-100.

[8] 李红文. 可控制性责任观视阈下的健康责任分析[J]. 医学与社会,2015,28(7):54-56.

[9] 姬志峰,郭建新,李丹霞,等. 论组织的健康责任[J]. 中国医学伦理学,2013,26(3):346-348.

[10] 刘远明. 健康责任主体的推定与责任范围的划分[J]. 贵州社会科学,2013(6):26-31.

Note

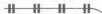

［11］刘仲翔.健康责任与健康公平［J］.甘肃社会科学,2006,(4):110-113.

［12］刘远明.健康价值与健康责任［J］.贵州社会科学,2002,(4):55-58.

［13］常春.健康教育与健康促进伦理学问题的思考［J］.医学与哲学,2015,36 (10A):6-9.

［14］孙媛.着力推进职业道德建设,深化社区卫生服务内涵［J］.中国初级卫生保健, 2017,31(10):29-30.

（吉林大学第二医院　曲福玲）

Note

第九章　临终关怀与死亡伦理

学习目标

掌握:临终关怀的实质、目的及伦理要求;脑死亡标准及其伦理意义;安乐死的含义及分类。

熟悉:临终关怀的概念及特点;安乐死的对象及伦理争议;死亡教育的内容及意义。

了解:临终关怀的历史发展;安乐死的立法状况;死亡教育的途径与方式。

案 例 引 导

患者张某,男,40岁,胃痛十余年,反复发作。当再次入院治疗时,经检查发现癌细胞已扩散至肝、结肠、直肠等处,腹部包块逐日增大,白细胞下降至3000以下,患者不能进食,极度衰竭,全靠输血、输液维持。

患者不堪忍受病痛折磨,要求医务人员告诉其真实病情,表示如不可治愈就放弃治疗,并请求医生给予安乐死,以早日解脱病痛之苦。面对患者的实际情况和请求,其妻子陷入难以决断境地,医务人员也意见不一。

分析思考:

1. 本案例中该患者如放弃治疗是属于主动安乐死还是被动安乐死?

2. 临终关怀的伦理意义何在?医务人员应怎样为患者拟订一份临终关怀计划?

死亡是人的生命过程必然的一部分,是生命活动不可逆转的终结。生命终末期的患者与其他患者一样同样也有人格及生命的尊严权利,这就需要广大的医务工作者站在理性的角度,妥善处理好实践中与临终患者相关的伦理道德和法律问题,使他们在生命的最后阶段得到无微不至的关怀和照护,更好地体现生命伦理学"行善"的真谛。

第一节　临终关怀伦理

一、临终关怀

(一) 临终患者概述

1. 临终患者的概念　临终患者是指因身患绝症或意外事故导致身体重要脏器的生

理功能逐渐衰竭、濒临死亡的患者。临终患者绝大多数是晚期癌症患者,也有孤寡老人、危重症患者等,他们的临终期可短可长,短的也许是几小时,长的甚至是几年。人的一生中可多次处于濒死状态,但大多数的临终患者是以生命活动停止而结束人生。

2. 临终患者的特点 临终患者即将面临死亡,生理状态变化很大,躯体疼痛是临终患者的主要特点。疼痛是一种复杂的生理感受,有时会达到难以忍受的地步。病程越长,疼痛越难以忍受,同时精神上和心理上很痛苦,从而引发的行为反应复杂,有时甚至让人难以理解。美国医学博士考波勒·罗斯曾对上百名临终患者进行过心理调查,在1968 年发表的《论死亡和垂死》中将临终患者的心理变化过程分为五个阶段。

(1)否认。患者不相信自己的病情正在恶化或濒临死亡的事实,认为是医生的诊断存在失误,存有逃避现实的念头,表现为心神不宁、对周围事物变化过分警觉。

(2)愤怒。患者认识到自己真实的病情预后不佳或病情在不断恶化,但却不能接受命运的不公,常常处于焦虑、烦躁、愤怒的状态。

(3)乞求。患者承认即将不久于人世,期待先进的医学科学技术能延长自己的生命,表现为无助、失眠、忐忑不安。

(4)抑郁。患者自知治疗无望,因即将离开人世表现出情绪消沉和极度悲伤。

(5)接受。到了这个阶段,患者往往接受了即将死亡的事实,对身后事做好了准备,情绪稳定、安宁。

上述五个阶段不一定按照顺序发生,时有交错,各阶段发生的时间长短也不一致。

(二)临终关怀概述

1. 临终关怀的历史与发展 "临终关怀"一词源自英文"hospice",原意为"招待所""贫济院",它说明临终关怀作为一项新生事物,逐渐发展为一门新兴学科,萌芽于中世纪的西欧,最开始是修道院的传教士或修女为旅人、生病或即将死亡的人提供休息与庇护的场所。公元 1600 年法国传教士 Vincet de Paul 在巴黎成立"慈善修女会",开辟院舍,专门收容孤寡老人、贫困者以及濒死无助的患者。而现代临终关怀首开先河的人是英国的桑德斯博士,她在从事护理工作期间,对濒临死亡的患者未能得到充分的照顾而深感内疚,于 1967 年在英国伦敦创办了世界上第一个临终关怀机构——圣克里斯多弗临终关怀所。1974 年,美国建立了世界上首家临终关怀医院——新港临终医院,随后全美 80 多个城市联合起来,以一种"理念肯定"的方式创建了第一个临终关怀方案并向大众推广开来。1983 年美国联邦政府和美国国会通过专门法案,将"临终关怀"列入医疗保险的项目中。随后,加拿大、南非、澳大利亚、荷兰、瑞典、挪威、瑞士、法国、印度甚至南非等超过60 个国家和地区,都陆续设置并开展了临终关怀服务和研究工作。

1988 年 7 月,天津医学院在美籍华人、原美国俄克拉荷马大学副校长、哈佛大学客座教授黄天中博士的资助下,成立了我国内地第一家临终关怀研究中心,这标志着我国开始了临终关怀的研究与实践。同年 10 月,上海诞生了我国第一家临终关怀医院——南汇护理院,成为我国第一家以收容退休职工干部为主要对象,配备医疗、护理和生活照顾设施,能为病故老人提供丧葬一条龙服务的临终患者收容机构。1990 年北京松堂临终关怀医院建立,引起社会对临终患者这一特殊群体的关注。目前,临终关怀在我国已得到官方的支持和认可,2017 年 2 月 9 日,国家卫计委发布《安宁疗护实践指南(试行)》和《安宁疗护中心基本标准和管理规范(试行)》,倡导全体医务人员甚至全社会都应该认识到生命终末期需要有别于常规医疗思维的特殊对待,这不仅是善终服务和社会进步的标志,也成为我国全民生命教育的伟大开端。

2. 临终关怀的概念 临终关怀的产生和发展,是人们出于一种崇高的慈爱之心和道德情感,是人类文明的一种进步,显示了强烈的人道主义和伦理道德的光辉。

根据世界卫生组织(WHO)所下的定义,临终关怀是指对无治愈希望的患者的积极与整体性的照顾。它不以延长临终患者的生存时间为重,不追求猛烈的、可能给患者增添痛苦的或无意义的治疗,而以提高临终患者的生命质量为目的,要求医务人员以熟练的业务和良好的服务来控制患者的症状,为垂死的患者及其家属提供缓和性和支持性照顾,以及患者死亡后对家属进行心理辅导。

在临床实践中,临终关怀是一种新型的医疗服务。临终关怀,是保护生命的重大举措,在我国香港地区形象地称为"善终服务",台湾地区称为"安宁照顾"。由此可见,临终关怀实质是一种实行人道主义的"特殊服务",即是对临终患者及其家属提供全面的照护模式,包括医疗、护理、心理、社会及其他综合服务,尽量满足他们的要求,目的在于提高临终患者的生命质量,使患者在舒适的环境中,在平静、安宁的状态下走完人生的最后旅程,并对家属给予安慰和居丧照护。

(三)临终关怀的特点

1. 以临终患者为主要服务对象 临终关怀的主要服务对象为临终患者,特别是身患晚期癌症的患者,他们不仅要遭受躯体上的疼痛,而且还要承受面对死亡所带来的恐惧。临终关怀也包括临终患者的家属在内。

2. 提供以家庭为中心的全方位照护模式 临终患者最需要的是家庭和亲人的关爱,而通常家庭成员也有不良情绪需要安慰。此时的亲人无法为临终患者提供更好的沟通方式和舒适的环境。因此,既要为临终患者服务,又要为其家庭成员服务。全方位的照护还包括对临终患者的生理、心理、社会等全方位的关心与照护,以及对其死后提供居丧服务。

3. 以满足临终患者的需求为工作中心 临终患者的基本需求是持续生命、解除疼痛及心理安慰,特别是晚期癌症患者。这一时期治疗疾病不是主要目的,完全放弃治疗也是不被接受的,要适度治疗,即不以延长生命为目的,而是以支持疗法、姑息治疗减少他们生理上的疼痛和其他症状。同时,加强对临终患者的心理治疗和照护,对其进行安抚、同情、关心,使他们心理获得平衡,正视现实,内心平静地面对死亡。

4. 以提高患者的生存期生命质量为目的 根据患者的需求,控制疼痛,通过心理疏导消除他们的恐惧,为他们提供舒适的环境,尊重他们的权利,维护他们的尊严,提高他们在人生最后阶段的生命质量。

二、临终关怀的伦理分析

(一)临终关怀的伦理意义

1. 体现人道主义的精神 医院是治病救人的场所,我国医护人员遵循救死扶伤,实行社会主义人道主义的精神,时刻为患者着想,为患者解除病痛。有一些临终患者在医院度过临终期,而一些临终患者被确定医治无效而回到家中度过临终期。不论是在医院还是在家庭中都无法让临终患者得到更多的、真正的关心和照护。临终关怀主要是满足临终患者及其家属在生理、心理以及社会等方面的需要,使临终患者在舒适的环境下,得到社会的尊重、全方位的照护,也使其家属得到各种形式的帮助和慰藉,尽量减少他们与亲人离别的悲伤。这些均深刻体现了人道主义的精神。

2. 生命神圣、质量和价值的统一 医学技术日新月异,对于维持临终患者的濒死阶

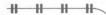

段,延长其生命已成为可能。如果我们不惜任何代价救治并维持临终患者的生命,耗费大量的医疗资源,是不符合生命价值标准的。在临终关怀机构,既提高了生命质量,又提高了生命价值。使生命有价值、有质量地存在直到自然死亡,这才是生命神圣的真正彰显。因此,临终关怀体现了生命神圣、质量和价值的统一。

3. 社会文明的进步 目前,我国多数家庭改变了众亲在家中守候临终患者的习俗,及时将患者送到医院,使其在医院死亡。临终关怀机构的建立满足了家属的要求。发展临终关怀事业既体现了社会对临终患者实施科学、有效的照护,也对完善我国社会主义医疗卫生体系,以适应社会进步和"老龄化社会""独生子女政策"有重要意义,具有一定的社会道德价值。

4. 提高医护人员道德水平 从事临终关怀的医护人员,要长期围绕临终患者工作。而那些没有强烈责任感和道德水平的人,是难以胜任这项工作的。桑德斯博士主张选用那些曾经经历过人生挫折并能战胜命运的人,尤其是亲临过亲人死亡的人从事临终关怀工作,他们可用亲身经历来鼓励患者及家属。临终关怀要求医护人员接受专门的训练,具有高尚的职业道德,富有同情心、责任感,懂得尊重患者、尊重生命的价值,使患者能在有限的日子里,在充满亲情关怀的气氛中,安详舒适有尊严地离开人间。这种特殊的医护工作不仅对医护人员提出很高的道德要求,也发挥着陶冶医护人员道德情操的作用。

(二)临终关怀的伦理要求

1. 认识和理解临终患者 在认识临终患者的生理、心理特点及行为反应的基础上,对患者的某些行为失常、情绪变化要予以理解。从本质上讲,临终患者像新生儿一样需要他人的关爱、照顾与宽容。只有认识了这一点,临终关怀者才能以最真挚、亲切、慈爱的态度对待、帮助临终患者,对他们的情绪变化及无理要求宽容大度,对于他们的最后愿望尽量满足,使患者始终得到精神上的安抚,在生命的最后时刻享受到优质的照护,让他们在极大的宽慰中逝去。

2. 保护临终患者的权利 临终患者在未进入死亡状态之前,作为独立个体仍有他们的个人利益和权利。临终患者不应当被遗弃,他们的权利应得到保护,作为临终关怀者应尊重他们的权利、维护他们的利益。临终关怀者要允许临终患者保留自己的生活方式,尊重他们参与治疗、护理方案的决定,选择自己愿意的死亡方式并保守他们的个人隐私等。对于临终患者获悉病情真相的权利,临终关怀者要因人而定。如果临终患者确实希望了解病情真相并有此必要,临终关怀者在向临终患者如实说明病情时,相互之间要保持一致,而且必须采用恰当的方式和语言,避免给患者不必要的刺激;如果患者没有获悉病情的意愿,临终关怀者不可主动告之,更不能随心所欲地乱讲。总之,临终关怀者在维护临终患者权利时要视其根本利益而定。

3. 尊重临终患者的生活 尽管死亡是生命运动发展的必然过程,但是临终患者仍有生活的权利。任何人都有尊重他们生活的义务。尊重临终患者最后生活需求的实质是对患者人格的尊重,不能认为临终患者只是在等待死亡而生活毫无价值。因此,临终关怀者要认识患者最后阶段生活的意义,并利用频繁与患者接触的机会进行交谈,指导患者理解生命弥留之际的意义,安慰和鼓励患者。同时照顾并尊重临终患者的生活习惯,给他们更多选择的自由,尽量满足患者合理的要求;增加或安排患者与家属会面的机会和时间,让他们多说说心里的话,让他们参加力所能及的活动,尽量帮助患者实现一些自我护理,以增加生活的乐趣,至死保持人的尊严等。临终患者应该得到像其他可治愈患者那样平等的、有价值的生活。

4. 同情和关心临终患者的家属　在一般的医疗活动中,患者受到护理而家属却被遗忘,这似乎没有什么不妥。但在临终关怀中,临终患者及其家属应受到同样的关爱与照顾。因为,死亡与其说是临终者的不幸,更不如说是生者的不幸,实际上活着的人由于对临终患者的留恋带来的精神痛苦和为照料患者所承担的躯体、心理等方面的痛苦可以说超出临终患者的自身体验。患者死后,家属陷入悲痛,并持续很长一段时间。在临终关怀中,临终关怀者对家属的应激情绪和行为要能够设身处地地予以理解和同情,使他们伤感的情绪得以缓解;关心、体贴家属,真心实意地帮助他们解决一些实际问题,如针对他们悲伤的原因,采取相应的措施,帮助他们安排好陪伴患者期间的饮食和休息,以减少精神和体力上的疲劳;经常与他们交谈,增加相互间的信任与合作;针对家属希望自己的亲人在临终阶段得到最好的照顾和尽到自己的孝心和爱心的愿望,临终关怀者要通过自己的工作尽量满足家属的愿望并让其放心,如支持、指导家属为临终患者做些力所能及的护理,让其心灵得到慰藉,让患者也享受天伦之乐;安排适当的时间和地点,让患者和家属谈谈心里话、交代遗言等,充分表达相互的感情,使其感到满足而心中无憾。尽可能地减轻家属的精神痛苦,使他们早日从失去亲人的痛苦和遗憾心境中解脱出来,回到正常的生活轨道。

5. 创造适宜临终患者的环境　世界上绝大多数的临终关怀医院都在着力突出其环境的非医院化特色。临终关怀工作者都在试图将临终关怀医院变成一个温馨的大家庭、美丽的花园、休憩的场所,他们认为这样的环境对临终患者来说是最好的。其实想一想为什么大多数的临终患者更愿意在家中度过临终期就不难理解环境对临终患者的重要性了。另外,尽管临终关怀让人们改变了对死亡的认知,但是对死亡有正确的认识并不等于人们对死亡的无所谓。应该说人们能够坦然面对死亡,但却不需要时时被提醒死亡即将来临,他们更希望在不知不觉中愉快地走完人生中的最后一段旅程。对于临终关怀者来说创造一个适宜于临终患者的环境也是一项很重要的任务。

第二节　死　亡　伦　理

一、死亡的定义及标准

(一) 死亡的定义

1. 临床医学的死亡定义　死亡是生命活动和新陈代谢的终止。死亡不是生命的骤然停止,而是一个过程,医学上将死亡分为三期:濒死期、临床死亡期和生物学死亡期。濒死期,指心肺等脏器已极度衰竭,功能状态濒于停止。它是死亡过程的开始,随着意识和反射逐渐消失,呼吸和脉搏渐渐停止,从而进入"临床死亡";临床死亡期,指器官功能的丧失,主要是心跳、呼吸和整个生命活动停止,神经系统中枢功能完全消失,作为一个整合功能的"人"已不复存在,但组织内代谢过程还保持;生物学死亡期,是指临床死亡期后机体细胞和组织坏死,直至机体全部代谢活动的完全停止,生命现象彻底消失。

2. 社会学的死亡定义　死亡是人的意识或自我意识以及与他人、社会交往的消失。这主要是以一个人与他人、社会的交往是否消失以及这个人的意识或自我意识是否存在为判断标准的。

Note

3. 医学伦理学的死亡定义　死亡是一个人的全脑机能的不可逆性停止，是人的生命活动和新陈代谢的终止，是人的本质特征即自我意识的消失，是个体自我生命在社会中存在的终结。

（二）死亡的标准

1. 传统死亡标准——心肺标准　在传统的死亡概念中，长期以来都是把心肺功能看作生命的本质：生命结束、死亡来临的时刻就是心脏停止跳动、呼吸停止。古代和近代医学都是如此，死亡成为呼吸、心跳停止的代名词。这种看法在人类历史上沿袭了数千年。1951 年美国《布莱克法律词典》第四版仍以传统的"心死"给死亡下定义：生命之终结，人之不存，即在医生确定血液循环全部停止以及由此导致的呼吸、脉搏等动物生命活动终止之时。我国出版的《辞海》也把心跳、呼吸停止作为死亡的重要标准。临床医学中实用的传统死亡标准是脉搏、呼吸、血压停止或消失，接着是体温的下降。随着医学科学技术的发展和人们认识的深化，传统死亡标准——心肺标准遇到了挑战。现代医学发展中大量的科研和临床实践资料表明，死亡不是生命的骤然停止，而是一个连续发展过程。在许多情况下，心脏骤停之时，脑、肾、肝等组织仍未死亡。现代人工维持心肺功能的技术和药物的应用，使某些患者一度停止的心跳、呼吸经抢救可复苏，甚至痊愈出院。这说明心肺功能停止不一定意味着死亡。反之，某些实际已丧失脑功能的患者却能在生命维持装置监护下，使心跳、呼吸持续很长时间而成为一种无意识的"植物性生命"。

2. 现代死亡标准——脑死亡标准

（1）现代脑死亡定义的产生。由于上述心肺死亡标准的动摇，人们注意到，病理、生理学也已证明脑死亡是不可逆的。人体的主导器官已由心脏转向了大脑。因为，在对中枢神经系统已不可逆地功能停止的脑死者继续使用人工心肺机等救治，虽可表面上维持心肺功能，但最终无助于脑死亡的人复活。由于它的不可逆性，确定了机体各器官在不久的将来必然很快出现死亡。即使心跳在心肺机维持下仍在继续，但这个人的思想、意志、信念、知识等完全消失，不复存在。即自我意识消失，是其个体自我生命在社会中存在的终结。所以，新的死亡标准"脑死亡标准"就产生了。

（2）现代脑死亡定义。在 1968 年第 22 届世界医学大会上，美国哈佛医学院脑死亡定义审查特别委员会提出了"脑功能不可逆性丧失"作为新的死亡标准，并制定了世界上第一个脑死亡诊断的四条标准，具体如下。

①不可逆的深度昏迷：患者完全失去了所有的感受能力，包括外界对于患者的刺激、患者体内需要的刺激，以及由此引起的反应性均全部消失，对于刺激患者机体毫无反应。

②无自主呼吸：人工通气停止 3～5 分钟，在此期间患者没有自动呼吸恢复的迹象，即可判断为不可逆的呼吸停止（即无自主呼吸）。

③脑干反射消失：瞳孔对光反射、角膜反射、眼运动反射（眼球前庭，眼球头部运动等）均消失，以及吞咽、打喷嚏、发音、软腭反射等脑干反射一律丧失。

④脑电波（EEG）消失（平坦）等。

凡符合以上标准，并在 24 小时或 72 小时内反复测试，多次检查，结果无变化，即可判定死亡。但需排除体温过低（<32.2 ℃）或刚服用过巴比妥类及其他中枢神经系统抑制剂两种情况。

这一定义，是包括脑干功能在内的全脑功能不可逆转和永久性的丧失，意味的是只要一个人全脑死亡，就不管心跳是否存在或心肺功能在机械复苏下是否得到维持，都确定为人的死亡，脑死亡是人体死亡的标志。它揭示了脑器官的思维代表一个真正"人"的

知识链接

Note

特征的科学道理,把脑死亡作为判断死亡的标准,要比传统的心肺死亡标准更为客观和可靠。

二、死亡的伦理分析

根据什么标准来判定人的死亡,这是个医学科学的问题,但同时也是法学、哲学及伦理道德关注的焦点问题。

目前,有的国家已执行脑死亡标准,有的国家执行心肺功能停止与脑死亡的两种死亡标准,而有不少国家仍执行心肺功能停止的死亡标准。执行脑死亡的标准需要医学会和法律的认可和支持,也需要改变公众的观念。在没有接受和执行脑死亡标准的国家,医务人员遇到脑死亡的患者是否救治往往处于伦理的两难境地:继续救治,显然涉及卫生资源的浪费,增加脑死亡患者家庭的负担;停止救治,医务人员面临着患者家属诉讼的风险,更不可能摘取愿意做器官移植供体患者的器官。既然脑死亡是现代医学发展的必然产物,又比心肺功能停止的死亡标准优越,观念转变和执行脑死亡的标准已势在必行。

三、确立脑死亡诊断标准的伦理意义

(一) 有利于关于人的标准的确立

人同动物虽然都是生命的存在形式,但人同动物有着本质的区别,最根本之处在于人具有意识,是具有自我意识的实体,如果一个人永久地失去了意识,没有思维功能,没有感觉知觉,没有情感体验,那么,他的真正生命已停止了,作为人的存在价值也随之消失了。以脑死亡为人死亡的标准,意味着意识功能是否存在成为确定人死亡的重要条件,有利于从人的本质特征去确定人的存在。

(二) 有利于对人的生存权利的维护

以脑死亡作为人死亡的标准,有利于人们在患者的脑死亡阶段来到之前,竭尽全力抢救患者,或者使患者劫后余生,得以康复;或者抢救无效,毫无遗憾地死去。呼吸和心跳停止的人并不表明人体必然死亡,中国古典医籍中就有关于扁鹊使暴蹶而死的虢太子死而复生的记载。中国民间在人死后有停尸三天的风俗,一方面是丧事准备的需要,另一方面也是排除假死可能的需要。而人的大脑一旦处于不可逆的昏迷状态,死亡也在所难免。如果确定脑死亡标准,那么在患者心跳停止时,他人和医务工作者仍有抢救的义务,从而使某些心跳暂停者的复苏成为可能。

(三) 有利于人体器官移植

现代医学器官移植技术的发展已使医学对供体的需求量日益增加,移植所用的器官必须非常新鲜,才使接受器官移植者有存活的可能,故对供体的需求时限要求较高。确定脑死亡标准,可以保证使那些大脑已经死亡,但其他主要脏器短期内尚未死亡的人成为新的供体来源。

(四) 有利于医药资源和人力资源的合理利用

现代医学中,人工维持心跳功能的技术很有成效,往日由于心搏骤停和自主呼吸停止而必然死亡的患者今天却以在价格昂贵的机械复苏术、器官移植术等措施作用下维持生命,先进的生物医学技术救活了许多本来"死亡"的患者,延长了不少临终患者的生命。然而,有时单纯的延长生命的结果往往等于延长痛苦和死亡。如果延长的是一种无意识的"植物性"生命状态,实际上也失去了延长生命的意义,从而也就等同于浪费了更多、更

知识链接

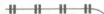

好的医药资源。确定脑死亡标准,在一定程度上会克服这种弊端,使有限的医药资源和人力资源得到更为合理的利用。

（五）将积极影响人文社会科学的发展

脑死亡标准的确立毫无疑问会涉及人寿保险、遗产继承、纳税、民事诉讼、刑事诉讼和行政诉讼以及上层建筑、观念等各个方面,将丰富和更新人文科学的内容,促进其繁荣发展。

第三节　安乐死伦理

随着人类文明程度的逐步提高,人们除关注"优生"之外,同时越来越关注"优死",即安乐死。医学伦理学领域,安乐死一直是个有争议的问题。

一、安乐死概述

安乐死,源出希腊文"euthanasta",原指"快乐的死亡"或"尊严的死亡",直译为"无痛苦致死术"。到目前为止,世界上对安乐死尚没有统一的定义。《布莱克法律词典》认为,安乐死是从怜悯出发,将身患不治之症和极端痛苦的人处死的行为或做法。《牛津法律指南》将安乐死定义为"在不可救药的或病危患者自己的要求下,所采取的引起或加速死亡的措施"。美国医学会认为安乐死的通常定义应当是"出于仁慈的原因以相对迅速的并且无痛的方式造成不治之症和病痛患者死亡的行为"。《韦伯新国际词典》第三版则认为,安乐死是"使患者脱离不治之症的无痛致死的行为"。《新哥伦比亚百科全书》（1975年版）将安乐死定义为"无痛致死或不阻止晚期疾病患者的自然死亡"。医学伦理学对安乐死的定义是"患有不治之症的患者在危重濒死状态时,由于精神和躯体处于极度痛苦之中,在本人或亲属的强烈要求下,经医生签字、有关部门认可,用医学的方法,使患者在无痛苦状态下度过死亡阶段而终结生命的全过程"。

二、安乐死的对象和分类

（一）安乐死的实施对象

安乐死实施的对象众说纷纭,一般来说,安乐死的实施对象主要有三类:第一类是植物人,第二类是脑死亡者,第三类为身患绝症濒临死亡而又极度痛苦者。

1. 植物人　植物人在国际医学界通行的定义是持续性植物状态（persistent vegetative state，PVS）。植物人通常是指丧失意识活动,但又能保持自主呼吸、血压等生命活动的患者,其维持状态短至数周,长者可达数年。英国皇家医学院在 1996 年 3 月公布了植物人诊断新规则,指出植物人有三种状态:暂时性状态、持续性状态和永久性状态。暂时性状态指患者受伤在五周之内会苏醒;持续性状态是指已超过五周,头部受伤持续一年,或脑出血后持续六个月仍然处于无意识状态,这以后便是永久性状态,几乎是无苏醒的可能。1996 年及 2001 年南京 PVS 会议明确了我国诊断标准如下:①认知功能丧失,无意识活动,不能接受指令;②保持自主呼吸和血压;③有睡眠-醒觉周期;④不能理解和表达语言;⑤能自动睁眼或在刺激下睁眼;⑥可有无目的性的眼球跟踪运动;⑦丘脑下部及脑干功能基本保存。以上状态持续一个月以上者即为 PVS。多数医生认为,真正的植物人是不可能复苏的。因此,主张实施安乐死者认为,为了那种遥遥无期、不可能使患者苏醒的奢望,而花费大量的人力、物力去维持这种无价值的生命是不值得的,故实施安乐死无可指责。然而,如何准确诊断患者一定是不可能再复苏的植物人,这仍是一个难题,因为无论在国内还是国外,曾被诊断为植物人的患者中,不时有苏醒过来的例证,在英国就曾有一名被诊断为永久性植物人的患者,经过七年的昏迷之后恢复了知觉。在我国也常有类似的报道,这无疑驳斥了主张安乐死者,既然有复苏的可能,就不能轻易地置人于死地。

2. 脑死亡者　脑死亡者作为安乐死的对象,是否能实行安乐死这涉及死亡判断的标准。自古以来人们都是以心肺循环终止(心跳、呼吸停止)作为死亡的标准,这种标准沿用久远,似成定规。1968 年美国哈佛学院特设委员会拟订了新的关于脑死亡的四条标准:不可逆的深度昏迷、自发呼吸停止、脑干反射消失、S 电波消失。但有两个例外,体温过低(<32.2 ℃)和刚服用过巴比妥类药物等中枢神经系统抑制剂。既然有这两个例外,就难保还有其他的因素存在。死亡标准的提出为越来越多的医学家所认可,他们认为以传统的死亡标准理解脑死,就意味着人的意识完全丧失,人的生命意义已不复存在。加之脑死亡者其机体包括肝、肾等一些器官在一定时间内生理机能尚未衰亡,还有器官移植的利用价值,故深受一些国家的欢迎。据报载,日本于 1999 年 2 月底首次将一位脑死亡者的心脏和肾脏分别移植到了四名患者体内,手术均获得了成功。尽管如此,在美国与一些西方国家,除了确认脑死亡标准外,在临床上仍灵活地采用双重标准,即同时采取传统心肺循环死亡与脑死亡的标准。这是由于脑死亡的确定,在时间上有一定的范围,临床诊断技术要求高,在仪器的使用及掌握上有相当的难度,脑死亡能否真正确定实属不易之事。人死不能复生,实在是开不得半点玩笑。另一方面,如果确实属于脑死亡者,也无须再实施安乐死了。

3. 临终患者　较能为人们接受或取得共识的就是第三类对象,即临终患者,特别是身患不治之症并濒临死亡而又深感痛苦者。一般认为,以下几类患者可以考虑实施安乐死:①晚期恶性肿瘤失去治愈机会者;②重要生命脏器严重衰竭并且不可逆转者;③因各种疾病或伤残致使大脑功能丧失的"植物人";④有严重缺陷的新生儿;⑤患有严重精神病者;⑥本人已无正常感觉、知觉、认识等且经长期治疗已无恢复正常的可能性,先天性智力丧失、无独立生活能力且不可能恢复正常者。此外,有人还将老年痴呆患者和高龄的重病和重伤残者也列为安乐死的对象范围内。

当然,要具体地确定安乐死的对象,在实际操作中存在一定的困难。因为医学的判断标准存在着较大的难度。如植物人,什么状态下的植物人是可以用医学手段促醒的?什么状态下的植物人则是不可逆转、属于安乐死的对象范围?再如,有严重缺陷的新生儿,其严重到何种程度才可认为对其实施安乐死是道德的和必要的呢?因此,要确定安乐死的对象,必须要有严格的条件和标准。现在比较一致的认识是,安乐死的对象必须具备下列几个条件:①目前的医学诊断技术确切地证明,患者身患绝症且处于濒死期;②在迫近死亡过程中,患者遭受着巨大的、难以忍受的痛苦;③ 必须出于本人的意愿。

（二）安乐死的分类

由于对安乐死的不同理解,到目前为止,安乐死尚未形成一个能为大众普遍接受的明确定义。许多学者分别采用在安乐死一词前加以适当的限制词,来探讨安乐死的问题。主要有以下几种。

1. 广义安乐死和狭义安乐死　这是根据安乐死可适用的具体对象来分类的。广义安乐死是指对一些出生时有严重残疾、智力障碍的婴幼儿、社会上的重度精神患者、重度残疾人以及植物人，使其无痛苦死亡，也包括自杀。狭义安乐死是指对于身患绝症、濒临死亡、处于极度痛苦之中的患者，在其自愿前提下促使其无痛苦死亡。狭义安乐死局限于不治之症而又极端痛苦的患者，换句话说就是死亡已经开始的患者，不对他们采取人工干预的办法来延长痛苦的死亡过程，或为了终止剧烈疼痛的折磨而采取积极的措施人为地加速其死亡过程。

2. 自愿安乐死与非自愿安乐死 这是根据患者对死亡的意愿所做的分类。自愿安乐死是指在患者意识清醒的状态下由患者本人表态或立下遗嘱而执行安乐死。非自愿安乐死是指患者已经无法清晰地表达自己的意愿，根据他们的近亲属或者清醒时指定的代理人的意愿，对其实行安乐死。

3. 主动安乐死（积极安乐死）与被动安乐死（消极安乐死） 这是根据医生终止患者生命的行为方式所做的分类。主动安乐死也称积极安乐死，是指医务人员或其他人在无法挽救患者生命的情况下，采取某些措施，如注射某种致人迅速死亡的针剂等，自主地结束患者的生命或加速患者死亡。被动安乐死又叫消极安乐死，是指在任何医疗措施对某些严重疾病已无能为力的情况下，终止维持患者生命的一切治疗措施，任患者自行死亡。

4. 直接安乐死与间接安乐死 这是根据医生的行为与患者的生命结束之间的因果关系所做的分类。所谓直接安乐死是指医生的行为以直接致人死亡为目的，如果实施该行为，必能终结该患者的生命。间接安乐死是指医生的行为能够减轻患者的痛苦，但也具有终结患者生命的风险与可能，也就是说，间接安乐死即使实施，医生的行为也只是诸多导致患者死亡因素中的一个，而并非唯一原因。

三、安乐死的伦理分析

从医疗技术的角度来看，临床实施安乐死并不复杂，但由于安乐死涉及生物学、医学、法学、社会学、伦理学等诸多方面，又与现行的道德标准、社会习俗冲突太大，因而，引起的争论旷日持久，并且十分激烈。赞成者与反对者都有自己的伦理依据，各执一词，针锋相对。

（一）赞成安乐死的观点

赞成者以患者自主原则、生命价值原则和社会公益原则为伦理依据，认为安乐死是人类文明的表现，是符合道德的。其主要观点如下。

（1）安乐死符合患者自身利益。因为安乐死的对象仅限于患有不治之症、濒临死亡的患者，他们的精神和躯体都处于极端痛苦之中。任何的治疗措施除了维持和延续他们的生命以外，丝毫也不能减轻他们的痛苦，对这些患者来说，延长他们的生命实际上是延长他们的痛苦，同时也给他们的亲属带来精神上的痛苦和经济上的压力，因此，安乐死既是他们的迫切要求，也符合他们的切身利益。

（2）安乐死尊重了患者死亡方式的选择权。每个人都有生存的权利，而人的生存权利本身就包含对死亡选择的权利，当生命的最后阶段——死亡来临之际，人人都有权去选择"体面舒适的死亡方式"，以求善终，所以那些无法医治、终日遭受难以忍受的痛苦折磨的濒死患者，在不违背自身利益，同时也不对家属、他人和社会造成可能的危害和损失的前提下，可以决定拒绝一切救治措施或选择人为医学措施安乐地结束生命过程。对患者这种清醒的自主的"优死"选择，社会应该保护，医务人员和家属应该给予同情和支持。安乐死实际上是对人的死亡方式选择权的尊重。

（3）安乐死体现了生命价值原则。安乐死强调生命的质量和价值。人的生命价值表现在两个方面：生命的内在价值和外在价值。内在价值取决于生命的质量，外在价值取决于一个人对社会和他人的贡献。内在价值是外在价值的基础。只有当内在价值与外在价值有机地统一于某一生命个体时，该生命才是有意义、有价值的。而那些身患绝症、濒临死亡的患者，处于永久性不可逆昏迷的植物人，有严重缺陷的新生儿，首先他们自身的生命质量就很低，更谈不上社会存在的意义。他们的生命处于一种低价值或零价值的甚至是负价值的状态之中。在医学上，不惜一切代价去维持这样一种生命是毫无意义的，只不过在拖延其死亡时间和死亡过程而已。而采取安乐死的方式结束这种生命质量极低者的死亡过程，是符合生命价值原则的。

（4）安乐死有利于卫生资源的合理分配。当今卫生资源分配不合理、使用不当的现象，在世界各国不同程度地存在，已成为十分突出的社会问题和伦理问题。如何合理、公正、有效地分配有限的卫生资源显得十分重要。有资料表明，平均一个人一半的医疗费用花在死亡前的一年，而这一年的医疗费的一半又是花在临终前一周的治疗和生命维持上。将大量的卫生资源花费在不能救活的患者身上，既毫无意义，又是对卫生资源的浪费，也挤占了需要正常医疗保健的人们的利益。如果对一些不治之症的患者实施安乐死，将其临终前的医疗费用、卫生资源节省下来，用于更需要的地方或更需要的人，无疑有利于将有限的医疗卫生资源合理公正地分配，这是符合社会公益原则的。

（二）反对安乐死的观点

反对者的道德依据主要来自传统的生命神圣论、患者利益原则和义务论。其主要观点如下。

（1）安乐死有悖传统医德。医生这个职业从诞生那天起，履行的就是救死扶伤的职责。传统医德要求医务人员在任何时候都要尽最大努力去解决患者疾苦，促进和恢复患者的健康，不得做任何损害患者健康和生命的事情。医生只有延长生命的义务，绝无"促死"的权力。而安乐死则让医生放弃了责任，用消灭生命的方法使患者解除痛苦，这是违背医德传统的。

（2）安乐死践踏了人的权利。人的生命权是神圣的，患者有享受医疗照顾的权利。而安乐死则可能让患者错过三个机会：病情可以自然改善的机会；继续治疗可望康复的机会；有可能发现某种新技术、新方法使该病得到治疗的机会。这等于剥夺了患者的生命权。

（3）安乐死有碍于医学科学的发展。医学总是在医疗实践中，在不断探索、不断总结提高中发展进步的。今天认为是不治之症的，明天就可能变成了可治之症。可治之症是在不治之症的治疗实践中产生的，如果实行安乐死，就会妨碍医务人员对绝症、顽症患者的医护和研究，阻碍医学的进步。

（4）安乐死会引发一些社会问题。安乐死在实际操作中的负面作用是难以避免的。尽管对安乐死有严格的规定，但还是可能会给一些心术不正的人拒绝赡养义务或牟取遗产继承打开方便之门，而造成严重的社会危害；它可能给重男轻女的家长提供随意处置有"缺陷"的女婴的途径，允许安乐死，在目前法制不健全、道德不完善的情况下将造成社会上男女比例的严重失调，给社会造成危害。

虽然反对安乐死的人提出的种种反对理由有其一定的合理性，但这些理由在社会、伦理、医学等方面难以得到进一步的辩护。近20年来，随着争论的日益广泛和深入，已有越来越多的人认识到安乐死作为人类自身文明的一个环节，是社会进步的标志。

第四节 死 亡 教 育

一、死亡教育的含义

死亡教育是将有关死亡与濒死及其与生活相关的知识特别是相关的伦理道德知识传递给人与社会的一个教学过程,使人们科学地、正确地认识死亡,以便树立起正确的生死价值观。这个过程从医学、心理学、哲学、伦理学、法学、社会学等不同方面帮助人们深入思考死亡的道德价值及死亡的伦理意义,调整人们对死亡及濒死的正确态度,提高人们的生命生活质量,培养人们对待死亡的伦理道德意识。死亡教育也是一种生与死的伦理道德预防教育,通过对死亡课题的学习,使人们更加珍惜生命,并将这种态度反映在日常行为的道德伦理规范中,减少各种因死亡而引起的道德、法律或社会问题。

死亡教育不仅仅是针对将死者的临终教育,也是针对每个生命的普遍教育。死亡教育应该成为人生的全景式的教育,因为人在一生中只有一次机会面对自己的死亡,但却在人生的所有阶段都要面对多次他人的死亡,并且我们也无法预知自己的死亡。因此,死亡教育对所有的人来说都是必需的。它是一种准备,可以避免在死亡来临的时候手足无措。

二、死亡教育的内容

在进行死亡教育的时候应该视学习对象的年龄、文化社会差异及实际需求加以适度调整,以适合学习对象的需要,有效地达到死亡教育的目的。一般来说,死亡教育应该首先把死亡的道德法律方面的教育,包括人类死亡的理论道德评价、死亡的法律干预、临终关怀与安乐死问题、自杀的道德方面等问题作为死亡教育的焦点。但是也不能忽视死亡学所涵盖的以下几个方面内容的教育,因为在这些内容中包含着丰富的死亡道德内涵。

(1)死亡学基本概念的教育,包括人类死亡学的概念与意义、死亡的定义与标准、死亡的原因与过程、死亡的方式以及衰老和死亡机理的教育。

(2)死亡心理方面的教育,包括死亡心理的基本理论、不同人群对死亡的态度、死亡焦虑和恐惧的原因与缓解方式、临终心理的表现、濒死体验的研究、家属居丧悲伤与辅导等问题的教育。

(3)哲学与宗教死亡思想的教育,包括死亡哲学的基本问题、中国死亡哲学思想研究、西方死亡哲学思想及其代表人物研究、马克思主义的死亡哲学思想、世界主要宗教的死亡思想等问题的教育。

(4)死亡的社会文化方面的教育,包括人类的社会学死亡和死亡的政治经济、战争导致的死亡及非致死性战争、人类的性与死亡的关系、死亡的安葬以及丧葬仪式的社会意义、社会人口与死亡统计等问题的教育。

(5)死亡的文学艺术表现的教育,包括论述人类死亡及其思想在小说、诗歌、散文等文学作品及在绘画、音乐、舞蹈、雕塑、建筑等领域中的表现,使人们从中得到应有的死亡教育。

三、死亡教育的途径

死亡教育的形式多种多样，除了正式课程教学之外，死亡教育可以广泛地表现在直接或间接的与死亡相关的教育活动之中。根据我国教育的实际和国外死亡教育的理论和实践，死亡教育可以采取如下途径展开。

（一）学校教育

在西方发达国家，有数以千计的大学将死亡教育列入教学课程。死亡课程教育应该是学校开展死亡教育最好的也是最主要的形式。在中小学，我们可以开展生命基本知识和死亡基础知识的常识教育，帮助中小学生树立热爱、珍惜生命的生命观，以及死亡客观性、必然性的死亡观；在大中专院校，我们既可以开设死亡学、死亡哲学和死亡社会学等专门课程，让大中专学生系统地接受死亡教育，也可以把有关死亡教育的内容渗透在思想品德和马克思主义基本原理等公共课程的教学中，让大中专学生在树立正确世界观、人生观的同时，也树立正确的死亡观。

（二）医院教育

医务人员面对临终患者及其亲属时，除了要实施临终关怀以外，还需要开展死亡教育，使患者准备死亡、接受死亡和尊严死亡，以减轻他们对死亡的恐惧，使患者的亲属缩短悲痛的过程和程度，最终达到"死者安息，生者节哀"的目的。

（三）舆论教育

舆论教育是现代社会死亡教育的主要形式之一。死亡教育要充分利用舆论的力量，借助舆论在社会上广泛宣传死亡教育的重要性、必要性，形成死亡教育的阵地。报纸、杂志要积极刊发有关死亡教育方面的文章，出版社要积极出版死亡教育方面的专著，广播电视也应该制作有关死亡教育方面的专题节目，其目的就是要使更多的现代人认识到死亡教育对每个人的重要意义，真正使死亡教育成为现代人受教育内容的重要组成部分。

（四）体验教育

体验是最好的教育方法。死亡教育中的体验教育，就是让现代人不要逃避死亡，多参与与死亡有关的各种活动中，比如参与患者的临终时刻、殡仪馆的遗体告别仪式等死亡现场。比如四川汶川大地震，我们在全国哀悼日参与相关的哀悼活动，在这种凝重的场合，营造一种震撼心灵的气氛，亲身感受死亡的庄严和肃穆，从而使人们受到深刻的死亡教育，认识到死亡的残酷，感觉到人的生命的珍贵，意识到只有热爱和珍惜生命，在社会中通过实践去实现生命价值，才是真正的有价值、有意义的人生。

人必然会遭遇死亡，因此每个人都必须了解死亡，每个人都需要死亡教育。死亡教育不是要人们追求死亡，而是要人们学会正确对待死亡。死亡教育告诉人们在估计剩余寿命的基础上，提醒人们注意生命的有限性，督促人们科学、合理地规划人生，实现自己人生的理想和事业，不断提高生命的质量、充分实现生命的社会价值，使唯一的、有限的生命过得有意义，在社会发展中通过实践活动创造和凸显生命的价值。可以预计的是，随着社会的发展和人类生活质量的提高，死亡教育将会成为人们一种自觉的需要。

四、死亡教育的意义

（一）有利于树立正确的死亡观

所谓死亡观，是对死亡的根本看法和观点，死亡的观念伴随着人类历史的进步也在

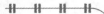

不断地变化。死亡教育应把建立新的死亡观放在重要地位,死亡教育不仅是探讨死亡本身问题,更包含了人们对自身所处境遇的感受,对生命价值的认识。死亡是一种客观存在,人们不能改变死亡的现实,但能够把握自己对死亡的态度。

著名诗人泰戈尔有言"生如夏花之绚烂,死如秋叶之静美",通过死亡教育,有利于人们建立正确的死亡观,既能珍惜生命、热爱生命,又能正视死亡、接纳死亡,使自己活得愉快,死得安逸。

(二)有利于缓解死亡的恐惧和悲伤

濒死患者大多对死亡具有沉重的焦虑和恐惧等心理压力,承受着躯体和精神的极大痛苦。通过死亡教育,可以使临终者较为坦然地面对死亡现实,舒适安宁地走完人生的旅程。对于死者的亲属来说,亲人的死亡会引起自己的悲伤和哀痛,经受着强烈的离别痛苦,并可感受到死亡的恐惧。过度悲伤又是癌症、脑卒中、心脏病、精神障碍等疾病的诱因,通过死亡教育,则可以使家属较快地接受亲人死亡的现实,缓解悲伤,尽快地度过居丧期,早日恢复正常的生活。

(三)有利于废除旧殡葬习俗,兴社会文明之风

人死以后以适当的方式妥善安置,采取适当的形式悼念,寄托哀思,这是人之常情,可以理解。但丧事大操大办,搞封建迷信、祭品泛滥,是不可取的。我国每年死亡人数约700万人,其中400万人是土葬,仅此一项就挤占大量耕地。一些地方还存在着大办丧事的风气,大办丧事是一种愚昧型消费,不仅造成浪费,而且有碍社会进步。因此,应倡导殡葬改革,破除封建迷信,丧事从简。抓好"死"的文明建设,对净化社会风气,兴社会文明之风,促进人类社会的健康发展,意义深远。

(四)有利于医学科学的发展

当代医学科学的发展,与尸体解剖、器官移植、基因工程、克隆技术等密切相关。但是当前人们的认识水平,与医学科学的发展仍有一定的差距,诸如对尸体解剖中尸体的来源、器官移植的供体来源的认识,都是和人们的生命观、死亡观密不可分的。通过死亡教育,可以更新人们的观念,促进诸如器官移植或克隆技术等方面医学科学的迅猛发展。反过来,医学科学技术的迅猛发展又会延长人们的寿命,推迟个体死亡的发生。

(五)有利于提高人类生命质量

死亡教育的实施,可使人们意识到生命的短促、时间的宝贵,能够有计划地安排自己的工作和生活。每个人在自己的一生中都有自己的生活追求,当人们意识到死亡这一事实必然到来时,在规划个人人生的蓝图时,便会格外珍惜有限的时间,设法提高生活质量。时间代表了生命,时间有了价值,使人们会加倍地努力进取、奋发拼搏、不断创造,使自己的一生过得更为充实、更有意义,对他人、家庭、集体、社会更有价值,最终以自己充实而有意义的一生来迎接死亡的到来。

本章小结

临终关怀与死亡伦理	学习要点
概念	临终患者,临终关怀,死亡,脑死亡标准,安乐死,死亡教育
伦理分析	临终关怀,死亡,安乐死
伦理意义	临终关怀的伦理意义,确立脑死亡诊断标准的伦理意义,死亡教育的意义

目标检测

A1 型题

1. 现代临终关怀始于（　　）。

A. 美国　　　　B. 英国　　　　C. 法国　　　　D. 加拿大　　　E. 荷兰

2. 世界上第一家临终关怀医院是（　　）。

A. 美国的新港临终医院　　　　　　　　B. 英国的圣克里斯多弗临终关怀所

C. 中国上海的南汇护理院　　　　　　　D. 中国北京的松堂临终关怀医院

E. 美国的华盛顿护理院

3. 标志着我国开始临终关怀的研究与实践是在哪一年？（　　）

A. 1978 年　　B. 1982 年　　C. 1988 年　　D. 1993 年　　E. 2001 年

4. 临终关怀服务的根本宗旨是（　　）。

A. 减轻临终患者的痛苦　　　　　　　　B. 缓解患者的病情

C. 改善临终患者的机体功能　　　　　　D. 提高临终患者的生命质量

E. 改善临终患者不良的心理状态

5. 目前医学界主要判断死亡的依据是（　　）。

A. 脑死亡　　　　　　　B. 心跳停止　　　　　　　C. 呼吸停止

D. 各种反射消失　　　　E. 呼吸、心跳同时停止

6. 关于脑死亡的哈佛标准有四个具体标准。下列中不属于这四个具体标准的是（　　）。

A. 大脑皮层功能不可逆丧失

B. 对外部刺激和内部需要无接受性和反应性

C. 自主肌肉运动和自主呼吸消失

D. 诱导反射消失

E. 脑电图示脑电波平直

7. 临终关怀的道德要求不包含的内容是（　　）。

A. 认识和理解临终患者　　　　　　　　B. 尊重临终患者的权利

C. 满足临终患者的意愿　　　　　　　　D. 重视临终患者的生命品质

E. 展示人类文明的进步

8. 反对安乐死的下述理由中，最有可能得不到伦理支持的是（　　）。

A. 安乐死是变相杀人，与医务人员救死扶伤的神圣职责背道而驰

B. 死生有命，个人不能自作主张

C. 医生不可杀人

D. 人有生的权利，任何时候都不能主动促死，否则有违人道

E. 不可逆病情诊断难以把握，而且由此会使患者失去自愈等机会

9. 死亡教育的途径是（　　）。

A. 学校教育　　B. 舆论教育　　C. 医院教育　　D. 体验教育　　E. 以上均正确

10. 关于安乐死，最正确的说法是（　　）。

A. 安乐死的本质目的是为了缩短患者死亡时间

B. 安乐死的本质目的是为了节约卫生资源

C. 安乐死的本质目的是为了尊重患者生命尊严

D. 安乐死就是对患有不治之症的患者使用人工干预手段,加速其死亡

E. 安乐死就是对极度痛苦的患者使用人工干预手段,加速其死亡

A2 型题

1. 某老年患者身患胃癌晚期,生命垂危,家属明确要求不惜一切代价地进行抢救,医护人员应该(   )。

A. 尊重家属意见,不惜一切代价地进行抢救

B. 实施积极安乐死

C. 实施消极安乐死

D. 说服家属彻底放弃治疗与抢救

E. 有限度地治疗和抢救

2. 某中年男性,胃癌晚期,极度痛苦。但自认为是胃溃疡,有希望治疗。每当有不适和有要求时,都要求医务人员能解决。但是医务人员总是勉强应付,使患者十分失望。一次,患者疼痛又发作,要求止痛,遭到拒绝,理由是:你的用药已经按医嘱执行完毕。面对类似的患者,我们在医学道德选择上的最佳方法是(   )。

A. 患者的要求都予以满足

B. 适当满足患者的要求,减轻痛苦

C. 实情交代,无法治疗

D. 继续隐瞒病情,被动治疗

E. 征得家属同意后告诉患者实情,尽量满足患者要求,减轻痛苦

选择题答案

参 考 文 献

[1] 颜景霞. 医学伦理学[M]. 南京:江苏科学技术出版社,2012.

[2] 王柳行. 医学伦理学[M]. 2 版. 北京:人民卫生出版社,2014.

[3] 宫福清. 医学伦理学[M]. 北京:科学出版社,2013.

[4] 张金钟,王晓燕. 医学伦理学[M]. 3 版. 北京:北京大学医学出版社,2013.

[5] 王明旭,尹梅. 医学伦理学[M]. 2 版. 北京:人民卫生出版社,2015.

[6] 高桂云,郭琦. 医学伦理学概论[M]. 北京:中国社会科学出版社,2009.

[7] 刘见见. 医学伦理学[M]. 沈阳:辽宁大学出版社,2013.

[8] 孙幕义. 医学伦理学[M]. 北京:高等教育出版社,2015.

(内蒙古医科大学   崔   燕)

Note

第十章 卫生管理伦理

学习目标

掌握：卫生管理的伦理原则；医院管理的伦理原则；医院管理中医务人员的伦理规范；我国医疗体制改革的伦理原则。

熟悉：医学道德在医院管理中的作用，我国当前医疗保险体系的构成及特点，卫生资源配置和使用中的伦理问题。

了解：卫生管理的特点，医疗保险的社会作用，我国医疗体制改革的历程，卫生资源分配的概念。

案例引导

某大学学生魏某，2014 年因患罕见病滑膜肉瘤辗转多家医院求治无效之后，通过××搜索引擎找到北京某医院继续治疗，但在花光东凑西借的 20 多万元后，于 2016 年 4 月不幸离世。其生前在求治期间，就诊医生"李主任"极力推荐"生物免疫疗法"是治疗这种疾病的最新技术，并告诉其父母"保孩子存活 20 年没问题"，后来魏某了解到这种技术实际上早在 20 多年前就已被美国淘汰，为防止有更多的人上当，他在某网站记录并发布了他就医受骗的经历。

魏某病故后的 4～5 个月间，××搜索引擎虚假广告的误导和涉事医院欺骗患者医疗黑幕陆续曝光，涉事医院的诊疗中心是外包的莆田系私营医疗机构与掌控网络信息入口的资本集团，因长期缺乏有效监管，夸大宣传、过度医疗、乱收费，唯利是图、坑蒙拐骗，造成了魏某病情被耽误的悲剧。

分析思考：

在医院市场化医改道路上，出现了哪些医疗体制改革的伦理问题？

卫生事业的发展离不开卫生事业的管理，更离不开卫生的道德化管理和管理道德。坚持卫生事业的医学伦理原则，遵守其伦理规范，这对于提高卫生事业管理的效能，深化当前医药卫生体制的改革，促进"健康中国战略"建设宏伟目标的实现具有重要的意义。

Note

第一节　卫生管理伦理

一、卫生管理概述

（一）卫生管理的概念

1. 卫生事业　卫生事业是指国家和社会在防治疾病、保护和增进人民健康方面所采取的综合性社会公益行动,即国家和社会围绕一切为了人民健康服务而建立的与人民健康有关的组织和所采取的活动、措施的总和。它包括医疗、保健、健康教育等卫生服务,初级卫生保健措施,区域卫生规划等。这些组织、活动和措施在国民经济和社会发展中具有独特的地位,发挥着不可缺少、不可替代的作用。

2. 卫生管理　卫生管理,即卫生事业管理,指管理者运用现代化管理科学理论和方法以及国家行政、经济和法律等手段,合理开发、利用、配置现有人力、物力、财力、信息等卫生资源的行为。它是公共事业管理中不可或缺的一部分,所以具体是指政府为履行公共事务管理职能,在防治疾病、保护和增进人类健康方面所采取的综合措施,包括制定卫生政策、筹集和分配资源、建立卫生服务组织、健全卫生保障制度、提供基本医疗和保健服务、协调社会各方的一系列管理活动。

其工作任务目标是:制定卫生工作路线、方针和政策,明确卫生工作目标;建立和完善卫生服务和管理体制,促进医疗卫生事业的发展;健全各项规章制度,规范卫生工作;合理分配卫生资源,提高卫生服务质量和效能;加强组织机构和队伍建设,增强工作积极性和创造性。

（二）卫生管理的内容和特点

1. 卫生管理的内容　卫生管理主要是宏观的管理,从不同的角度有不同的种类,共同构成卫生管理丰富的内容体系。

（1）从管理的内容看,卫生管理可分为政策管理、组织与实施管理和资源管理三种。卫生政策是国家和社会为保障国民的健康而制定的一系列方针、措施和法律法规等,诸如《药品经营质量管理规范》《地方卫生标准工作管理规范》等的制定与出台均是卫生政策管理的体现;卫生组织与实施是指贯彻实施卫生政策的组织保证,它包括组织机构与设计、组织文化、组织环境、组织成效、组织变革与创新等内容,诸如公立医院的改革试点、农村及城乡三级医疗保健网的建立则是卫生组织与实施管理的体现;卫生资源是指提供各种卫生服务所使用的投入要素的总和,包括人力、物力、财力、信息等资源,卫生资源的管理则包括卫生人力资源的管理、卫生预算与财政补贴、医疗设备和医疗技术准入管理、卫生信息管理等。

（2）从卫生事业的构成看,卫生管理包括卫生计划管理、卫生行政管理和卫生业务管理三种。卫生计划管理就是制订卫生发展的各项计划,包括全面计划、专业计划,长期、中期、短期计划等,如《"健康中国 2030"规划纲要》《"十三五"深化医药卫生体制改革规划》;卫生行政管理包括制定卫生方针政策及发展战略,协调卫生系统内外部关系等活动,比如卫生行政部门对相对人下达的卫生行政许可、卫生行政处罚等;卫生业务管理指医院管理、药政管理、预防管理、妇幼管理、医教管理、医学科技管理等。

2. 卫生管理的特点

（1）卫生管理是一门充满技术服务性的科学。卫生管理是一门专业技术性很强的管理科学，因为在卫生管理实施的过程中，无论是医疗卫生、保健、医学教育与科研，还是药品卫生材料、医疗器械装备、医疗卫生设施、固定资产、人力、财力、物力的管理都与医学科学专业技术紧密关联；卫生管理同时也是一门社会服务性很强的管理科学，因为卫生工作的任务是为了一切患者和全体社会成员服务，所以卫生管理要着眼于全体社会成员的利益并以此确定目标、任务及各种举措。

（2）卫生管理是一个综合系统工程。卫生管理科学理论是一个庞大的综合性体系，既包括哲学、政治学、伦理学、心理学、美学、管理学、经济学、统计学等人文社会科学以及系统论、控制论、信息论等有关理论知识与方法的运用，又包括计划、市场、法治、人力、财力、物力、医学、教育、科研、预防、保健、药品、器械以及党务、政工等方面的管理，而这种管理都将随着国民经济、医学、科学、社会分工的发展而变化。

（3）卫生管理是一项具有社会公益性的事业。卫生事业的本质属性是公益性，我国卫生事业的举办性质定位是公益性，早在 1997 年《中共中央、国务院关于卫生改革与发展的决定》就有非常明确的规定，我国卫生事业是政府实行一定福利政策的社会公益事业，指出了我国卫生事业是政府实行一定的福利政策，使公众受益，不收取投资回报，不以营利为目的；卫生管理只有遵循公益性规律性质，才能使卫生事业更好地造福人民。卫生管理的目标不应当是单纯的营利，不应着眼于盈余多少、赚多少钱这个目的上，其财务分析应专门研究。

二、卫生管理伦理原则

1. 卫生管理与医学伦理的密切关系　卫生管理作为一项公共事业，与医学伦理关系密切，二者相互联系又相互制约。医学伦理贯穿于卫生管理各项工作和各个环节之中，渗透于卫生管理全部的活动过程，而良好的伦理道德思想反过来又会有效提高卫生管理水平和效能。

（1）医学伦理是卫生管理的价值选择基础。卫生事业的使命是救死扶伤，维护和增进人民的健康，发展卫生事业的目的就是要不断提高全民族的健康素质，促进经济发展和社会进步，而卫生管理就是为卫生事业的顺利和健康发展提供保障及服务的。但是在卫生管理工作开展的过程中，无论是卫生管理各项工作还是各个环节都充满了伦理道德的价值体现与选择：卫生方针政策要围绕"为全民族的健康谋利益"的道德目标而设定，卫生体制改革要突出"对人民健康负责"的道德方针而开展，卫生人员管理要本着"防病治病、救死扶伤，为人民健康服务"的道德根本宗旨去要求，卫生资源的分配要体现公平正义的道德境界，卫生区域规划要体现"合理、利民、效用"的道德原则去安排等，均表明卫生管理一切工作和环节都是建立在伦理道德的理论价值选择基础上产生的。

（2）医学伦理是卫生管理的重要依赖手段。卫生管理要依靠法律、经济和行政的手段，特别是在当今法治社会建设过程中，依法行政、依法管理虽然已经成为主导，但是也离不开伦理道德以及教育管理手段的作用。因为法律不可能规范卫生管理的一切活动，卫生管理领域存在着大量需要伦理道德去规范的空间。同时医疗卫生工作是为人服务的工作，天然带有道德的属性，现代管理研究越来越重视道德的作用，认为道德是介于政府宏观调控和市场调节两者之间的第三种手段，它能超水平提高管理效率。所以将道德手段运用于卫生管理之中，有利于激发卫生人员遵纪守法的自觉性，协调各种卫生管理关系，增强组织内部凝聚力，保持良好的工作秩序。

Note

（3）医学伦理是卫生管理的基本构成内容。美国 IBM 创始人兼 CEO 托马斯·沃森认为企业管理要"自始至终把人放在第一位"，卫生行业的特殊服务性决定了人力要素既是卫生管理工作的实施主体，也是卫生管理工作服务的主要对象，因此卫生管理中有关人力因素的医德医风建设和精神文明建设也是其重要内容。医务人员只有具备了正确的医学道德理念的指导、具备了高尚的医学道德情操，才能真正做到爱岗敬业，以患者为中心，全心全意为人民服务；卫生行政管理人员只有具备了良好的思想道德修养和精神风貌，才能真正做到遵纪守法、办事公道、无私奉献、服务社会，为我国医疗卫生事业做贡献。卫生管理水平的提高，有赖于人们思想道德的进步。正确的伦理原则，有助于调节卫生管理过程中各方面的利益和行为。

（4）医学伦理是卫生管理的重要评价尺度。衡量卫生事业的成就，要看医务卫生行业医德医风是否有所改观；判断卫生体制改革成效，要看所做的改革是否符合广大人民群众的根本利益；检验一所医院的卫生管理效能，要看医务人员的道德状况。医德医风在很大程度上反映出卫生管理的整体水平，随着人类文明的进步和医学的社会化发展，越来越多的医学行为和卫生事业管理活动要接受伦理道德的审视，医学伦理正发挥着卫生政策和价值选择之间的桥梁纽带作用。

2. 卫生管理的伦理原则　卫生事业的管理是一项庞大的、复杂的、艰巨的、长期的系统工程，要保证其正常效能的发挥，依据《中华人民共和国国民经济和社会发展第十三个五年规划纲要》《国务院关于"十三五"深化医药卫生体制改革规划的通知》《国务院关于印发"十三五"卫生与健康规划的通知》及《"健康中国 2030"规划纲要》等纲领性文件的规定，卫生管理必须遵循以下几项基本原则。

（1）科学管理原则。卫生管理人员在管理的过程中，无论是在宏观上制定卫生政策、修改和补充卫生法规条例，还是在微观上进行卫生组织与实施，都必须走群众路线，注重调查研究，不唯书、不唯上、不弄虚作假，坚持实事求是、按客观规律办事，讲求管理的科学性，这是卫生管理人员应当遵循的基本道德规范。长期以来，我国卫生资源总量不足、结构不合理、分布不均衡、供给主体相对单一、基层服务能力薄弱等问题仍比较突出，大型的高新技术医疗设备大多集中在大城市和沿海地区，有的高新设备已超过发达国家水平，但是利用率偏低；一些医院开大处方、药品加价、收受回扣、重复检查等现象加重了群众的负担，也在医疗卫生领域滋生了不正之风。"让人人享有健康权利"是当今世界医学发展的共同价值目标，只有坚持科学管理，坚持为广大的人民群众提供卫生保健服务，降低能耗，以人为本，把自然科学与人文科学有机结合在一起，才能顺利推进医疗卫生事业的健康发展。

（2）公益公正原则。坚持以人民健康为中心，将维护人民群众健康权益放在第一位，实现人人享有基本医疗卫生服务，这是国家"十三五"深化医药卫生体制改革规划的指导思想和总体目标。卫生管理人员在贯彻执行这些基本方针的时候，既要坚持卫生事业的公益性，即制定卫生事业发展战略、方针、政策，要本着为谋求大多数人健康利益的一种价值导向和选择，在基本医疗保障制度、国家药物基本制度、基层医疗卫生服务体系、基本公共卫生体系和推进公立医院改革等重大决策上都要体现社会公益性原则，也要坚持卫生事业的公正性，即合理把握利益分配的尺度，让每个社会成员在医疗卫生保健权利上能得到公正对待，塑造人人为健康尽义务，人人享受健康权利的良好氛围，注意避免各个区域卫生发展上的不平衡，对老少边穷地区实行适当的政策上的倾斜；还要注意把公正和效率结合起来，而不应使二者相互冲突。

（3）效益效率原则。医疗卫生事业讲求效益是指坚持最有效、最合理地利用卫生资源,使卫生资源的利用出现最大限度的效率增长,减少或杜绝资源浪费。这既是新医改的重要指导思想,也是保证其改革成功的一条伦理原则。卫生事业的发展需要投入,更需要产出。产出就是向人民群众提供一定数量和质量的医疗卫生服务项目,产出的效益大小要看人民群众身心健康需要程度的满足,这种供与求的一致程度越高其效益就越大。效益的最终评价在于广大人民群众是否满意,广大人民群众的健康水平是否得到提高,以及卫生事业是否得到长足发展。目前,我国既存在着卫生资源投入不足,又存在着卫生资源的浪费现象,造成效益和效率不高,这正是历次医改所要解决的问题。因此,坚持效益和效率原则在新医改和科学管理中尤为重要。

（4）依法管理原则。国家制定的卫生法律法规能够规范卫生工作的行为,而且对于进行有效的卫生管理也具有权威性和严肃性。故卫生管理部门和管理人员要处处以卫生法律法规为准绳,做到依法行政、秉公执法,维护卫生法律法规的尊严与权威。否则卫生管理各部门和各管理人员如果置卫生法律法规于不顾,以权谋私,徇私枉法,肆意践踏法律的尊严,不仅违背卫生管理的伦理原则,也是法律所不允许的。

（5）竭诚服务原则。全心全意为人民服务是社会主义医学道德的核心和根本宗旨,卫生管理人员无论处于何种身份与地位,身处哪一个部门,都要尽心尽力做好"人民的公仆",所做的一切都要围绕为人民服务的工作而展开。首先在服务态度上全心全意,要爱岗敬业,有奉献精神,站在患者的角度为患者着想,不掺杂个人情感;其次在服务对象上要面向广大人民群众,要识大体、顾大局,把患者、集体及社会利益放在首位;最后在服务目标上要运用自己的知识与能力提供全面的服务,不仅要关心人民群众的身体健康,还包括心理健康。

知识链接

三、医院管理伦理原则

现代医院是开放的社会技术系统,担负着医疗、教育、科研和社区卫生保健服务等繁重的技术工作,是卫生管理中最重要的组成部分。坚持医学伦理原则,搞好医院管理,对于实现卫生管理的目的,缓解现实中的医患矛盾和冲突,解决老百姓所面临的"看病难、看病贵"问题有重要的意义。

（一）医院管理概述

医院是以从事疾病预防、诊断、治疗、保健活动为主要目的而设立的卫生机构,其主要的功能和使命就是防病治病,救死扶伤,维护和增进人类的生命和健康。

医院管理是依照医院工作的客观规律,运用现代科学管理的理论和方法,对医院内部各要素,包括人、物、财、信息、业务技术等资源进行计划、组织、协调与控制的活动。医院管理的基本内容包括思想政治管理、医院文化管理、医德医风管理、人员的组织调配管理、医疗技术工作的管理、医院安全管理以及各种器械设备的管理和财务经济活动的管理等,其基本目标在于提高医疗质量,维护患者的正当利益和生命安全,促进广大人民群众的健康,发展医学科学。

（二）医学道德在医院管理中的作用

古语讲"医乃仁术",说明医学和道德同根同源,相依相伴。医院管理是以医学道德为导向,以医学技术为基础的科学管理。医院建设的重要任务之一,就是要造就一批技术精湛、医德高尚的医务工作者队伍,以保证医院正常的医疗秩序。加强医学道德教育,提高医务工作者的伦理道德素质,是医院管理的重要工作。

1. 良好的医学道德是医院管理的基础 医疗实践活动的主体是医务人员,服务的对

Note

象是广大的患者,而其中医务工作者又始终居于主导地位,这决定了医院管理各要素中,首要的和最重要的是人的因素,没有人的思想觉悟和道德行为作风,医疗质量的提高、技术和设备作用的发挥、经济收益的获取都是一句空话。所以,提高各级各类医务人员的职业道德修养,调动他们的工作积极性、主动性和创造性,使他们真正以救死扶伤、实行社会主义人道主义、全心全意为人民健康服务为宗旨,提高工作效率,是搞好医院管理的基础和重要内容。

良好的医学道德,可以使医院职工自觉遵循患者第一、信誉第一的原则,严守纪律规范,高度负责,敬业奉献;也可以促进他们对医疗卫生事业的忠诚和主动,对人民极端热忱,对工作极度负责,使医院保持良好的工作秩序。

2. 良好的医学道德是提高医疗质量的保证 提高医疗质量是医院管理的中心环节,而医疗质量的高低受很多因素的影响和制约,其中最主要的是医务人员的医术和医德,并贯穿诊治疾病的全过程。高尚的医学伦理道德,就会使医务人员千方百计为恢复患者的健康而努力;为救治患者而在技术上一丝不苟、精益求精;为确保医疗质量与医疗安全而专心致志、殚精竭虑。因此,高尚的医学道德是提高医疗质量的保证;反之,不但不能保证良好的医疗服务质量,而且会酿成医疗差错、医疗纠纷,甚至医疗事故。

3. 良好的医学道德是协调医院人际关系的关键 医院是一个多系统、多层次、多专业的各类医务人员组成的统一整体。在这个整体中存在着各种关系,如领导者与被领导者之间、医生之间、医护之间、管理部门与业务科室之间、各科室之间等,要处理好这些关系,使之配合完成医院防病治病、救死扶伤的任务,最关键的方法和途径是运用医学伦理道德调节各部门、各类人员之间的关系,使各方形成合力,团结协作,为实现医院的共同目标而奋斗。

4. 良好的医学道德是执行医院规章制度的保障 现代医院分工越来越细,协作越来越紧密,执行规章制度越来越重要。在医院管理工作中,建立必要的规章制度是完成医院管理任务、保证医院正常运转的重要手段。然而,规章制度是由医务人员、管理人员贯彻执行的,他们的高尚伦理道德又是贯彻执行制度的重要保证。在贯彻执行医院规章制度的过程中,主要靠医务人员的内心信念去自觉行动,靠管理人员的伦理责任,而规章制度的完善和发展也靠医务人员和管理人员的积极性。

5. 良好的医学道德是加强医院精神文明建设的重要内容 医院是对外开放的技术系统,医院员工的精神风貌和医德医风建设状况,将直接关系到医院在社会上的声誉,影响患者的治疗效果和患者的求医心理。医务人员如果普遍能遵守职业道德准则,履行职业义务,在运用先进医疗技术恢复患者健康、积极预防疾病的过程中,通过自己的工作及宣传教育等手段,提高全民的健康道德意识,同时指导和帮助人民群众改变不良的生活习惯,养成文明健康的生活方式,提高全民的健康水平,承担医院对社会的责任等都是社会精神文明建设的重要内容,医院应尽力做好社会所赋予的各项卫生工作和医疗服务,使医院真正成为社会主义精神文明建设的"窗口"。

(三) 医院管理应遵循的伦理准则

为了实现医院管理总体目标,坚持公立医院的社会性和公益性,保证医院沿着健康的轨道发展,根据 2017 年 4 月 17 日发布的《关于建立现代医院管理制度的指导意见》(国办发〔2017〕67 号)的精神,医院管理应遵循以下伦理准则。

1. 患者利益至上原则 坚持以人民健康为中心,是新医改的核心战略指导思想,落实在具体的实践操作层面实质就是要求医疗机构和医务工作者,处处以自己的服务对象为中心,尊重、同情、关心患者,理解患者,维护患者的正当利益,树立全心全意为人民服务的意识;在住院诊疗每一个环节如挂号、划价、收费、取药、急诊、化验等或药物、手术治疗及影像诊疗环节中,强化医务人员的服务与质量观念,确保医疗安全,而不是开大处方、做大检查,乱收费,做有损于患者利益的事情;医院和医务人员还要主动接受患者和社会的监督,不断改进工作,体现患者利益至上的伦理准则。

2. 医疗质量第一原则 医疗是医院的主要功能和中心任务,医院和医务人员服务的目标首先是要保证医疗质量、注重医疗效果。

医疗质量从狭义上讲,主要是指医疗服务的及时性、有效性和安全性。从广义上还强调患者的满意度、医疗工作效率、医疗技术水平以及医疗的连续性和系统性等。医疗质量第一原则就是要求医务人员针对上述具体内容进行高质量的医疗服务。在医疗质量保障六大体系(准入、控制、评价、检查监督、检测信息预警、医疗责任保险体系)中,医院管理人员和医务人员都要严格遵守并贯彻执行,只有提高医疗质量,医院才能体现以患者为中心,履行一切为了人民健康的光荣使命。

3. 社会责任优先原则 我国卫生事业是政府实行一定福利政策的社会公益事业,公立医院是社会的公益机构,民营医院有些也会承担一部分公益性任务,医院在本质上具有非营利性的特征。但是在现阶段社会主义市场经济的背景下,如果要求医院完全忽视经济利益也是不现实的,往往需要经济利益与社会利益的统一,一旦二者出现矛盾,基本的原则是社会责任优先,承担社会责任。

医院应当承担的社会责任包括以下方面:其一,在贯彻落实新医改方案中,加大公立医院改革的力度,以实际行动让广大人民群众得到实惠;其二,公立医院特别是大医院承担医疗、教学、科研以及疑难重症的诊治任务,担负住院医生和专科医生的培训职责,指导基层医疗卫生机构开展工作;其三,承担社会重大灾害紧急救助的任务;其四,模范地遵守、执行卫生法规和各项卫生方针政策。此外,医务人员还应搞好爱国卫生运动和生态环境保护,倡导健康文明的生活方式和生活习惯等。

4. 民主与法治并重原则 民主与法治是医院管理中不可或缺的两个方面,二者相辅相成,共同推进医院在新时代的发展。民主,即民主管理,这是由社会主义医院的性质和职工的地位决定的。医院的一切重大问题的决策,都要通过工会组织和医院职工代表大会认可,职工对医院管理有监督权,同时医院管理者要经常深入医疗第一线,了解和帮助解决各科室出现的问题和困难,倾听医院职工和社会群众的意见,不断改进自己的工作作风,完善工作决策。法治,即创造依法治院、依法治医、依法行医的良好格局,这是由当前我国医患矛盾和冲突的客观现实以及国家依法治国的政策要求所决定的。在当今激烈的市场竞争中,医院要谋求生存和发展,成为真正意义上的市场主体,学法、知法、依法管理、依法执业是当务之急。同时医院作为知识密集型服务群体聚集地,遵循市场经济规律和法制经济原则,强化依法管理、依法办院是医院生存和创新发展的必然选择,只有依法管理、依法执业,医院才能出效益、出质量、出人才、出成果,才能促进医院的建设和发展。

(四)医院管理中医务人员的伦理规范

医院医疗服务的质量,取决于医务人员的医术是否高明,医疗器械是否完备,医德医风是否高尚等因素。这些因素中医术是一个长期积累的过程,不是一蹴而就的,器械是冰冷的,不会自发地起作用,只有医德医风是最活跃的要素。因此在医院管理中,对于医务人员而言,无论是在哪个岗位从事何种工作都应该有起码的伦理道德规范。

1. 敬业奉献　忠于职守,热爱本职工作,自觉地履行职责要求,认真负责地完成自己担负的工作任务,同时满怀感情地为患者服务,心甘情愿默默付出自己的辛勤劳动,不图回报。

2. 仁爱诚信　宽仁慈爱,爱护、同情、尊重患者,说真话、做实事,对患者诚实无欺,信守诺言,言行一致。

3. 慎独严谨　在无人监督的情况下,高度自觉,按照一定的道德规范行动,态度严肃谨慎,不胡乱说话,做事细致、周全、严密。

4. 公道正直　对患者一视同仁,坦诚无私,公平、正义、合理地分配医疗卫生资源。

5. 团结协作　为实现共同医疗目标,与其他部门、医务人员密切配合、相互支持、齐心协力。

6. 积极进取　努力上进,刻苦钻研医学知识和技术,虚心求教,精益求精。

第二节　医疗保险与医疗体制改革伦理

伴随着我国医疗卫生领域市场化体制改革步伐,基于医疗卫生事业的主体地位的医务人员的思想道德和价值观受到前所未有的冲击,救死扶伤的人文精神与追求物质利润最大化的市场经济产生了不可避免的矛盾,医疗保险与医疗体制改革中产生了许多复杂的伦理问题。

一、医疗保险的伦理问题

(一)医疗保险概述

1. 医疗保险的概念　就一般定义而言,医疗保险是指由特定的组织或机构经办,按照强制性或自愿原则,在一定区域的参保人群中筹集医疗保险基金,当参保人(被保险人)因病、受伤或生育接受了医疗服务时,由保险人(特定的组织或机构)提供经济补偿的一系列政策、制度与办法。

从医疗保险所承保的范围来看,医疗保险有广义和狭义之分。狭义的医疗保险,是指劳动者在发生疾病、负伤或生育时获得的医疗费用的补偿。广义的医疗保险,不仅补偿由于疾病给人们带来的直接经济损失(如医疗费用),也补偿间接经济损失(如误工工资),甚至还包括疾病预防、卫生保健、宣传教育等一系列工作。因此,将这种广义的医疗保险称为健康保险更为准确。从目前国际上的改革来看,医疗保险呈现向健康保险转变的趋势,这也应成为我国医疗保险制度的未来方向。

医疗保险是一个比较宽泛的概念,既可以指专门由政府组织的社会医疗保险,也可以指由市场提供的商业医疗保险。本书所讲的医疗保险指的是社会基本医疗保险,即由国家组织的一项用以解决劳动者因患病或受伤害带来的医疗风险的制度安排,它是社会保险中最重要的险种之一,同基本养老保险、工伤保险、失业保险、生育保险共同构成现代社会保险制度,俗称"五险"。

2. 医疗保险的特征

(1)保险对象的全民性。医疗保险在社会保险各个项目中保障对象最为广泛,原则上应该覆盖全体公民。在人的生命阶段中,失业、工伤、生育等风险并不一定发生,但难以回避疾病风险的侵害。所有人不论年龄、性别、地位、职业等,都有均等机会获得医疗保险的保障。

(2)保障项目的综合性。医疗保险不仅包括对被保险对象的医疗费用的经济补偿、救治期间收入损失的补偿,还包括提供的一系列的医疗服务,如预防保健、宣传教育等。同时,医疗保险又与工伤、生育、养老保险项目交织在一起。如失业者、退休者除了金钱补偿外,还需要医疗服务的保障;生育保险因为涉及医疗问题,本身就包括医疗保险的内容。

(3)涉及问题的复杂性。相较于其他社会保险项目,医疗保险通常会涉及多方面的复杂问题,比如:①涉及医疗方、患者、医疗保险机构以及用人单位等多方之间的复杂权利关系;②为了确保医疗保险资源的合理利用,还存在合理引导和控制医疗服务享受者和提供者行为的问题;③不仅涉及国家经济,还会涉及医疗保健服务的需求和供给。

(4)补偿的短期性与经常性。由于疾病风险的随机性、突发性,医疗保险的补偿也只能是短期的、经常的。并且医疗保险通常是按照病情的严重程度及由此而引起的医疗费用多少进行补偿,但疾病风险的发生频率高,且轻重程度不同,医疗开支难以事前确定。

(5)保障手段的服务性。医疗保险保障手段是为劳动者提供的医疗服务,是具有专门性和复杂性的技术服务,需要运用最新的医疗器械设备和治疗技术,这种服务很大程度上取决于现代医学科学和生命科学的发展水平。

3. 医疗保险制度的社会作用

(1)保障作用。保障作用即保障国民及家庭的基本健康权和生存权。一方面体现在国家通过建立社会医疗保险制度,其根本目的是为了保证劳动者的身心健康以及劳动力的再生产,消除社会不安定因素;另一方面体现在各国政府通过采取各种有效的预防措施防止疾病侵袭,保障劳动者健康。

(2)调控作用。现代意义上的医疗保险涉及医疗保险机构、参保人、医疗服务提供者和有关政府部门等多方之间复杂的利益关系。社会医疗保险制度就是在诊疗疾病、补偿医疗费用和促进健康的社会管理中,有意识地去调控各种利益关系,以保障利益的公平、有效、均衡合理,保证社会的正常发展。

(3)促进作用。医疗保险作为一种主动的、积极的、稳定的保障机制,通过给所有参保成员提供包括预防、保健、康复等在内的基本医疗待遇,为人们解除后顾之忧,有效保障劳动者的健康,从而提高劳动生产率,促进社会发展。

(4)服务作用。医疗保险待遇一般包括医疗服务、疾病津贴、被抚养家属医疗服务、被抚养家属现金补助以及病假等,其中医疗服务是主体内容。社会医疗保险制度作为国家的社会政策安排,其服务是其基本功能。现代医疗保险不仅补偿人们由于疾病带来的经济损失(如医疗费用、误工工资等),也趋于强调服务功能。

(二)我国医疗保险的具体政策

经过多年的改革和探索,我国目前已形成以基本医疗保险体系为主体,以城乡居民大病保险、商业保险、公务员医疗补助和企业医疗保险为补充的多层次的"三横三纵"体制。

知识拓展

医疗保障体系的"三横三纵"

我国医疗保险体系的总架构在 2009 年 4 月 6 日《中共中央国务院关于深化医药卫生体制改革的意见》新医改方案中提出,即横向上分为三个层次,主体层次中纵向分为三种主要制度:一是基本医疗保险体系,是主体层次,包括城镇职工基本医疗保险、城镇居民基本医疗保险和新型农村合作医疗三项制度;二是城乡医疗救助体系,是我国多层次医疗保障体系的兜底体系,主要是帮助困难人群参加基本医疗保险,并为他们个人无力承担的自付费用提供补助;三是补充医疗保障体系,包括商业健康保险和其他形式补充医疗保险,主要满足基本医疗保险之外较高层次的医疗需求。

1. 城镇职工基本医疗保险 1998 年 12 月国务院颁布《关于建立城镇职工基本医疗保险制度的决定》,明确建立我国城镇职工医疗保险制度的目标、基本原则和政策框架。它是对我国传统的公费医疗、劳保医疗制度的取代。

(1) 适用对象:城镇所有用人单位和职工,包括企业(国有企业、集体企业、外商投资企业、私营企业等)、机关、事业单位、社会团体、民办非企业单位及其职工,都要参加城镇职工基本医疗保险,实际上覆盖了城镇全体从业人员。根据国家统计局发布的《中华人民共和国 2017 年国民经济和社会发展统计公报》,去年年末参加城镇基本医疗保险人数达 3.0320 亿人。

(2) 筹资标准:医疗保险费由用人单位和职工共同缴纳。用人单位缴费率控制在职工工资总额的 6% 左右,在职职工缴费率为本人工资的 2%,退休人员个人不缴费。具体缴费比例由各统筹地区根据实际情况确定。

(3) 统筹方式:原则上以地级以上行政区为统筹单位,也可以县(市)为统筹单位,京津沪原则上在全市范围内实行统筹。

(4) 待遇支付:城镇职工基本医疗保险基金由统筹基金和个人账户构成。个人账户主要支付门诊费用、住院费用中个人自付部分以及在定点药店购药费用。统筹基金用于支付符合规定的住院医疗费用和部分门诊大病医疗费用,起付标准为当地职工年平均工资的 10%(实际在 5% 左右),最高支付限额(封顶线)为当地职工年平均工资的 6 倍左右。

2. 城镇居民基本医疗保险 该保险是为解决城镇非从业居民的医疗保障问题的制度。2007 年 7 月国务院印发《关于开展城镇居民基本医疗保险试点的指导意见》,由此展开城镇居民基本医疗保险试点。

(1) 适用对象:城镇中不属于城镇职工基本医疗保险制度覆盖范围的学生(包括大学生)、少年儿童和其他非从业城镇居民,都可自愿参加城镇居民医疗保险。根据国家统计局《2017 年国民经济和社会发展统计公报》,去年年末参加城镇居民基本医疗保险人数达 8.7343 亿人。

(2) 筹资标准:由当地按照低水平起步的原则,根据本地经济发展水平、居民家庭和财政负担的能力合理确定。

(3) 统筹方式:为了引导和帮助广大城镇居民缴费参保,城镇居民基本医疗保险实行了政府补助的政策。

(4) 待遇支付:城镇居民基本医疗保险不建立个人账户,基金主要用于支付住院医疗

Note

费用和部分门诊大病费用。

3. 新型农村合作医疗 简称"新农合",是以政府资助为主、针对农村居民的一项基本医疗保险制度。2006 年发布《关于加快推进新型农村合作医疗试点工作的通知》,积极展开新型农村合作医疗试点工作。

(1) 适用对象:农村居民都可以家庭为单位自愿参加。

(2) 筹资标准:政府对所有参合农民给予适当补助,其中中央财政对中西部除市区以外参加新型农村合作医疗的农民每年每人补助 40 元,地方财政的资助额不低于 40 元,个人缴费 20 元。中央财政对东部省份也按中西部地区一定比例给予补助。

(3) 统筹方式:一般采取以县(市)为单位进行统筹,主要补助参加农民的住院医疗费用,各县(市)确定支付范围、支付标准和额度。

(4) 待遇支付:新农合一般采取以县(市)为单位进行统筹,主要补助参合农民的住院医疗费用。各县(市)确定支付范围、支付标准和额度。

根据国家统计局《2017 年国民经济和社会发展统计公报》,去年年末"新农合"参加率稳定保持在 100%,这一制度符合农村实际,是现阶段农村居民基本医疗保障制度的重要实现形式。十余年来,新农合制度从无到有,由小到大,对保障农民健康发挥了重要作用,现在新农合政策范围内住院医疗费用报销比例提高到 75% 左右。

4. 城乡医疗救助 城乡医疗救助体系是我国新医改中多层次医疗保障体系的兜底层次,是指国家和社会针对那些因为贫困而没有经济能力进行治病的公民实施的专门的帮助和支持,它包括城市医疗救助制度和农村医疗救助制度。

我国提出建立医疗救助制度,始见于 2003 年《民政部、卫生部、财政部关于实施农村医疗救助的意见》文件,2004 年我国初步建立起农村医疗救助体系,至 2006 年底,我国所有涉农县(市、区)全面建立了农村医疗救助制度;2005 年开始在全国范围内实施城市医疗救助试点,至 2008 年底,所有地市也全部建立起城市医疗救助制度。2009 年 6 月,国家出台的《关于进一步完善城乡医疗救助制度的意见》文件在我国医疗救助发展史中具有重要意义。

城乡医疗救助筹资方式是通过政府拨款和社会捐助等多渠道筹资建立基金;适用对象主要为无力进入基本医疗保险体系(如患大病的农村五保户和贫困农民家庭、城市居民最低生活保障对象及其他特殊困难群众)以及进入后个人无力承担自付费用的城乡贫困人口提供帮助,农村医疗救助也可以资助救助对象参加当地新型农村合作医疗;目的是使他们能够与其他社会成员一样享有基本医疗保障。

我国目前的医疗救助,按救助病种可以分为:门诊救助,主要针对一般疾病;住院救助,主要针对重大疾病;综合救助,主要针对门诊救助和住院救助覆盖病种有限,单独采用都不能很好地解决贫困人群医疗可及性的问题,综合救助模式成为我国医疗救助模式的发展方向。按救助形式可分为:直接救助,针对受助人群;间接救助则是医疗救助部门通过与医疗服务机构核算,将救助资金拨付给医疗机构,由医疗机构为受助人员提供服务的形式。按救助对象可分为城市医疗救助对象和农村医疗救助对象。

5. 城乡居民大病保险 对大病患者发生的高额医疗费用给予进一步保障的一项制度性安排,是对基本医疗保障的有益补充。2012 年 8 月,国家发展改革委等六部门联合发布《关于开展社保大病保险工作的指导意见》建立。

其适用对象为城镇居民医保、新农合的参保(合)人;统筹机制包括筹资标准,各地结合当地经济社会发展水平、医疗保险筹资能力、患大病发生高额医疗费用的情况、基本医疗保险补偿水平,以及大病保险保障水平等因素,精细测算,科学、合理地确定大病保险的筹资标准;资金来源,从城镇居民医保基金、新农合基金中划出一定比例或额度作为大病保险资金。城镇居民医保和新农合基金有结余的地区,利用结余筹集大病保险资金;结余不足或没有结余的地区,在城镇居民医保、新农合年度提高筹资时统筹解决资金来源,逐步完善城镇居民医保、新农合多渠道筹资机制;统筹层次和范围,开展大病保险可以市(地)级统筹,也可以探索全省(区、市)统一政策,统一组织实施,提高抗风险能力。有条件的地方可以探索建立覆盖职工、城镇居民、农村居民的统一的大病保险制度。

知识链接

城乡居民基本医疗保险制度

城乡居民基本医疗保险制度是整合城镇居民基本医疗保险和新型农村合作医疗两项制度,依据 2016 年 1 月印发的《关于整合城乡居民基本医疗保险制度的意见》(国发〔2016〕3 号)而形成的新政策,提出了"六统一":统一覆盖范围,统一筹资政策,统一保障待遇,统一医保目录,统一定点管理,统一基金管理。

(三)医疗保险的伦理问题

我国医疗保险制度的建立,促进了我国医疗保健事业的快速发展。但其改革采取的渐进方式,从部分人群开始设计制度,逐步推进,本身带有很强的阶段性和试验性,医疗保险制度不可避免地存在一些局限性与问题。

1. 资源布局不合理,造就社会的不公问题 医疗保险各制度板块结构的特点使政府在分配医疗保险资源上受到很大限制,医疗卫生设施部门间、行业间、城乡间的差别巨大;医疗最优秀的人才和最先进的诊疗设备主要集中在上海、北京、广州等中心城市;农村地区缺少医药、人才匮乏等致使城市和乡村的城镇居民医保和新农合待遇明显低于城镇职工医保,中西部与东部地区的待遇水平落差较大,还有些偏远山区的疾病防治、防疫能力低下。

2. 体系设置不健全,导致民众的负担问题 多层次医疗保障制度不健全,只有部分人群有补充保险,商业保险产品与基本医疗保障衔接不够,医疗救助的能力也很有限,医疗保障范围以住院为主,常见病、多发病的门诊医疗费用统筹不在其中,部分重病患者参保后个人负担仍然较重,家庭因病致贫的现象时有发生。

3. 政府投入不足,"以药养医"后遗症问题依然存在 尽管现在医院实行西药的零差价,中药可以有 25% 利润的规定,但长期以来政府由于对医疗机构投入资金不足、供给能力弱,将医疗机构推入市场让其自身适应市场、自负盈亏的做法,形成了绝大多数医院不得不选择"以药养医"这种方式来维持医院的正常收入和运行。久而久之,"以药养医"这种方式就变成了医院在市场经济之中追求利益最大化的工具,医疗机构丧失了其公益性的性质,群众看病时的负担越来越重。

4. 监管制度不健全,造成违法操作问题 由于我国各地区经济发展水平不同,医疗保险政策分别实行以省、市、县各级分级管理或者以行业统筹为主的分割管理。医保基金共济能力差,无法做到顺利应用于全国。基本医疗保险基金、补充医疗保险基金、大额商业保险基金在应用衔接上缺少协调性,多种医疗保险基金无法最有效地发挥作用。医保资金涉及政府、医疗保险中心、参保人员和医院等环节。时常发生医患关系紧张,参保单位缴纳医疗保险基金不足、参保群众套取个人医保账户资金、骗取医保基金、医疗机构和医药代表的暗箱操作等现象也经常出现。因此,国家需要制定强有力的规定来统筹协

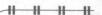

调医保资金的使用,以保证我国全民医保事业的可持续发展。

5. 医疗费用急剧增长,"免费搭车"现象严重　我国城镇职工医疗属直接免费型保障,被保险人只需支付小额挂号费,就可直接进入消费领域,参与医疗保险资源的分配,其消费的数额不受限制,这就容易出现小病大治、无病也治、开大方、开人情方、"一人看病全家吃药"的现象。这种医疗消费的无节制,极其容易导致少数地方出现医患相互勾结、道德沦丧的情况。

二、医疗体制改革的伦理

近几年来,医保异地结算、"互联网+医疗"云医院等新生事物相继出现,彰显的是我国医疗体制改革正在逐步推进的事实,但如何才能真正破解我国老百姓"看病难、看病贵"的难题,是当前我国理论工作者在医疗改革进入深水区后,需站在伦理的高度去审视的重大问题。

（一）我国医疗体制改革的历程和状况

中国医疗体制改革,简称医改,是伴随着我国经济体制改革的步伐而展开的,具有中国特色的历次医疗体制改革的历史轨迹清晰可见,这个历程,大体可分为以下几个阶段。

1. 医改启动阶段:20 世纪 80 年代

（1）1979 年,"初露端倪"。1979 年卫生部以党的十一届三中全会提出全党工作重点转移到现代化建设上来为契机,开始加强对卫生事业的管理,提出"运用经济手段管理卫生事业"。

（2）1980 年,"体制破冰"。1980 年国务院批转卫生部《关于允许个体开业行医问题的请示报告》,从理论上打破了国有、集体医疗机构一统天下的局面,开辟了医疗主体多元化的先河,形成多种所有制形式并存的医疗服务机构新格局。

（3）1985 年,"启动医改"。1985 被称为中国医改"元年",这一年我国正式启动医改。标志事件主要有两个:一是 1985 年 1 月全国卫生局厅长会议召开,贯彻中共十二届三中全会《关于经济体制改革的决定》精神,部署全面开展城市卫生改革工作;二是同年 4 月国务院批转了卫生部起草的《关于卫生工作改革若干政策问题的报告》(国发〔1985〕62号),提出:必须进行改革,放宽政策,简政放权,多方集资,开阔发展卫生事业的路子,把卫生工作搞好,基本思路是复制国企改革的模式,核心思路是"放权让利,扩大医院自主权,放开搞活,提高医院的效率和效益",明确政府的主导思想是"只给政策不给钱",具体政策为药品可加价 15%,用以弥补政府投入之不足。由此拉开了医疗机构转型的序幕。

2. 医改试点阶段:20 世纪 90 年代

（1）1992 年,"医改大争论"。1992 年 9 月,国务院下发《关于深化卫生改革的几点意见》。卫生部按"建设靠国家,吃饭靠自己"的指导思想,要求医院在"以工助医""以副补主"等方面取得新成绩。此后,"点名手术""特殊护理""特殊病房"等新事物,像雨后春笋般在医疗系统涌现,正是在这一阶段,卫生系统的内部争论日渐增多,围绕"医院是不是掉到了钱眼里"、是政府主导还是市场改革,两种思路开始针锋相对。

（2）1994 年后,"城镇职工医疗保障制度改革试点"。1994 年国务院决定在江苏镇江、江西九江进行社会统筹与个人账户相结合的社会医疗保险制度的试点,为全国医疗保险制度改革探索经验,由此揭开新一轮医改序幕。1997 年初,决策层颁布当时指导中国医改的纲领性文件——《中共中央、国务院关于卫生改革与发展的决定》,开始了以"城镇职工基本医疗保险、医疗机构和药品生产流通体制改革同步推进"为标志的"三医联

Note

动"改革,具体思路是面向全社会提供医疗服务、扩大供给、放开管制、加强监督、引入竞争。

3. 医改深化阶段:21世纪头十年

(1) 2000年,吹响产权改革的号角。2000年2月,国务院体改办、国家计委、国家经贸委、财政部、劳动保障部、卫生部、药品监管局、中医药局发布《关于城镇医药卫生体制改革的指导意见》,提出建立新的医疗机构分类管理制度,确定了实行医药分业等几项原则,改革逐渐向纵深发展,触及体制性、机制性、结构性等深层次问题。

从此,中国医疗改革引入了市场竞争机制,开始了大规模的医院产权改革。出现了最有代表性的江苏宿迁以"卖医院"为特征的改革范式,被冠以"宿迁模式"。吹响了产权改革的号角,但也在全国引起了一波又一波的公立医院产权改革观点交锋。

(2) 2003年,中国公共卫生体系的脆弱性暴露。2003年4月在广东首先爆发的"非典"疫情,暴露出了中国公共医疗卫生与疾病防控体系的脆弱。"非典"过后,国家大力加强各级疾病防控机构与体系的建设,在农村加快推行合作医疗的步伐,坚持以政府投入为主、农民自愿参加的原则,旨在解决农村日益严重的因病致贫、因病返贫问题。

(3) 2004年,医改突然变奏。2004年年底,医改风向突变,时任卫生部政策法规司司长刘新明指出,市场化从来不是医改的方向。后来当时卫生部副部长马晓华严厉批评了当时公立医疗机构公益性淡化和过分追求经济利益的倾向,并且着重强调:应当坚持政府主导,引入市场机制。产权制度改革不是医疗制度改革的主要途径,我们决不主张"民进国退"。

(4) 2005年,定调不成功。2005年7月,国务院发展研究中心发布《中国医疗卫生体制改革》课题组研究报告,得出"我国医改基本不成功"。国家承认,政府对卫生主导、投入不足,要强化政府责任,医改路线选择上应以政府主导,公有制为主导,坚持医疗卫生事业的公共属性。

(5) 2006年以后,医改曙光再现。2006年9月,国家成立了由多部委组成的医改协调小组,再一轮的医改正式启动。国家发改委发布了《医药行业"十一五"发展指导意见》,指出:国家将推进医药卫生等领域的体制改革,坚持政府主导和市场机制相结合的原则,加大政府卫生投入;同时启动《农村卫生服务体系建设与发展规划》,改善农村县乡村三级医疗卫生服务条件;还出台《国务院关于发展城市社区卫生服务的指导意见》及其配套文件,推动以社区卫生服务为基础的新型城市卫生服务体系发展。

2006年10月,时任总书记胡锦涛在中共中央政治局第三十五次集体学习时的讲话中,强调建设覆盖城乡居民的基本卫生保健制度,强化政府责任;十六届六中全会通过《中共中央关于构建社会主义和谐社会若干重大问题的决定》,提出加强公益性质的公共医疗卫生,表明由政府承担基本医疗的医改基调已定。

(6) 2007年,全民医改大冲刺。这一年,医改协调小组委托包括北京大学、世界卫生组织等在内的多家海内外机构提交、讨论医改方案。2007年10月,时任总书记胡锦涛在十七大报告中针对中国未来医疗体制改革不仅提出"要坚持公共医疗卫生的公益性质",更明确了要"强化政府责任和投入,完善国民健康政策",新方案的方向终于明朗。两天后,国家发改委牵头分别在南昌、天津召开了南北两大片区的"医改座谈会"。座谈会最终确定了医改方案将在融合九家独立机构草拟的医改方案基础上,形成一套中国式的医疗改革新方案。

4. 新医改起航:2009年至今 2009年3月,国务院颁布《关于深化医药卫生体制改革的意见》(以下简称《意见》)(2009—2011年),标志着新一轮医改正式启动,被称为新医改。《意见》提出：有效减轻居民就医费用负担，切实缓解"看病难、看病贵"的近期目标，以及建立健全覆盖城乡居民的基本医疗卫生制度，为群众提供安全、有效、方便、价廉的医疗卫生服务的长远目标，部署了在 2009—2011 年重点抓好如推进公立医院改革试点的五项改革。

2011 年 1 月 17 日，国务院办公厅发布了《医药卫生体制五项重点改革 2011 年度主要工作安排》，明确了工作思路将继续围绕"保基本、强基层、建机制"原则，统筹推进医药卫生体制五项重点改革；2012 年 4 月，国务院办公厅发布《深化医药卫生体制改革 2012 年主要工作安排》，为明确任务目标，落实工作责任，巩固扩大医改成果，持续深入推进医改。

2016 年作为我国"十三五"的开局之年，也是到 2020 年实现人人享有基本医疗卫生服务目标的关键之年。7 月国务院办公厅关于印发《深化医药卫生体制改革 2016 年重点工作任务》，11 月中共中央办公厅、国务院办公厅转发《国务院深化医药卫生体制改革领导小组关于进一步推广深化医药卫生体制改革经验的若干意见》，指出运用典型经验，推动医改向纵深发展；12 月国务院印发关于《"十三五"深化医药卫生体制改革规划》的通知，指出"十三五"期间，重点任务是要在分级诊疗、现代医院管理、全民医保、药品供应保障、综合监管等五项制度建设上取得新突破，同时统筹推进相关领域改革。

2017 年 12 月，国家卫计委发布《关于进一步改善医疗服务行动计划（2018—2020年）》，指出自 2018 年起，医疗机构要改革建立预约诊疗制度、远程医疗制度、临床路径管理制度、检查检验结果互认制度、医务社工和志愿者制度。而在 2018 年 3 月的"两会"上，李克强总理则部署了 2018 年我国医疗体制改革的重点任务：医疗保险方面是扩大跨省异地就医直接结算范围，把基层医院和外出农民工、外来就业创业人员等全部纳入；分级诊疗方面是加强全科医生队伍建设；药品监管方面是注重用互联网、大数据等提升监管效能；社会办医方面是推进消费升级，发展消费新业态新模式等内容。

知识链接

（二）医疗体制改革的伦理问题

中国的医疗体制改革仍然存在许多问题，面临众多的道德冲突。应当全面考察卫生方针和决策在道德上的有效性，使维护和增进人类健康成为卫生政策最基本的伦理选择，其中需要关注以下三个问题。

1. 政府主导的责任问题　医疗卫生事业的本质内涵决定了医疗卫生事业是一项社会公益性、福利性事业，世界银行早在 1993 年世界发展报告中明确指出，完全市场化的提供和配给卫生保健是不公平和无效率的。因此，由于伦理学上的公平和经济上的考虑，政府通过管理和经济调控进行干预是必要的，这一本质内涵决定了中国的医疗卫生事业只能由政府来主导。

同时，市场经济也决定了医疗卫生事业中必然会引入市场机制，所以在不损害人民利益和公平的前提下，需要给卫生服务一定的自由，政府的职能应主要是政策主导和宏观调控。卫生改革的重点必须确立政府责任，因为只有政府才能控制卫生总费用、指示方向、立法会把握节奏的权威性。政府的职责可能被化解，但政府最终保留控制权、决策权、管理权、干预权和民主政权。

2. 医疗卫生机构的公益性问题　中国进入新医改后，医疗卫生机构改革首当其冲，成为中国新医改成败最为关键的一个环节。在市场经济条件下，中国医疗卫生机构走上了一条商业化、市场化的经营道路，具体特征就是中国医疗卫生机构的公益性差、私立性强。

Note

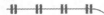

政府对医疗卫生机构投入的绝对量有所增加,但占医疗卫生机构总收支的比重却逐年下降,医疗卫生机构只有靠自身经营来解决资金不足的问题。因此,相当一部分设备成本需要从患者身上收回,"以药补医"和"以设备补医"的问题仍然十分突出,从而加重了老百姓"看病难、看病贵"的问题;同时,在市场经济浪潮中,公立医院与私立医院共同竞争的局面形成,医务人员的报酬与绩效挂钩,导致医务人员职业道德败坏的现象层出不穷;医院"重效率轻公平",效率优先,盲目建设医疗卫生机构,轻视公平,轻视内涵建设和医德医风建设,百姓"看病难、看病贵"的问题还是没有得到解决。

3. 新医改的公平性问题 卫生经济伦理学的研究,它对于解决中国新医改过程中产生和存在的不公平公正现象有很大的现实价值。公平公正,是医疗卫生领域中的一个重要的伦理价值取向,也是新医改中始终无法回避的重要问题。需要把握好三个原则:一是可及性原则;二是可支付性原则;三是需要性原则。

新医改从 2009 年启动,虽然已经多轮尝试,但仍然有三个方面是中国新医改始终未能解决的问题:城乡医疗资源配置的不公平,没有真正解决农村基层医疗机构服务水平和能力上的欠缺;医疗服务利用的不公正,城市居民医疗服务实际利用是农村居民的三倍以上;医疗卫生保障制度的内在不公平性,城乡居民在医疗保障上存在极大的不公平。

"人民有所呼,改革就要有所应"是习近平总书记提出的全面深化改革的根本要求,也是推进全面深化改革的方法论。中国国情决定必须走中国医改特色之路,但单纯靠工作力度甚至现行政策已经难以从根本上解决问题,需要新的思路、制度性安排、政策性支持和方式性进行变革。

(三) 医疗体制改革的伦理原则

根据 2009 年国务院颁布的《中共中央国务院关于深化医药卫生体制改革的意见》、2016 年《"十三五"深化医药卫生体制改革规划》和 2017 年十九大报告中关于"实施健康中国战略,深化医药卫生体制改革"的精神,今后我国医疗体制改革必须遵循以下基本原则。

1. 正确处理公共卫生建设与医疗服务的关系,将预防为主放在首位 由于科学进步、工业发展、人类生存环境和疾病谱的变化,危害人类健康的因素已从以生物因素为主,逐渐转变为以社会、心理和生物等综合因素为主,从以疾病为中心转向以人的健康为主导;从注重单个患者或群体患者的医疗服务为主,转变为以个体和群体预防相结合,全社会甚至全世界共同参与的公共卫生机制,将疾病预防的策略和措施贯穿到卫生防疫部门、医院、家庭、社区和个人中去;要教育群众重视环境保护,自觉接受健康教育,提倡自我保健,形成良好的生活习惯和行为方法,增强个人在卫生保健服务中的自主性、选择性、责任感和使命感。为此,国家应重视对公共卫生机构的建设和资金投入。通过合理配置卫生资源,保障人口健康,改变重治轻防的问题。要健全疾病监测机制,提高公共卫生应急处理的能力。开展以预防为主的卫生保健工作,防病于未然,保社会以平安。公共卫生建设从中央到地方,从城市社区到农村卫生院,从疾控专家到基层防保医务人员的培训,是一个庞大的系统,是各级政府的职责,各级政府都必须加大对公共卫生经费的投入,在政策上给予帮助,在行使卫生监督时给予支持。

2. 正确处理经济收益和社会效益的关系,把社会效益放在首位 在卫生改革中,要坚持为人民服务的宗旨,正确处理社会效益和经济收益的关系,把社会效益放在首位,当医学人道主义与功利主义发生矛盾时,坚持医学人道主义第一的原则。经济收益是物质保障且会带来社会效益,社会效益是衡量经济收益的重要指标且蕴含着巨大的经济收益,两者是统一的。但是,当经济收益与社会效益发生矛盾与冲突时,应坚持把社会效益放在首位。因为我国的卫生事业是实行一定福利政策的社会公益事业,卫生改革的目的是使卫生事业更好地为人民健康服务和社会主义现代化服务,这种性质和目的决定了卫生改革应把社会效益放在首位,即通过卫生改革使广大人民能够用比较低廉的费用得到比较优质的基本医疗服务,以保障人民群众的健康、促进生产力发展和保持社会稳定。由此带来的巨大社会收益,才能促使国家和社会加大对卫生事业的投入,从根本上支持卫生事业的发展和改善卫生人员的待遇。在卫生改革中,一定要防止片面追求经济收益而忽视社会效益的商业化倾向。要正确处理社会效益与经济收益两者的关系,努力实现两者的最佳结合。

3. 正确处理基本卫生服务与多样化卫生服务的关系,优先发展和保证基本卫生服务

在卫生改革中,必须以提高人民健康水平为中心,优先发展和保证基本卫生服务,逐步满足人民群众多样化的健康需求。这就要求我们实施正确的发展战略,即以社会健康需求为导向,遵循公平与效率相统一的伦理原则,优先保障和发展基本卫生服务,大力发展城市社区卫生服务,巩固农村三级卫生网,实现初级卫生保健目标。同时,随着我国经济的发展和人民生活水平的提高,逐步满足群众不同层次的多样化的卫生服务需求,使卫生改革受益的公平性和广泛性能得到更好的体现。这样才能保证卫生事业改革的正确方向,实现卫生事业发展的根本目的。至于不同地区和个体,由于经济发展的水平和收入的差别,医疗卫生单位开展一些自费的、特需的、多样化的服务,以满足部分群众的个性化的卫生服务需求,也是正当与合理的。

第三节　卫生资源配置和使用中的伦理问题

中华人民共和国成立以来,我国卫生事业获得了前所未有的成就,但由于种种原因卫生资源量与卫生事业的发展,以及与广大人民群众日益增长的卫生保健需求之间的矛盾也越来越突出,这就要求不断拓宽卫生资源的筹资渠道,更重要的是优化卫生资源的配置结构,提高卫生资源的有效利用率,从而最大限度地满足广大人民群众的卫生保健需求。

一、卫生资源配置概述

卫生资源是指在一定社会经济条件下,国家、社会和个人向卫生事业、卫生部门投入的人力、物力、财力和信息等要素的总和。这里卫生资源定义可以从广义和狭义两个角度来理解,狭义卫生资源也称为卫生硬资源,指人力资源、物力资源以及财力资源等有形资源;广义卫生资源也称为卫生软资源,即一些无形资源,包括卫生信息、政策法规、管理办法等。一个国家或地区拥有的卫生机构、床位数、医务人员、卫生经费及其占国民总收入的百分比,是衡量该国家或地区经济实力、文化水平及卫生现状的重要指标。

卫生资源配置是指政府或市场如何使卫生资源公平且有效率地在不同的领域、地区、部门、项目、人群中分配,从而实现卫生资源的社会效益和经济效益最大化。卫生资源的配置有两种类型:宏观配置和微观配置。前者是指国家从国民生产总值中拿出一定比例的财力分配给卫生事业,各级卫生行政部门将此经费分配给各级各类卫生机构及有关人群的卫生事业管理活动。后者是指由医务人员决定的具体卫生资源的分配,如床

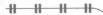

位、手术机会、稀有医疗资源等。宏观资源分配是微观资源分配的前提。

二、卫生资源配置和使用过程中的伦理问题

1. 卫生经费投入总量增加,政府卫生投入相对不足 卫生总费用是指一个国家在一定时期内全社会卫生资源消耗的货币表现。据国家 2014—2016 年卫生和计划生育事业统计公报,我国卫生总费用按当年价格计算,1978 年为 110 亿元,2000 年为 4784 亿元,2011 年为 24345.9 亿元,2016 年为 46344.9 亿元;这几个年份的人均卫生费用分别为 11 元、376 元、1807 元和 3351.7 元。可以看出,2016 年我国卫生资源总量投入和人均卫生费用都在增加,资源配置进一步优化明显,特别是医疗改革和"一带一路"的开放战略实施以来,2010 年后中国 GDP 总量一直稳居世界第二,如今基本医疗保障初步实现了全覆盖。

但也应该看到,世界银行的数据显示,我国政府卫生投入相对不足,2016 年政府卫生支出卫生总费用 13910.3 亿元,仅占全国 GDP 的比重为 6.2%,早在 2014 年全世界平均卫生费用支出占 GDP 比重就达 9.9%,美国高达 17.1%,瑞典和瑞士也达到 11.9% 和 11.7%,法国和德国达到 11.5% 和 11.3%,日本和韩国的卫生费用占 GDP 的比重为 10.2% 和 7.4%。而且我国政府支出数额仅占总投入的 30%,41% 来源于社会支出,按人均卫生投入 2014 年我国竟排 145 位。截至 2017 年末我国总人口数量约 13.9 亿,占世界总人口数量的 18.82%,但卫生总费用仅占到世界卫生总费用的 3%,这种状况远不能够满足广大人民群众的健康需要。

由于政府长时间对医疗卫生的投入不足,造成的直接影响是公立医院的公益性在淡化,"以药补医"的格局逐渐形成,进而出现医院和医务人员忽视基本药物和适宜技术的应用,倾向于开大处方,争相使用大型设备,致使医疗费用大幅攀升,严重损害了患者的健康利益。

2. 城乡结构不合理,卫生资源分布不均衡 据 2017 年最新统计数据,我国卫生资源的 80% 分布在城市,其中高新技术及优秀卫生人才等优质资源集中在大城市的大型医疗机构,而城市人口仅占到全国人口的 30%。一些大医院过度发展,而农村和城市社区等基层医疗卫生机构不仅设备和条件差,而且普遍缺乏合格的全科医生。同时有资料显示,几乎每一年城市人均卫生费用和农村相比都差距巨大,尽管近几年我国加大了对农村、边远老山区的卫生投入,但在卫生资源的数量及质量上都远远落后于城市及沿海地区,低于全国水平。另外,基本卫生保健和特需医疗保健、高新技术设备和基本医疗条件在结构上仍存在不合理现象。

有资料显示,前几年中国大城市的人均寿命比农村高了 12 年,而贫困地区儿童死亡率是大城市的 9 倍。落后地区、农村和城市社区卫生服务能力十分薄弱,基层缺少卫生资源,一些乡村卫生院使用的还是几十年前的设备,不少农村医疗卫生三级网络因不能注入发展资金而处于瘫痪或解体状态。而城市中各种医院集中,形成盲目竞争、盲目发展的局面。基层医疗机构的物力资源缺乏且利用率低,大医院的物力资源得不到合理利用。对现有卫生物力资源进行优化组合、合理调配,充分发挥其作用是改善物力资源短缺的有效方法。

3. 医疗卫生服务技术水平偏低,不能满足人民群众日益增长的求医治病的实际需要 近年来,我国城乡居民健康状况并未随着经济发展和生活改善而发生明显变化,2016 年《中国自我保健蓝皮书》指出:中国居民慢性病患病率由 2003 年的 123.3‰ 上升到 2013 年的 245.2‰,十年增长了一倍。中国确诊的慢性病患者已超过 2.6 亿人,目前据估计这

一数据已超过 3 亿。慢性病死亡占中国居民总死亡的构成已上升至 85％。慢性病已经呈现年轻化发展趋势,开始侵袭四五十岁的中年人。这多少也说明医疗卫生技术人员提供的服务质量偏低,远不能满足广大人民群众日益增长的求医治病、追求健康的实际需要,其中医务人员学历不高、结构不合理、资历偏低是客观现象。2016 年我国卫生和计划生育事业发展统计公报表明,年末卫生技术人员学历结构:本科及以上占 32.2％,大专占 39.3％,中专占26.5％,高中及以下占 2.0％。技术职务(聘)结构:高级(主任及副主任级)仅占 7.6％,中级(主治及主管)占 20.6％,初级(师、士级)占 61.4％,待聘占 10.4％。

其中优秀人才基本上集中在发达地区、城市大医院,落后地区、农村和城市社区卫生技术力量十分薄弱。当初在农村卫生院的优秀人才大部分返回城市,而大量的应届毕业生将自己的求职范围仅仅局限在城市大中型医院,相当多的医学院校毕业生无法找到工作,纷纷放弃专业,无形中造成了人才资源的过剩和浪费。由于基层医疗技术水平低,群众不信任,只好舍近求远到大医院,城乡居民就诊集中流向上级医院,不合理的患者流向使基层医疗机构的技术水平下降,也使大医院的技术优势得不到合理利用,无形中浪费了医疗人力资源。所以,尽快提高现有医疗卫生人员的技术水平,特别是基层服务人员的技术水平刻不容缓。

4. 卫生信息资源的交换性与共享性差　我们国家的公共卫生信息领域中,存在着多个独立的信息系统。以医院为例,在不同的医院,特别是信息化起步较早的三级甲等综合性医院,这些医院的信息管理系统与业务之间相互封闭,造成信息分散,导致信息的协调性和连续性差,使各个大医院的信息不能共享以及进行交换;再比如一部分省市的医疗卫生统计的数据库,目前还局限在日常的管理层面,尤其是在应急指挥情况下,其需要的数据以及资料大多是以纸质文件保存和进行交换的,即使有一些是电子资料,也基本在不同部门以及不同人员手中,而没有形成数据库管理与共享,决策的依据也基本是下级单位与部门的文字资料和口头报告,没有相关的分析工具和信息资源数据库的支持。如果各医疗机构的各部门只依据本部门业务方面的需求建立相应的应用系统,缺乏统一信息化的规范与标准,那么将会导致堆积大量的冗余信息,开发各个系统的成本高、强度高,严重浪费各种人、财、物,以及产生"信息孤岛"。卫生信息资源不支持跨部门间的业务协同,不能使业务分割成一个个小的部分,从而不能使大量的卫生信息资源得到有效的流动与配置使用,导致开展区域性卫生信息整合变得极为复杂。

5. 卫生资源利用效率极低,浪费严重　我国卫生资源的不合理配置,使得人人享有基本医疗保健服务的目标受到阻碍,社会成员在享受卫生资源时出现了权利与机会不均等、义务与责任不统一等现象,其结果是造成部分社会成员过度消费有限的卫生资源,而大量的人群特别是农村人口得不到基本的卫生保健服务;有限的卫生资源浪费严重,利用率低下。

三、卫生资源配置和使用中的伦理原则

1. 公正原则　公正原则是卫生资源分配的基本伦理原则。所谓公正就是要公平地分配和使用卫生资源,给予每个人平等享有卫生资源的权利。当然,平等享有卫生资源并不等于平均分配卫生资源。在卫生资源分配方面,对有相同医疗需要的患者要同等对待,对有不同需要的患者要区别对待。同时,政府对宏观医疗资源分配时应充分研究我国卫生经济实力及人民健康的需求,公正合理地将有限的卫生资源分配于各种公益卫生

事业。

2. 公益原则 公益性就是使卫生资源的分配更加合理,更符合大多数人的健康利益。坚持从社会和人类利益出发,公正合理地配置卫生资源和公正合理地解决医疗实践中出现的各种利益矛盾。将当代人及后代的健康利益、社会及医学科学的发展利益有机地结合起来,提高整个社会的医疗卫生水平。坚持公益原则,必须重视几个问题:设法满足农村、边远地区和经济贫困地区弱势人群的基本卫生保健需求;对社会某些特殊人群,如妇女、儿童、老人及某些传染病患者给予特殊照顾;坚持以患群公益为出发点,兼顾到医群公益、科研公益及社会公益;对后代负责,从人类的长远利益考虑卫生资源的分配和使用。

3. 可及原则 可及性是指根据经济发展水平和卫生资源状况,制定分阶段的卫生资源配置具体目标和方案,扩大卫生资源的覆盖面,逐步实现所有人都享有应该享有的基本卫生资源。根据这一原则,我国现有条件下应确保以下两点。一是加大政府调控力度,依据卫生服务需求和卫生资源利用状况,变革卫生支出投放方向,有效分配卫生资源;让大医院参与竞争,提高资源使用效率;对承担基层卫生服务的小医院给予适当补贴;卫生支出的投放应由城市和大医院转向农村和基层卫生组织,重点支持乡村两级卫生机构。二是调整卫生机构的结构,加强现有资源的综合利用,提高使用效率。

4. 前瞻原则 卫生资源分配和使用中的一些重大决策,必须考虑到卫生事业的长远发展和社会贡献。要正确处理眼前利益和长远利益、近期目标和长远目标的关系,防止和避免短期行为。如果片面强调近期目标与眼前利益,急功近利,忽视对基础医疗与高精尖设备的研制,肯定有害无益。

5. 整体原则 坚持有效、合理地利用卫生资源,使卫生资源的利用出现最高限度的效率增长,减少或杜绝资源浪费。一是正确处理社会效益、环境效益与经济效益的关系。特别注意纠正重经济效益、轻社会效益,忽视环境效益的倾向;加强对现有卫生资源的科学管理与利用,并充分发掘其潜在效益。二是要正确处理卫生经费与人力资源分配的关系。卫生人力资源是在卫生资源中起决定作用的因素,应充分调动积极性和创造性,以便使人力、财力与物力共同发挥其效力,提高卫生资源使用的整体效率。

6. 人道原则 人道主义是医疗卫生事业的基本精神。卫生资源配置中的人道精神主要体现如下:一是在生理、心理及社会三个方面从关怀患者的角度进行资源的配置;二是从关心全体社会成员的健康角度进行资源的配置。卫生资源的配置应不分地区、种族和人群,切实尊重并保障每个社会成员的健康权利。

▣ 本 章 小 结

卫生管理伦理	学 习 要 点
概念	卫生管理,医疗保险,基本医疗保险,卫生资源分配
伦理问题	卫生事业的公益性,医院管理的社会责任优先,卫生资源分配的公正性
伦理原则	卫生管理公益公正原则,医疗体制改革效率与公平原则,卫生资源分配的公正性原则

目标检测

一、选择题

A1 型题

1. 人人享有卫生保健不包含(　　)。

A. 同样的人给予同样的医疗照顾　　　　B. 合理差等分配医疗卫生资源

C. 不同的患者给予不同的医疗服务　　　D. 人人享有平均的医疗保健权

E. 公平公正的卫生资源分配

2. 我国医疗改革的总体目标是(　　)。

A. 建立覆盖城乡居民的基本医疗卫生制度

B. 建立科学的医疗卫生管理体制

C. 形成多元办医格局

D. 形成比较规范的药品供应保障体系

E. 构建合理的医疗保险体制

3. 卫生资源分配最基本的伦理原则是(　　)。

A. 公平原则　　B. 公益原则　　C. 可及原则　　D. 人道原则　　E. 均等原则

4. 我国医疗卫生事业的本质属性是(　　)。

A. 公正性　　　B. 合理性　　　C. 公益性　　　D. 科学性　　　E. 规范性

5. 宏观卫生资源分配要体现(　　)。

A. 社会效益　　B. 社会公正　　C. 社会目标　　D. 社会价值　　E. 社会需要

6. 我国卫生资源配置不合理表现在(　　)。

A. 卫生资源分布不均　　　　　　　　　B. 卫生经费总量增加

C. 卫生资源利用率较高　　　　　　　　D. 卫生目标过高

E. 卫生服务技术水平低

7. 医院管理的伦理意义不包括(　　)。

A. 提高医院管理质量　　　　　　　　　B. 协调医疗人际关系

C. 调动医务人员工作的积极性　　　　　D. 帮助医院推脱责任

E. 促进精神文明建设

8. 2020 年我国医疗改革要实现的目标是(　　)。

A. 人人享有基本医疗卫生服务　　　　　B. 提高人民健康水平

C. 健全药品供应保障体系　　　　　　　D. 建立重特大疾病防控机制

E. 整顿医疗秩序

9. 宏观卫生资源配置的主体是(　　)。

A. 医生　　　　B. 医院　　　　C. 政府　　　　D. 家属　　　　E. 人民

10. 建立覆盖城乡居民的基本医疗卫生制度,为群众提供的医疗卫生服务要满足下列特点,除(　　)外。

A. 安全　　　　B. 有效　　　　C. 准确　　　　D. 价廉　　　　E. 健全

A2 型题

1. 王某,45 岁,因肺炎住院 2 天,医药费花了 2 万多元。出院后拿到没用完的药品 100 多瓶,绝大多数药品连包装都没打开。记者在盖有医院公章的患者用药细目表上看到,用药品种密密麻麻地排列了 171 条,除少数几天外,几乎每天都有药品开出,最高一

天药费达 5600 元,这说明在不规范的卫生服务条件下,存在下列何种现象?(   )

A. 供小于求　　　　　　　B. 求非所需　　　　　　　C. 供方诱导需求

D. 潜在需求　　　　　　　E. 供求平衡

2. 某患者,男,35 岁,工人。三年前因电击心搏骤停,经抢救心脏复苏成功,但遗留肾功能不全,需进行血液透析维持生命。2 年透析费用是 7 万元,欠医院 5 万元。其所在单位面临破产,无力支付。患者仍需每周 2 次透析。医院通知患者家属,先交费后透析,开始家属尚能交费,后无力支付,当仍要求治疗。此情况下医院和医生该如何做?(   )

A. 不予透析　　　　　　　　　　B. 给予透析,不用交费

C. 给予透析,强制交费　　　　　　D. 劝患者放弃治疗

E. 给予透析,同时与家属商量妥善解决费用问题,如请社会帮助

二、简答题

1. 医学道德在医院管理中的作用是什么?

2. 我国当前的医疗保险体系的构成是什么?

3. 我国当前医疗体制改革应遵循哪些原则?

参 考 文 献

[1] 颜景霞.医学伦理学[M].南京:江苏科学技术出版社,2012.

[2] 李本富.医学伦理学[M].2 版.北京:北京大学医学出版社,2010.

[3] 宫福清.医学伦理学[M].北京:科学出版社,2013.

[4] 孙树菡,朱丽敏.社会保险学[M].2 版.北京:中国人民大学出版社,2012.

(肇庆医学高等专科学校　周宏菊)

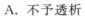

选择题答案

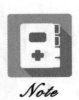

Note

第十一章　生育控制与辅助生殖技术伦理

　学习目标

掌握：生育控制的手段及伦理原则，我国计划生育政策的成效及存在的问题，开展现代辅助生殖技术的伦理价值及原则。

熟悉：避孕、人工流产引发的伦理问题，人工体内受精、人工体外授精、克隆技术带来的伦理问题。

了解：绝育引发的伦理问题，我国计划生育政策的历史发展，生育控制的意义。

案例引导

据媒体报道，广州一对事业有成的富商夫妇久婚不育，先前曾尝试多种现代医学技术手段均未成功。2010年借助试管婴儿技术幸运地培育出 8 个胚胎，求子心切的夫妇二人经商议后，最终决定将 8 个孩子全部生下，于是耗资近百万，找来两位代孕妈妈，再加上自身共 3 个子宫，采取"2＋3＋3"阵型孕育胎儿，于当年十月间先后诞下 4 男 4 女八胞胎，成为"中国首例八胞胎"。

孩子降生后，雇用 11 个保姆和 1 个专职司机照料八胞胎的生活起居，一时间之内引发了一场关于"一个和八个"的伦理与法律的社会大讨论，也引起相关部门的高度重视。2012 年 12 月，原广东省卫生监督所、广东省人口计生委经调查，认定富商代孕产 8 胎 5 个超生，并处以高额罚款。

分析思考：

本案富商夫妇的行为触及哪些伦理道德问题？人工辅助生殖技术有哪些伦理问题和基本规范？

随着社会的进步与医学科学的发展，避孕、人工流产、引产、绝育等控制人类自然生育过程的手段和辅助生殖的现代高科技助孕助育技术，在临床实践中得到广泛应用，由于这些手段和技术直接牵涉到人的生育、生殖、生存的权利，因此不可避免地出现伦理问题，引发了道德上的争议，如何处理生育科学所面临的伦理困境，是我们必须关注的重要课题。

Note

第一节　生育控制伦理

一、生育控制概述

（一）生育控制的含义

生育控制是指对人的生育权利进行限制，通过生物的、医学的、社会的、法律的手段和方法，有计划、有目的干预人类的自然生育过程，使人避免和终止妊娠的措施。

生育控制的对象包括正常人群和特定人群。针对正常人群，往往是国家为了控制人口数量而制定一种普遍适用的政策和法令，比如计划生育政策；针对特定人群，则是国家为了提高人口出生的质量，提高未来人口素质而确立的一种特定适用政策和规范，比如医学上患有严重遗传病和严重精神病患者不适宜生育的法律规定。

（二）生育控制的意义

第二次世界大战以后，全球人口进入高速发展的历史时期，联合国经济和社会事务部于 2017 年 6 月发布《世界人口展望（2017 年修订版）》报告，指出全球人口目前已达 75 亿左右，预测世界人口将在 2030 年达到 86 亿，2050 年达到 98 亿，2100 年达到 112 亿。而科学研究表明，地球上的有效生存空间与资源，最多只能承载 85 亿人。世界人口的迅速增长，由此引发的诸如粮食供应不足、教育经费短缺、医疗保健条件有限、住房紧张、交通拥挤、就业困难、环境恶化等一系列严重的社会性问题，已成为全球关注的焦点。

因此，进行生育控制是人类应对全球人口不断膨胀、资源日渐匮乏、生态环境日趋失衡三大类主要挑战过程中的总趋势和重要举措，通过缓解人口压力，不仅利于推动和促进各国的经济和社会发展，而且可以为整个人类社会的有效延续做贡献。

二、生育控制的手段及其伦理问题

目前，临床上实施生育控制的具体手段主要有避孕、人工流产和引产、绝育。

（一）避孕

1. 避孕的含义　避孕是通过一定的技术和方法，防止和阻止妇女怀孕的一种生育控制措施，属于生育控制的主要手段之一。目前广泛运用的避孕方法主要有自然控制避孕法和人为控制避孕法两大类：自然控制避孕法是指利用女性生殖系统的周期性变化的规律，避开易受孕的排卵期进行性生活而防止受孕的方法，这种方法需要靠夫妇双方自行把握，由于受各方面因素的影响，客观存在多数妇女排卵日期不规律，周期内男女双方的精子、卵子的寿命长短不一的情况，故避孕失败是可能的；人为控制避孕法是指使用避孕药物（如口服避孕药）和避孕器具（如避孕套、阴道环）防止受孕的方法，临床上实施方式有药物避孕和手术避孕两种，这种方法相对科学，但也有风险的存在。

2. 避孕的伦理问题　避孕作为生育控制的有效手段，许多国家和地区在控制人口数量，提高人口质量方面起了重要作用，至今被越来越多的人所接受，但由于它的应用会受到特定的社会的、经济的、文化的、心理的等多种因素的影响，自然也会引起伦理的争议。

（1）导致性行为与生育观念的分离，出现放弃生育、低生育率的现象。避孕的产生，使妇女从沉重的传统生育负担中解放出来成为可能，部分妇女特别是受过良好教育的妇女,为了自身事业的发展和无羁绊的生活而放弃生育孩子;有的则因为害怕在激烈的竞争中失去工作机会而放弃生育;还有的则是因为经济窘迫等原因,无力生育与抚养孩子,而选择放弃,社会上"丁克家族"的存在反映了这类现象的存在。社会学家不禁担忧,如果出现大量的这种放弃生育的现象,必然导致低生育率,使人类种族繁衍无法正常延续,对人类社会来说恐怕将面临灭顶之灾。

(2)导致性行为与婚姻生活的分离,出现性关系失控的社会问题。随着避孕手段在医学技术上的成熟,为部分人从婚姻生活的约束中走出来提供了可能,人们可以享受纯粹的性行为带来的快乐,而不必担心意外受孕,也不必担心生育的烦恼,从而产生"性自由""性解放""性散漫"等思潮,虽然这并非主要由避孕产生,但社会上出现非法同居、婚外恋的"性关系"混乱的现象是客观存在的。社会学家们也会担忧,如果这种现象持续下去,势必造成人类"性关系"失衡、混乱等难以掌控的诸多社会问题。

(二)人工流产和引产

1. 人工流产和引产的含义　人工流产和引产都与自然流产概念相对,都是指以人为的方法,通过药物或器械的方式,在母体内中断妊娠的一种生育控制措施。妇女在妊娠12周前,采用人工的方法将还没有发育完全的胚胎和胎盘从子宫中取出的做法称为早期人工流产,它适宜于各种原因不能继续妊娠者;妊娠12~24周间,用人工方法中断妊娠的称为中期引产,妊娠28周以后的称作晚期引产。

2. 人工流产和引产的伦理问题　人工流产和引产作为避孕失败或不合理计划外妊娠的补救措施,如果出于保护母体健康和生命的需要而中断妊娠,在现代社会是予以支持的,但是如果妇女妊娠是因为遭到强暴、婚外孕等其他非婚性行为引起,或是因为事业需要、家庭经济条件不允许原因选择不要孩子,以及避免缺陷新生儿等因素有意中断妊娠,再加上引产涉及的是已经在母腹中成型的胎儿,比一般人工流产给母亲造成的身体损害更大,所以自然会引起伦理道德,乃至法律上的争议。

人工流产和引产争议的焦点在于:胚胎是不是生命,胎儿有没有生命权利的问题。长期以来,占主导地位的传统伦理观(生命神圣论)认为胎儿也是一条生命,从受精卵形成开始就有了生命的内在价值,就应该享有生存的权利。如果不是基于合理合法的原因而中断妊娠,就是杀人,是不道德的。

马克思主义关于人的本质认为,人的本质属性在于其社会性,即作为人,不仅要有生物学生命作为基础,而且要有人格生命。胚胎在母体内发育成胎儿,没有独立地参加社会活动,不可能形成社会关系,不具备人格生命。因此,如果根据妇女的身体健康状况和意愿,以及社会利益,为节制生育而进行的人工流产和引产,是合乎道德的。

(三)绝育

1. 绝育的含义　绝育是指用手术等医学手段让有生育能力的男性或女性,永久丧失生育能力的生育控制措施,目的是阻断精子与卵子的结合,避免妊娠,控制生育。

绝育有手术与非手术两种形式,手术方式包括切断、结扎、电凝、环夹等,非手术方式指使用药物。我国普遍采用的方法是通过切断或结扎男性输精管和女性输卵管,使精子和卵子不能结合的方式。

从绝育实施的效果来看,目前在临床上绝育手术是一种安全、可靠的生育控制措施,值得提倡,但前提是目的必须要正当,于社会与个人都是有利的、合理的,要基于以下几种情况:第一,避孕的需要,我国计划生育政策背景下,控制人口数量,节制生育是公民的义务;第二,治疗的需要,妇女患有疾病,继续妊娠会带来致命危害,通过绝育保母体平

知识链接

Note

安;第三,优生需要,防止患有严重遗传疾病或智力低下者,将不良基因传给下一代。

2. 绝育的伦理问题　绝育毕竟涉及人为地消除人的生育能力的重大问题,在实践应用中必须要做认真的伦理思考。

（1）目的的正当性问题,这是最基本的。如以美国田纳西州为代表的针对犯罪和违反社会的行为进行绝育惩罚是许多国家反对或禁止的,确实存在剥夺人的生命权的嫌疑。

（2）程序的合理性问题,这是基本要求。对符合绝育条件的,要实行绝育必须遵循知情同意原则:一是受施对象一定是自愿,二是要经过医学的和法律的程序方可执行。

（3）对象的合法性、公正性与有利性问题,这是最复杂的,也是最关键的。我国法律明确规定,绝育不得用于未成年人,但是对于智力严重低下者是否允许生育,法律未做规定。科学表明,智力严重低下者行使生育权利,生育严重缺陷子女的比例很高,这势必会给他人和社会增加负担,而对他们实施绝育,又有可能侵犯了他们作为一个人的基本生殖或生育的权利、人格尊严权利,更没有体现社会公平正义的一面,是有违伦理道德的。

三、我国的生育控制政策

在我国,生育控制被称为计划生育。计划生育是我国的一项基本国策,我国宪法明确规定"国家推行计划生育,使人口的增长同经济和社会发展计划相适应""夫妻双方有实行计划生育的义务"。

（一）我国计划生育政策的历史由来与实践发展

1. 历史由来　计划生育政策的主要功能就是控制人口的数量,降低人口出生率,这一政策是对 1949 年后"人多力量大""人丁兴旺是国富民强的标志和保障"这一鼓励生育人口政策的调整,是党和政府针对不断变化的基本国情的顶层设计。

1953 年,国家进行第一次人口普查,结果发现全国总人口已达 6.1 亿,远远超出了预计值,一些由人口无计划增长带来的问题也开始突显。次年召开的全国人大第一次会议上,就有了控制人口增长过快的提案,政府也在实践中支持群众避孕节育。1960 年,政府提出在城市和人口稠密的农村进行节制生育,适当控制人口自然增长率,并且大力提倡晚婚。然而由于种种原因的影响,1962 开始国家还是出现了一波生育高峰,人口依然保持快速增长的态势。1971 年,国务院批转《关于做好计划生育工作的报告》,强调"要有计划生育",标志着我国计划生育政策已提升到了一个战略的高度。1972 年卫生部向国务院递交《计划生育工作调查报告》,明确提出城市的生育控制策略为"晚、稀、少":"晚"即结婚年龄晚,女性要在 23 岁以上,男性要在 25 岁以上;"稀"指生育间隔时间要长;"少"指一对夫妇最多生育两个孩子。1978 年,计划生育第一次以法律的形式载入宪法,宪法规定"国家提倡和推行计划生育"。1980 年,国务院向全国人民发出"一对夫妇只生育一个孩子"的号召,"争取在 20 世纪末把我国人口增长控制在 12 亿以内"。1981 年 3 月 6日,作为国务院常设机构的国家计划生育委员会设立。1982 年,针对第三次人口普查,全国总人口数已达 10.3 亿,基于人口基数大的事实,党的"十二大"把计划生育确立为我国的基本国策。

2. 实践发展　20 世纪 80 年代所确立的"单独一孩"计划生育政策,在实践中的推行也并非是一帆风顺的,受传统封建观念的影响,尤其是在农村地区很难实施,针对这种情况,中央批转国家计生委党组《关于计划生育工作情况的汇报》提出,对农村继续有控制地把口子开得稍大一些,按照规定的条件,经过批准,可以生二胎;坚决制止大口子,即严禁生育超计划的二胎和多胎，即"开小口、堵大口"，对我国计划生育政策做了微调。20世纪90年代后，我国的人口政策和生育水平都进入到完善、稳定和稳中有降的阶段，2001年《中华人民共和国人口与计划生育法》出台，实现了从"国策"到"国法"的转变，明确规定，国家稳定"一孩"计划生育政策，但符合法律、法规规定条件的，可以要求安排生育第二个子女，根据该法，各地制定"双独二孩"的配套法规，全国瞬即陆续推开。

进入21世纪后，我国人口形势发生了重大变化，劳动力持续问题、老龄化问题、人口结构性问题等开始显现。2013年，党的十八届三中全会审议通过的《中共中央关于全面深化改革若干重大问题的决定》提出，坚持计划生育的基本国策，启动实施"单独二孩"的政策，逐步调整完善生育政策，促进人口长期均衡发展。伴随着新形势的要求，2015年，党的十八届五中全会公报提出，促进人口均衡发展，坚持计划生育的基本国策，完善人口发展战略，全面实施"二孩"政策，积极开展应对人口老龄化行动。同年12月27日，第十二届全国人民代表大会常务委员会第十八次会议讨论通过《全国人民代表大会常务委员会关于修改〈中华人民共和国人口与计划生育法〉的决定》，2016年1月1日正式施行，标志着我国控制生育的"二孩"政策正式生效。

2016年1月11日国务院新闻办公室举行发布会，介绍实施全面两孩政策改革完善计划生育服务管理的有关情况：预计2030年前后总人口达到14.5亿左右的峰值，到21世纪中叶，中国人口总量仍将保持在13.8亿人左右，人口众多的基本国情不会根本改变，必须长期坚持计划生育的基本国策，保持适度的人口规模。

（二）我国计划生育政策的实施成效与问题

1. 实施成效　我国计划生育政策实施的40多年以来，人口快速增长的势头得到了遏制，在一定程度上避免了人口过度膨胀带来的多种问题，十几亿人民的生存权和发展权基本得以保障，并取得了多方面的积极效果。

知识链接

（1）人民生活水平不断提高，国家经济迅猛发展。随着人口增速的回落，人均的各类社会资源得到了更充分的配置，促使了国民素质的持续提升，丰富的劳动力资源，为我国经济社会的发展带来了宝贵的人口红利期，人力资源优势成为中国的竞争优势，更加速了国家经济的发展。据国家统计局数据，截止到2017年年末，我国大陆人口总数达到13.9亿，尽管依然占据世界人口数量第一位，是世界上人口总数最多的国家，但从中华人民共和国成立60多年来，中国人创造了一个又一个奇迹：以占世界1/10的耕地养活了占世界1/5的人口，以占世界1/4的劳动力打造出最大的"世界工厂"，中国目前已经是世界上经济增长最快的国家，从2010年开始我国经济总量一直保持在世界第二的位置，在中国共产党的领导下，中国人民真正实现了从站起来到富起来再到强起来的历史性转变。

（2）国民教育和健康水平不断攀升。实行计划生育，国家可以把积累下来的资金用于教育，使更多的人受到更多更好的教育和技术训练。据2017年统计年鉴，中国目前的文盲率仅为5.28%，大大低于发展中国家水平；又据《2016年全国教育事业发展统计公报》可知九年义务教育巩固率为93.4%，高中阶段毛入学率为87.5%，高等教育毛入学率达到42.7%，达到了提高全民族的人口质量的目的。

同时我国人民的总体健康状况也有极大改善，2016年全国人口变动情况抽样调查样本数据和世界卫生组织《2016世界卫生统计》报告显示：2016年中国人的平均寿命为76.1岁，其中男性74.6岁，女性77.6岁，高于全球人均寿命的71.4岁，达到中等发达国家水平；儿童死亡率降到4.9‰、婴幼儿死亡率也降低到7.5‰，孕产妇死亡率降至

Note

19.9/10万,均处于发展中国家先进水平。

（3）为发展中国家做出了表率,为国际社会提供了新思路。人口增速的放缓节约了自然与社会资源,减少了对环境的过度破坏。实施计划生育政策这些年来,我国少增加近4亿人口,让1999年10月12日的"世界60亿人口日"的到来推迟了4年,使2011年10月31日的"世界70亿人口日"推迟了5年,为世界的可持续发展做出了巨大贡献,这种控制人口增长、提高人口素质的社会可持续发展路线,也给其他发展中国家实施人口政策提供了宝贵的经验,来自联合国人口基金会的资料显示,全球发展中国家中主动采取计划生育措施的夫妇在2009年就已从原来的15%提高到了60%;同时我国长期执行计划生育与扶贫开发相结合的人口政策,过去数十年间累计有2亿多中国人直接或间接受惠于此,摆脱了贫困。这一成就,不仅是解决我国自身的发展问题,也为在全世界范围消除贫困开辟了一种可行的新思路。

在联合国提出的千年发展目标中,中国是发展中国家人类发展指数提高最快的国家。我国计划生育政策实施的40多年来,取得了举世瞩目的巨大成就,我国人类发展指数从改革开放初期的0.53上升到2017年的0.719,高于世界平均人类发展指数(0.702),是世界上进步最快的国家之一,我国计划生育政策越来越得到国际社会的广泛认同,树立了负责任人口大国的良好形象。

2. 存在问题　计划生育政策在我国实施过程中取得了明显的效果是值得肯定的。但是,计划生育政策也是一把"双刃剑",我们一方面在享受它带来进步的同时,也使我们面临诸多挑战,主要体现在以下几个方面:

（1）劳动力资源优势弱化。国际上一般把15～64岁列为劳动年龄人口,我国规定男性为16～60周岁,女性为16～55周岁,这部分人口被视为劳动年龄人口。

数量庞大的劳动力一直是我国人力资源的优势,我国劳动年龄人口在2011年的时候达到峰值9.25亿人,但有关数据和资料表明,从劳动力供给看,我国已经渡过劳动力供给的高峰期,当前正在悄然发生着不可逆的变化,受人口出生率长期下降等因素影响,未来劳动力供给总量趋于减少。国家统计局《2017年国民经济和社会发展统计公报》指出,我国法定退休年龄内的劳动年龄人口从2012年开始,首次出现绝对数量下降,2012年我国劳动年龄人口比2011年减少345万人,2013年的劳动年龄人口又比2012年减少244万,2014年、2015年、2016年、2017年分别较上一年减少371万、487万、349万、600万,六年连续减少总量已经达到2500万人。根据人口发展规律,未来较长时期我国劳动年龄人口还将继续下降,国家人社部预计到2020年将由2015年的10.3亿降至9.1亿人左右,较2012年下降2700万左右;到2030年以后将会出现大幅下降的过程,平均以每年760万人的速度减少,到2050年,预测劳动年龄人口会由2030年的8.3亿降到7亿左右。

劳动年龄人口的持续下降,意味着我国劳动力供给总量和就业需求规模将不断减少,也意味着将导致人工成本上升、行业薪酬增长,产业转移和技术替代劳动成为未来的趋势。近年来由珠三角向长三角蔓延的用工荒,我国经济转型升级中技能人才的缺口荒以及不少外资企业近年来撤离中国转向东南亚国家的现象,都说明与国内劳动年龄人口下降有直接的关系。

（2）人口老龄化的"银发危机"。人口老龄化是指总人口中因年轻人口数量减少、年长人口数量增加而导致的老年人口比例相应增长的动态趋势。国际上通常把60岁以上的人口占总人口比例达到10%,或65岁以上人口占总人口的比例达到7%作为国家或地区进入老龄化社会的标准。

据 2010 年第六次人口普查显示,我国 60 岁及以上老年人口为 1.78 亿,老龄化程度达到 13.26%,比 2000 年第五次人口普查上升 2.93%,其中 65 岁及以上人口占 8.87%,比 2000 年人口普查上升 1.91%;而从 2011 年起至 2017 年以来,2011 年我国老年人口总数 1.85 亿、2014 年上升到 2.12 亿、2016 年达到 2.3 亿、2017 年达到 2.41 亿,所占比重也从 2011 年的 13.73% 上升到 2014 年的 15.5%、再到 2016 年的 16.7%、2017 年则飙升至 17.3%,其中 65 周岁的人口数比例从 2011 年的 9.1%,到 2014 年的 10.1%,再到 2016 年的 10.8%,2017 年的 11.3%,这些数据显示均达到老龄化国际标准,且呈逐年攀升的态势。

根据联合国人口预测中心推算,中国人口老龄化速度将明显快于世界平均水平,中国老年人口将在 2020 年突破 2.55 亿,2025 年达到 3 亿,2035 年超越 4 亿,2050 年达到近 5 亿;中国人口学家最新研究预计,到 2050 年,中国 60 岁以上人口比重将超越总人口的 1/3,65 岁以上的老年人口将达到 3.6 亿,占总人口比例将超 1/4,进入超级老龄社会。单就 2050 年 65 岁老年人口数来讲,我国预计就有 3.6 亿,而整个西欧国家现有人口总和仅为 3.5 亿左右,我国那时还有 80 岁及以上老人可能超过 1 亿,可能超过现有高龄老人的 10 倍,比当今世界其他各国高龄老人的总和还多。

以上说明我国整个国家人口老龄化问题已客观存在,并日趋严重。虽然它是社会经济、医疗技术的发展必然结果,但还是使我国"人口问题"面临新的挑战和危机:我国的老龄化呈现出"未富先老"的特点,即养老保障制度尚未全面建立,老龄化就不期而至,无足够的财富积累来应对社会日益增长的需求。发达国家进入老龄社会时,人均 GDP 一般在 5000 美元以上,而我国刚超过 1000 美元。中国"白发族"今后将以每年 800 万人的速度增长,据 2016 年预测,我国老年赡养比将由目前的 2.8:1 达到 2050 年的 1.3:1。随着 2030 年前后中国人口达到峰值的 15 亿,中国不得不面对老年人口增长高峰的冲击,整个中国将感受到"老龄社会"的沉重压力,同时还会对我国经济增长方式、资源配置顺序、居民消费行为、储蓄存款消长、家庭代际关系等各个方面产生深远的影响。

(3)人口出生性别比失衡。尽管人口出生性别比失衡并不完全是由计划生育政策引起,但是计划生育政策压缩了人们的生育空间,加之在"养儿防老""重男轻女"传统观念的共同作用下,也在一定程度上引发了人们的选择性生育行为,从而间接地影响到出生性别比。

早在 1993 年,当人民日报首次报道了中国第三次人口普查 1981 年全国 29 个省、自治区、直辖市全年出生婴儿性别比为 108.47 之后,人口出生性别比的问题就引起了中国政府的高度重视。联合国明确认定出生人口性别比的通常值域为 102~107,其他值域则被视为异常。自 20 世纪 80 年代中期以来,我国每年持续出现全国范围的出生男婴数多于女婴数的情况,出生人口性别比长期处于异常值域内。1990 年第四次人口普查资料显示,1988—1990 年 0~2 岁的各个分年龄性别比分别为 111.75、111.59 和 110.11;1990 年第五次和 2010 年第六次人口普查人口出生性别比分别为 119.2、118.06,2004 年则创历史最高纪录达 121.18;2011—2016 年我国男性人口比重逐年下滑 0.01%,男多女少的问题虽逐年有所减缓,但出生人口性别比还是一直在 120 上下高位徘徊,2012 年还成为我国出生人口性别比重点治理年。

出生人口性别比过高,性别失衡问题将是影响中国人口结构均衡发展与社会和谐稳定的重大隐患,还可能造成一些社会问题:第一个最大的问题是"剩男危机"或"光棍危机",根据国家统计局数据显示,从 1980 年到 2014 年,中国一共出生了 6.75 亿人,这 34 年的平均性别比是 114.7,按性别比正常值推算,男性比女性多出了 3000 多万;第二个问

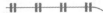

题是"婚姻挤压",可能造成性行为的错乱、婚外恋、家庭破坏,以及买卖婚姻、童婚交换、拐卖妇女现象的发生,造成现代社会伦理道德水准下降、家庭和社会不稳定,风险系数增大;第三个问题是人口社会经济结构的变化,比如劳动力结构、职业结构、文化结构的变化,相应产生的劳动年龄人口性别比升高,这都对生产、交换、分配、消费环节产生影响,并且同时造成巨大的职业挤压现象。

(4)家庭伦理结构观念转变。随着计划生育政策的实施,独生子女越来越多,长期继续发展下去,恐怕我们通常理解的兄、弟、姐、妹、姑、姨、舅等称谓,将随着时间的推移而消失;对于独生子女来说亲情概念也将在某种层面上一步步淡化,这意味注重血脉、注重传统的中国宗族观念将受到很大冲击。在经济发展的同时,人们的家庭观念和亲情观念也在一定程度上出现了淡化的现象。

家庭抵抗风险的能力也在持续减弱。由于多种原因造成的独生子女伤亡事件也在某种程度上加剧了家庭关系的紧张,类似的家庭变故现象时有发生,在失去情感纽带的基础上,家庭失去了精神寄托,也丧失了工作的热情和动力,这在精神层面是无法弥补的损失。

(5)独生子女教育问题困境。我国的计划生育政策提倡一对夫妻只生一个孩子,这样社会中的独生子女越来越多,长辈对孩子疼爱有加,以至于达到溺爱的程度,有些孩子在生活中是饭来张口、衣来伸手,甚至性格变得自私、孤僻。独特的家庭结构为独生子女提供了独特的生长环境,也产生了一些消极影响:独生子女心理压力大,容易以自我为中心,缺乏自理能力和同情心,这对孩子形成良好的生活态度和方式极为不利。家庭结构的迅速变迁对家庭的独生子女教育提出了挑战。

四、生育控制的伦理原则

严格控制人口增长,实行生育控制,是当代进步人类的共识,也是我国的基本政策。但作为实行生育控制技术服务的实践者,在具体的临床工作中应注意遵守相关的伦理规范和准则,才能更好地维护社会公众的生命健康及利益。

1. 尊重原则　尊重服务对象的人格和生育权利,是做好生育控制工作的基本要求,热情地接待每一位接受生育控制技术的受术者,特别是对那些由于婚外性行为而寻求帮助的受术者,医务人员不能对他们有歧视的态度,应像对待其他患者一样平等地对待他们。当服务对象的生育需求与社会利益相冲突的时候,医务人员切忌强制施行生育控制措施,而应该将提供技术服务和健康教育、政策法规宣传结合起来,帮助服务对象认识国家相关政策,使服务对象自觉将个人权利与社会国家的利益结合起来,自觉接受节制生育的技术方法。

2. 有利原则　医务人员应遵守国家相关法律法规,不参与违反国家政策规定和损害服务对象的各项活动。各项生育控制技术的实行应该有利于服务对象的身心健康,有利于促进家庭幸福和人民生活质量的提高,有利于促进社会的发展。那种为了个人私利进行非法人工流产、参与推销各种不合格避孕药品等损害国家与人民的行为应受到谴责和惩罚。

3. 知情同意原则　对于接受生育控制技术服务的人群,医务人员有义务告诉他们有关生育控制技术的方法、原则、程序、风险等基本医疗信息,任何控制生育的技术都必须在服务对象或其授权人签署书面知情同意书后才能进行。

4. 保密原则　生殖与性是生育控制技术实施过程中不可回避的敏感话题,因此医务人员在提供服务的时候,就要特别注意保护服务对象的隐私,让服务对象放心接受各项生育控制技术服务。

第二节　现代辅助生殖技术伦理

现代辅助生殖技术的诞生,不仅仅是生命医学领域技术上的变革,更是对人类自然生殖方式和传统伦理、道德和法律观念上的重大挑战。

一、现代辅助生殖技术概述

1. 现代辅助生殖技术的含义　人的自然生殖过程通常由两性性行为、输卵管受精、自然植入子宫、子宫内妊娠、分娩等步骤组成,而现代辅助生殖技术(英文缩写 ART)则是指替代人类自然生殖过程,运用现代生物医学技术和方法对配子、合子、胚胎或者生殖过程进行人工干预的一种生殖技术。它是以现代医学科学知识为基础,针对的是人体自然生殖系统的缺陷,为了改变、控制或改造自然生殖过程,最终使患者能够正常受孕并生育后代的,起辅助作用的生殖技术,虽然这种技术将性与生殖分离开来,但它是现代社会治疗不孕不育症的一种医疗手段。

2. 现代辅助生殖技术的类型　作为生命医学领域技术上的新变革,目前现代辅助生殖技术主要包括人工体内授精、人工体外授精和无性生殖三种形式。

(1) 人工体内授精。人工体内授精是生殖技术中运用较广泛的一种,指由医生用人工方法将丈夫的精液或他人的精液注入女性生殖道,促使卵子和精子在女性体内结合,以达到怀孕的目的的生殖技术,人工体内授精主要是解决男性不育症引起的生殖障碍问题。

人工体内授精按精液来源不同,可分为两种:一是使用丈夫的精液称为“夫精人工授精”,也称为“同源人工授精”(英文缩写 AIH),这种方法适用于丈夫严重的尿道下裂、勃起障碍、少精症、弱精症、逆向射精,或者由于生理、心理的原因而导致性功能障碍而不能进行正常性交者;二是使用供精者的精液称为“供精人工授精”,也称为“异源人工授精”(英文缩写 AID),适用于丈夫精液中无精子、丈夫患有染色体显性遗传病或者夫妻双方均为同一常染色体隐性杂合体、男性患常染色体显性遗传病等情况的患者,这里供精者指的是自愿捐精者,对于自愿捐献者一般需要匿名,对其相关的信息予以保密,当然也有使用某一特点捐精者精液的情况,这种叫“特源人工授精”,或者称为“非匿名人工授精”。

人类最早实施人工授精技术的医务人员来自 1799 年的英国,外科医生约翰·亨特用海绵的方法试验成功;1866 年美国纽约妇产科医院马里恩用其丈夫的精液试验成功;1890 年美国的杜莱姆逊则第一次将人工授精技术用于临床;1953 年美国阿肯色大学医学中心的谢尔曼等人利用冷冻人类精子方法进行冷冻精液人工授精获得成功,从而促使英、美一些发达国家纷纷建起人类冷冻精子库。据相关调查和报道,国外人工授精的成功率达 65%,目前世界上每年都有数以万计的妇女通过人工授精而受孕。

我国人工授精技术应用起步较晚,我国首例冷冻精液人工授精诞生的婴儿于 1983 年在湖南医科大学诞生,上海第二医学院于 1984 年也获得成功,1986 年青岛医学院建成我国第一座人类精子库。目前,我国的人工授精技术已较为广泛地应用于了临床,成功率最高也可达到 50%。

(2) 人工体外授精。人工体外授精是用人工方法,从女性体内取出卵子,在器皿内培养后,加入经技术处理的精液,让卵子受精,待其发育成早期胚胎后,从体外移植到子宫内妊娠,发育成胎儿直至分娩的技术,也叫体外授精-胚胎移植技术。由于授精是在实验室的试管中进行的,国际上把通过这种方式出生的婴儿通常称为"试管婴儿"。

因为精子和卵子的供体不同,体外授精可分为以下几种情况:第一种是采用夫妻的精子和卵子在体外授精;第二种是采用妻子的卵子和第三人提供的精子在体外授精;第三种是采用丈夫的精子和第三人提供的卵子在体外授精;第四种是采用第三人提供的精子和第三人提供的卵子在体外授精。

人工体外授精技术主要解决女性的不孕问题,也可以用于解决男性因精子缺乏所致的不育问题,也就是说这一技术对于妇女因为输卵管功能障碍、子宫内膜异位症以及原因不明的男女不孕症,都是一种很好的治疗方法,在临床上已经推广开来,它也在医学发展史上经历了三代历程。

第一代:主要解决夫妻双方中女方因为输卵管阻塞而产生的不孕症,也可以用于解决妇女无卵、排卵功能异常、宫颈黏膜不利于精子通过以及其他不明原因的不孕症。1978年英国专家爱德华和妇科医生斯特普托伊合作,治疗了一名输卵管严重损伤而阻塞、结婚九年无生育的不孕症患者,由此诞生了世界上第一例试管婴儿。

第二代:主要解决夫妻双方中因男方少精或弱精而产生的不孕症问题。1992年比利时 Palermo 医生及刘家恩博士等,使用卵细胞浆内单精子穿刺后体外培养,再进行胚胎移植。具体方法是在显微镜下直接将单个精子注入卵细胞浆内完成受精过程,以提高试管婴儿的成功率。

第三代:主要解决优生优育问题。随着分子生物学的发展,近些年在人工助孕育显微镜操作的基础上,胚胎着床前遗传病的诊断开始发展并用于临床,使广大不孕不育保证了优生优育。

1988年3月,我国首例"试管婴儿"在北京医科大学附属第三医院诞生。目前我国各省都建立了生殖中心,国家卫生行政部门已经实施了相关的评审,大多能开展试管婴儿技术,并且被准许设立"人类精子库",我国科学家们又提出了第四代"试管婴儿"的新想法。

(3)无性生殖。无性生殖是与有性生殖相对的一个概念,指生物体并不是通过性细胞授精,而是通过无性繁殖产生与自己相同遗传性状的后代的过程,科学家们通常把这种生殖方式称为"克隆",也可简称"复制"或"转殖"。其特征主要有:一是亲子代遗传物质完全相同,即具有相同的基因型;二是克隆可产生大量具有相同基因型的个体,即可形成个体群或细胞群;三是其所传的后代为无性系。它属于遗传工程的细胞核移植生殖技术,方法是运用现代医学细胞融接技术把单一供体细胞核移植到去核的卵子中,从而创造出与供体细胞遗传上完全相同动物机体的生殖方式。

从1938年德国科学家首次提出克隆设想,到1952年人类在进行多次试验之后,由科学家布里格斯(Briggs)和金(King)用两栖动物进行细胞核移植首次获得成功,这项技术至今的发展经历了三个历史时期:第一个是微生物克隆,即由一个细菌很快复制出成千上万个和它一模一样的细菌而变成一个细菌群;第二个是生物分子克隆,如遗传基因——DNA 克隆,即把某个生物基因拼接到另一质粒分子上,经克隆得到重组 DNA 分子的无性系;第三个就是动物克隆,通过细胞核转移到另一个动物的细胞中,克隆出新的动物个体。1997年2月英国《自然》杂志报道宣布了一项震惊世界的研究成果:克隆羊"多莉"诞生,这意味着人类可以用体细胞核移植技术,以无性的方式,克隆哺乳类高等动物,成为科学发展史上的又一大奇迹。此后,"克隆鼠""克隆牛""克隆猪"等克隆动物相

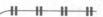

继出现,2000年我国西北农林科技大学也利用成年山羊体细胞克隆出两只"克隆羊",2001年全国首例成体细胞"克隆牛"在山东莱阳农学院动物胚胎工程中心诞生,2002年我国第一头土生土长的克隆牛在山东曹县中大动物胚胎工程中心诞生。

知识拓展

克隆羊"多莉"的诞生

　　克隆羊"多莉"(Dolly),1996年7月5日诞生,1997年公开亮相,是苏格兰伊恩·威尔穆特(Wilmut)科研团队采用细胞核移植技术,将一只成年绵羊身上提取的体细胞,注入另一只绵羊已经被抽去了细胞核的卵细胞之中,再将最终新合成的卵细胞植入第三只绵羊的子宫内发育形成的世界第一只克隆成功的雌性哺乳动物,它完全秉承了给予它细胞核的那只母羊的遗传基因。它的诞生,证明了一个哺乳动物的特异性分化的细胞也可以发展成一个完整的生物体的事实,1997年被评为世界十大科技突破之首。

　　2003年2月,不到7岁的"多莉"因肺部感染患严重的进行性肺病,被科研人员实施"安乐死",其尸体被制成标本,存放在苏格兰国家博物馆。

　　从技术上看,人们可以克隆各种动物,也意味着可以克隆人。"克隆人"实质上指的就是生殖性克隆,尽管全球至今尚无"克隆人"的准确报道,但克隆人绝不会是简单的技术问题,而是关系到人类的利益、价值、尊严等重大的问题。所以对于目前与人相关的生殖性克隆,世界上绝大部分国家都持反对的态度,只有治疗性克隆才得到了部分国家一定限度的允许,我国是坚决反对"克隆人"的,卫生部(现更名为中华人民共和国国家卫生健康委员会)明确指出"医务人员不得实施生殖性克隆"。

　　所以,对无性生殖的研究运用应控制在动、植物的育种方面,不能随便用于人类。

二、现代辅助生殖技术的伦理问题

(一) 伦理价值

　　现代各种辅助生殖技术的研发和临床应用,不仅推动了医学领域生殖医学科学技术的深入发展,而且解决了人类繁衍过程中的不少社会问题,其伦理意义主要体现如下。

　　(1) 治疗不孕不育病症,促进人类生殖健康。人工体内授精主要解决男性的不育问题,而体外授精则主要解决女性的不孕问题,帮助他们重新拥有生殖、生育的能力;同时通过试管婴儿技术、胚胎筛选技术来预防遗传病,将没有遗传病基因的胚胎移植到母亲的子宫里,对于有严重遗传病的夫妇,使用他人的生殖细胞进行辅助移植,可以预防后代发生遗传病,实现优生优育。

　　(2) 提供生殖生育保险,保障个体家庭幸福。随着冷冻技术的发展,使辅助生殖技术提供"生育生殖保险"成为可能,人们可以把生殖细胞或受精卵、胚胎进行长期冷冻,等到条件合适就可以取用以繁育后代,这样就可以解决我国大陆计划生育中一部分"失独"家庭的伦理难题,使他们在输精管或输卵管接通无望或年老不能再生育时,重新获得孩子和幸福,解除后顾之忧。

　　(3) 解决生物育种难题,带来人类健康福利。克隆技术可以用于培育优良的动、植物品种,比如人们能将粳稻细胞和籼稻细胞融合杂交出优良品种,利用胚胎切割技术可以把一个家畜的胚胎进行切割孕育,所以一旦某种濒危动、植物面临危险,就可以通过克隆

Note

技术来挽救或再生;用于医疗领域的治疗性克隆,能将人的体细胞克隆出胚胎(不能将胚胎植入人的子宫),获得具有分化功能的干细胞,利用这些干细胞制造出人的皮肤、神经、肌肉,甚至乳房、耳朵、肝脏、心脏等器官供临床使用,这对于移植组织或器官的患者将是极大的福音,还有可能很好地解决器官移植供体远远不足和免疫排异反应的难题。

（二）伦理问题

现代辅助生殖技术在带给人类生殖生育福音的同时,也不能忽略其中所隐含的问题。

1. 商品化问题　辅助生殖技术,尤其是冷冻技术的出现,使精子、卵子和胚胎与自然父母和自然生育过程相分离而成为独立的实体。随着越来越多的精子库、卵子库的建立,精子、卵细胞及胚胎面对捐献者不多、库存短缺的普遍矛盾现象,会因为"供需关系"的存在而出现商品化的倾向,当下人工体内授精与人工体外授精所需的精子、卵细胞甚至胚胎从隐姓埋名的"捐精捐卵"演变成网络上的"卖精卖卵"。

关于精子、卵子商品化问题,伦理学上对其通常有激烈的争论。赞同者认为:①精子、卵子和血液一样具有再生性,适量采集对人体没有损害,精子完全可以和血液一样商品化。②精子、卵子的商品化也是解决当前人类辅助生殖技术精子不足现状的有效措施。反对者则认为:①提供精子、卵子满足不孕夫妇的生育愿望,这蕴含着深刻的人道主义精神,"以精换金"的行为无疑与这种精神相背离。②精子、卵子的商品化可能会促使某些供精者隐瞒自身疾病,而精子库、卵子库等中介机构由于一味地"逐利"忽视精子质量,从而影响后代的身体素质。

目前精子、卵子和胚胎的买卖已在现实生活中存在,美国、墨西哥等国精子出售的情况成为常规,我国也有建议将精子、卵子实行商品化,但我们始终认为,商品化带来的问题会大大抵消其可能带来的好处,所以世界上大多数国家也跟我国一样采取的是坚决抵制的态度。

2. 家庭伦理关系复杂化问题　借助辅助生殖技术生育的孩子,一个孩子最多可以有五个父母:生物遗传学父亲(精子提供者)、生物遗传学母亲(提供遗传物质的母亲)、社会学父亲(养育孩子的)、生育母亲(提供子宫妊娠的)和社会学母亲(养育孩子的),这就使人类原有的自然血缘及在这基础上建立起来的亲缘关系遭到了破坏,以此为基础建构起来的家庭和社会伦理与法律关系遭到了威胁,这种混乱可能引发一系列社会问题,比如多个父母并存的情况下,谁才是孩子的亲生父母呢?哪种父母对这个孩子具有道德和法律上的义务和权利?尤其是在异源性人工辅助生殖中,孩子的父母到底有多少位?精子和卵子供体的子女有多少?孩子长大之后他们之间可能出现血亲通婚的隐患应该如何面对?我国传统观念认为"血浓于水",血缘关系是其他任何关系无法取代的,强调只有那些与父母有直系血缘关系的孩子才拥有法律上承认的继承权。还有一种观点则认为血缘与遗传关系隶属于养育关系。因此,世界上的大多数国家,包括我国在内的立法都肯定养育父母是法律和道德上的合法父母,养育比遗传重要,同时还确认通过辅助生殖技术孕育的孩子和婚生子女享有同等的地位。

另外,虽然辅助生殖技术主要用于不孕、不育患者,但是如果出现未婚单身男女、同性恋或者婚外恋男女希望通过该技术生育,应该如何理解和评价他们的要求及对孩子成长的影响,恐怕还是一个棘手的问题,它会涉及社会婚姻、家庭道德观的转变及其发展。目前许多国家都有主张禁止或限制单身男性或女性的辅助生殖请求,我国早在 2003 年颁布的《人类辅助生殖技术规范》中就明确禁止对独身女性实施辅助生殖技术。

Note

3. 代孕母亲问题　无论是人工体内授精还是人工体外授精都有代理母亲的形式,主要解决女性因某种疾病而不能孕育胚胎的问题。所谓代孕母亲,就是指专门替别人怀孕并生育的妇女,这些妇女用自己的卵子接受人工授精或接受其他人体外受精卵植入自己的子宫而代人妊娠,分娩后将孩子交给提供精液或受精卵一方的夫妇抚养,她既可以是孩子的遗传母亲,也可以仅仅是孩子的孕育母亲,与孩子没有任何的遗传关系。

代孕母亲自 20 世纪 70 年代出现以来,目前在世界各地都比较常见,美国专门建立起了代孕母亲中心,组织了代孕母亲协会,成了合法的解决不孕症的一种临床选择。但是代孕母亲在伦理上还是存在争议的。如果是自愿且以助人为动机的代孕,是符合伦理要求的。但是,如果将代孕推向商业化的境地,妇女的子宫就变成了为赚取钱财制造婴儿的机器,其性质相当于贩卖婴儿,是对妇女尊严的侵犯,导致富人雇佣穷人为代孕母亲的社会不公正现象;同时代孕母亲还可能发生人伦关系的混乱,如果一旦出现"十月怀胎"的代孕母亲与被代孕者是母女关系或姐妹关系,出生后的孩子亲属关系就会发生混乱,甚至引发与婚姻相关的道德与法律问题。所以,一般来说世界上绝大多数国家都是禁止代孕的,尤其严厉禁止商业性的代孕,我国也是严格禁止代孕的。

4. 精子库的功过问题　自 1975 年世界上第一座精子库诞生,精子库在美国、英国、法国、丹麦、印度等国家发展迅速,我国至 2012 年卫生部批准运行或试运行的精子库有 17 家。建立精子库,对于解决不育症、优化人口素质、提供生殖保险和促进医学科学的发展是必要的,但是精子库的发展和普及,也自然带来一些伦理争议。其一,精子商品化引发管理难题。如果精子被商品化,精子的价格如何确定?是否出现精子市场"假冒伪劣"行为?一旦出现如何处置?精子可以出售,那么心脏、肾脏等有些器官是否也可以出售成为商品?其二,名人精子库冲击生命尊严问题。国际第一家"名人精子库"的建立来自 20 世纪 80 年代美国人的倡导,1999 年中国成都出现第一家"名人精子库",2000 年湖北省人民医院生殖中心成立"博士精子库",这种精子库建立的初衷是优生,但指导思想是名人智商高,其精子用于辅助生殖的孩子必定聪明,容易引起人们对于人应不应该"改良品种"、人的基因有无优劣之分的问题的思考。

为了后代的健康,为了人类的遗传质量,应建立完善的法律制度采取相应的措施。2001 年卫生部下发了《人类精子库管理办法》,用法律的形式对精子库采取限制的措施进行了多方面的规定。

5. 克隆人的问题　克隆技术的道德问题主要就是克隆人引起的,因为如果进行克隆人的实验,必将引起一系列伦理争论,各国目前都明令禁止克隆人的研究。

(1)违反了生物进化的自然规律。优胜劣汰是生物进化的自然规律,克隆过程中会产生大量的染色体畸变和 DNA 突变,即产生大量的先天残疾的个体,而如果出现对这些个体的单纯复制就显然违反了这种自然法则,可能导致人种的退化。

(2)造成人伦关系的解体。克隆人,意味着人类不再需要求助于异性就可以产生后代,两性之间不再存在子代血缘关系,冲击人类社会由血缘纽带关系建立起来的基本结构形式。

(3)冲击社会价值和标准体系。如果人类仅仅允许部分人克隆自己或为了自己的目的克隆人,那么谁来决定哪些人有克隆资格?克隆人的标准又应该如何拟定?

(4)克隆人技术的不安全性。目前,克隆人技术的安全性完全没有保障,还有未解决的一些难题。克隆人的生命质量无法得到保证,这样的克隆人一生是痛苦的。

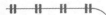
三、现代辅助生殖技术的伦理原则

根据我国国家卫生和计划生育委员会(现更名为中华人民共和国国家卫生健康委员会)颁布实施的《人类辅助生殖技术管理办法》《人类精子库管理办法》《人类辅助生殖技术和人类精子库伦理原则》等系列相关技术规范,医务人员在现代辅助生殖技术的研究和临床运用中,要严格遵循以下伦理准则。

1. 有利于患者原则 实施该项技术时,医务人员要站在患者的角度思考,做到综合考虑患者病理、生理、心理及社会因素,医务人员有义务告诉患者目前可供选择的治疗手段、利弊及其可能需要承担的风险,在患者充分知情的情况下,提出有医学指征的选择和最有利于患者的治疗方案;同时严格对供精者进行筛查,精液必须是经过检疫后才可使用,以避免或减少出生缺陷,防止性传播疾病的发生及蔓延;严禁用商业广告的形式募集供精者,建立完善的供精者相关信息资料,尊重患者的自主选择权。

2. 知情同意原则 人类辅助生殖技术必须在夫妇双方自愿同意并签署书面知情同意书后方可实施;接受人类辅助生殖技术的夫妇在任何时候都有权不受阻碍地提出中止该技术的实施;医务人员必须告知接受人类辅助生殖技术的夫妇及其已出生的孩子随访进行健康检查的必要性;医务人员有义务告知捐赠精子、卵子、胚胎者,捐赠是自愿和无偿的,以及不能追问受者与出生后代的信息等情况,在捐赠者自由同意后,签署知情同意书。

不育夫妇对实施人类辅助生殖技术过程中获得的配子、胚胎拥有其处理权,医务人员要对此有详细的记录,并获得夫妇单方或双方的书面知情同意;患者的配子和胚胎在未征得其知情同意的情况下,不得进行任何处理,更不得进行买卖。

3. 保护后代原则

(1)为保证生殖技术的质量,要选择身体健康、身高和仪表符合要求、心理和道德及文化素质符合相应条件的供体。供精者必须是年龄在 22～45 岁之间的健康男性,同时接受者要严格进行体格检查,医务人员要严格遵守操作规范,确保安全有效。

(2)告知供精者和受者相关法律规定。供精者只能在一个人类精子库供精,一个供精者的精液最多只能提供 5 名妇女受孕,以此保证人类辅助移植技术健康发展;遵照我国抚养-教育的原则,利用捐赠的精子、卵子和胚胎出生的子代,其受者父母作为法定的父母,承担孩子的抚养和教育。通过辅助生殖技术出生的子代享有同自然出生的孩子同样的权利和义务,如有继承权和赡养父母的义务;如果父母离婚,在裁定对孩子的监护权时,不受影响;根据我国的文化背景,通过供精、供卵、供胚胎出生的子代不允许查阅供者的有关信息;医务人员在实施辅助生殖技术的过程中,如发现有违受者或后代利益的现象,如不孕症的女方患有明显的精神病等,应该给不孕症夫妇说明利害而终止辅助生殖过程。

4. 社会公益原则 本着维护社会公益的思想,医务人员必须严格贯彻国家人口和计划生育法律法规,不得对不符合国家人口和计划生育法规和条例规定的夫妇和单身妇女实施人类辅助生殖技术,不得实施近亲间人工授精和体外授精与胚胎移植,不得实施非医学需要的性别选择;医务人员不得实施生殖性克隆技术,不得将异种配子和胚胎用于人类辅助生殖技术;医务人员不得进行各种违反伦理、道德原则的配子和胚胎实验研究及临床工作。

5. 互盲和保密原则 凡使用供精设施的人类辅助生殖技术,供精者和受者夫妇、出生的子代均应保持互盲,供精者与实施人类辅助生殖技术的医务人员应保持互盲;机构和医务人员对使用人类辅助生殖技术的所有参与者（如卵子捐赠者和受者）有关信息保密，如姓名、住址等实行匿名和保密的义务。

6. 严防商业化原则　医疗机构和医务人员对要求实施人类辅助生殖技术的夫妇，要严格掌握其适应证，不能受经济利益驱动而滥用人类辅助生殖技术；供精、供卵只能是以捐赠助人为目的，禁止买卖，但是可以给予捐赠者必要的误工、营养及必要的医疗补助费；禁止医疗机构和医务人员以商业化为目的的各种形式的夸大辅助生殖医学成功率（如临床妊娠率、出生率）的宣传活动；不能在人类精子库前面冠以"名人"等招揽供精者和受者；对实施辅助生殖术后剩余的胚胎与实施精子保险者，由胚胎与精子所有者决定如何处理，但鼓励捐赠而用于其他不孕夫妇或科学研究，禁止用发育 14 天以后的胚胎进行科学研究；人类辅助生殖机构和精子库对受者收费也要合理。

知识链接

📖 本 章 小 结

生育控制与辅助 生殖技术伦理	学 习 要 点
概念	生育控制，人工授精，体外授精，无性生殖
伦理问题	避孕的伦理问题，人工流产和引产的伦理问题，绝育的伦理问题，辅助生殖技术的伦理价值，辅助生殖技术的伦理问题
伦理原则	有利于患者原则，知情同意原则，保护后代原则，社会公益原则，互育和保密原则，严防商业化原则

🏥 目 标 检 测

一、选择题

A1 型题

1. 目前广泛应用的人类生育控制技术不包括（　　）。

A. 避孕　　　　　　　　　B. 人工流产　　　　　　　　C. 绝育

D. 产前优生诊断　　　　　E. 克隆

2. 当妊娠危及胎儿母亲的生命时，可允许人工流产或引产，这符合（　　）。

A. 行善原则　　　　　　　B. 公正原则　　　　　　　　C. 不伤害原则

D. 尊重原则　　　　　　　E. 自主原则

3. 在我国实施辅助生殖技术，违背伦理原则的是（　　）。

A. 使用捐赠的精子　　　　　　　　B. 实施亲属代孕

C. 使用卵泡浆内单精注射　　　　　D. 使用捐赠的卵子

E. 使用捐赠的胚胎

4. 有关生殖权利说法错误的是（　　）。

A. 人权的一个基本组成部分

B. 人的自然权利

C. 人类生存和延续不可缺少的

D. 在保护生殖权利与调节人口之间存在矛盾

Note

E. 有悖于我国的计划生育政策

5. 人类辅助生殖技术带来的伦理问题应排除（　　　）。

A. 谁应该是孩子的父母

B. 代孕技术可否允许使用

C. 精子、卵子、胚胎可否商品化

D. 有严重遗传病的新生儿可否实施安乐死

E. 非婚单身女性可否使用相应技术生育孩子

6. 世界上第一例试管婴儿诞生于 1978 年的（　　　）。

A. 美国　　　　B. 英国　　　　C. 中国　　　　D. 法国　　　　E. 德国

7. 我国相关法律法规规定，一名供精者的精子最多只能提供给（　　　）。

A. 8 名妇女受孕　　　　　　B. 6 名妇女受孕　　　　　　C. 15 名妇女受孕

D. 5 名妇女受孕　　　　　　E. 10 名妇女受孕

8. 关于辅助生殖技术，下列各项中不符合道德的是（　　　）。

A. 只要受术者本人知情同意即可

B. 所生子女与婚生子女权利平等

C. 医疗机构和医务人员对供精者和受者的有关信息保密

D. 应该限制供精者和供卵者的捐献次数

E. 医务人员不得对单身妇女实施辅助生殖技术

9. 目前，我国禁止的生殖技术是（　　　）。

A. 人工授精　　　　　　B. 同源人工授精　　　　　　C. 体外授精

D. 无性生殖　　　　　　E. 异源人工授精

10. 施行人类辅助生殖技术的目的是（　　　）。

A. 获取利益　　　　　　　　　　　　B. 演进性优生

C. 有利于未婚男女生儿育女　　　　　　D. 治疗、补偿已婚夫妇的生育功能

E. 控制人口数量

A2 型题

1. 一对夫妇结婚 3 年未育，经查，丈夫患有无精症，在没有签订任何协议的情况下，两人于某大学医学院附属医院接受了异源人工授精，术后育一子。孩子 3 岁时，全家回丈夫老家探亲，丈夫家人发现孩子与其父亲长得不像，遂到张某曾经就诊的医院调查，从医生处得知事情，家人大为恼火，认为此举破坏了自己的血脉，在家人的干预下，夫妻最终反目离婚。从伦理学的角度，下列分析不合理的是（　　　）。

A. 医生通过人工授精的手术治疗、补偿丈夫的生育功能，是道德的

B. 医院应该让夫妇签订协议

C. 家人去医院调查，医师如实告知家人，是道德的

D. 通过人工授精所生子女，应该视为婚生子女

E. 丈夫的家人认为人工授精使自己家的血脉破坏了，是错误的观念

2. 某医疗辅助生殖医疗机构在没有通知当事人的情况下，将其冷冻保存的精子为一患者提供人工授精服务，该机构违背了哪项伦理原则？（　　　）

A. 有利于患者原则　　　　　B. 知情同意原则　　　　　C. 保护后代原则

D. 社会公益原则　　　　　　E. 保密原则

选择题答案

Note

二、简答题

1. 简述我国计划生育政策历史演变及存在的问题。

2. 开展现代辅助生殖技术的伦理价值及伦理问题分别是什么？

3. 开展辅助生殖技术应当遵循哪些伦理原则？

参 考 文 献

[1] 孙慕义.医学伦理学[M].3 版.北京:高等教育出版社,2015.

[2] 李勇,田芳.医学伦理学[M].3 版.北京:科学出版社,2017.

[3] 宫福清.医学伦理学[M].北京:科学出版社,2013.

[4] 张金钟,王晓燕.医学伦理学[M].3 版.北京:北京大学医学出版社,2017.

[5] 高树中,杨继国,贾国燕.医学伦理学[M].北京:科学出版社,2018.

[6] 郭楠,刘艳英.医学伦理学案例教程[M].北京:人民军医出版社，2013.

（肇庆医学高等专科学校　周宏菊　王华山）

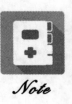

第十二章 生命医学发展中的伦理

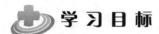

学习目标

掌握：器官移植应遵循的伦理原则，基因诊断及治疗伦理原则，人体干细胞研究的伦理规范。

熟悉：器官的来源和器官的分配中的伦理问题，基因诊断和基因治疗中的伦理问题，人类胚胎干细胞研究中的伦理问题。

了解：器官移植的概念，器官移植的发展，器官移植的国际准则，基因诊断和基因治疗的含义和分类，干细胞分类。

案例引导

某女，29岁，其丈夫，29岁。夫妇性生活正常，未避孕不育三年。女方左侧卵巢囊肿切除术后，子宫输卵管造影显示双侧输卵管通而不畅；男方弱精子症，要求助孕治疗。2012年3月4日穿刺取卵总数13枚，受精胚胎8个。因孕酮值高，未行新鲜移植，全胚胎冷冻，择期移植。等待移植期间男方因车祸意外身亡。

女方本人及男方父母多次要求继续移植，遭到院方拒绝后，引起不满。他们认为：我们花了那么多钱，医院不继续治疗，造成我们人财两空，情理何在？胚胎是我们的，所有手续都健全，来看病时我们不是单身，不能按单身对待，不移植没理由，不同意销毁胚胎，强烈要求胚胎移植。

院方针对此问题，电话咨询了辅助生殖技术评审专家组的三位专家意见，均答复：这种情况属单身妇女，应告知其国家的相关规定，不能移植。

分析思考：

能否继续进行胚胎移植？如不移植，胚胎如何处理？

第一节 器官移植伦理

器官移植是20世纪人类医学发展最伟大的成就之一，移植技术飞速发展，已经达到

Note

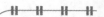

了国际先进水平,手术治疗广泛,成功地改变了许多患者的生存质量、挽救了许多生命垂危的患者,造福了人类。但是这一技术自从诞生之日起,就引来了不同的伦理、社会及法律等问题的争议。

一、器官移植中的伦理问题

(一) 器官移植概述

1. 器官移植　器官移植是指摘除某一个体具有活力的细胞、组织、器官,用手术或其他方法移植到同一个体(自体)或一个(异体)的相同或不同部位,从而替代已丧失功能的组织或器官,以达到治疗的目的的现代医疗技术。提供器官的一方为器官移植的供体,接受器官的一方为器官移植的受体。广义的器官移植包括细胞移植和组织移植。器官移植是治疗某些疾病的一种有效的方法,如尿毒症、白血病、肝癌等。器官移植的分类:器官移植可分为生物器官移植和人工器官移植。

2. 器官移植的历史与发展　器官移植作为人类医学史上的一项重大的发明,其思想萌芽早在远古时代就已经出现,皮肤移植在古代就有了成功的记载。我国公元前 5 世纪,就有神医扁鹊为两人互换心脏以治病的记载。在 1824 年,赖辛格设计出眼角膜移植术式,并成功地给鸡、兔实施了异种角膜移植。随着 18、19 世纪近代实验科学的产生,器官移植技术取得了突飞猛进的发展。1902 年卡雷尔首次报告了"三线缝合法",即将欲缝合的两条血管的末端反褶,用特制的极细的针和丝线缝合,使血管内壁光滑,血流不受影响,极大地提高了血管缝合的成功率。20 世纪 70 年代,美国医学家托马斯(E. D. Thomas)完成了多例白血病患者的骨髓移植,并采用放射疗法和化学疗法有效地克服了患者移植手术后出现的异体排斥反应,为器官和组织细胞移植的成功奠定了基础。我国器官移植开始于 20 世纪 60 年代,到目前为止我国已开展涉及 28 种以上的人体器官移植。有些已经达到了世界先进水平。

(二) 器官来源的伦理问题

器官的主要来源主要有活体器官、尸体器官、胎儿器官、异种器官和人造器官等。除人造器官以外,其他器官主要是有自愿捐献、推定同意和器官买卖等方式。

1. 器官捐献　器官捐献的来源主要包括两个方面,一是活体器官捐献,二是尸体器官捐献。

(1) 活体器官捐献。活体器官捐献便于贯彻自愿原则和知情同意原则,活体捐献曾经被认为是最没有道德争议的器官来源。活体器官捐献主要是在患者与患者亲属之间进行。当一个患者因疾病或其他原因导致某一重要脏器或器官功能衰竭,或因经济原因,或因找不到合适的移植用器官,患者生命危在旦夕。此时,可考虑在患者亲属中挑选最合适的、自愿捐献器官的供体。当然,也可考虑在非亲属社会成员中寻找自愿捐献者,但必须确认捐献者没有诸如经济、政治或其他因素的干扰。

(2) 尸体器官捐献。与活体器官捐献相比较,尸体器官捐献不存在对供体的生命与健康构成威胁,易于被人接受,从伦理角度来说,应该成为移植器官的主要来源。尸体器官捐献知情同意的履行,通常有两种形式,即自愿捐献和推定同意。目前世界范围内器官移植采用最多的是尸体器官,使用这一类器官本身的伦理学争议不大,关键是获取这一类器官的方式存在各种问题。

尸体器官捐献主要有两种操作方式:一是自愿捐献,自愿捐献是指死者生前以某种为法律或公众认可的方式表达了死后捐献器官的意愿,或者死后由亲属表达了代其捐献器官的意愿。二是推定同意,是指由政府授权给医生,允许他们从尸体上收集所需要的组织和器官。推定同意有两种形式:一种是国家给予医生以全权来摘取尸体上有用的组织进行器官收集,不考虑死者及其家属的意愿;另一种是法律推定,即只有不存在来自死者或家庭成员的反对时,方可摘取器官。

尽管尸体器官相对于活体器官更容易使人接受,但由于受到传统文化和伦理观念的阻滞,我国仍存在严重的尸体器官来源不足的问题。20世纪80年代以来,利用死刑犯的器官进行移植曾一度为缓解器官短缺、推动我国器官移植事业起到了一定的作用,但也存在较大的争议。

2. 器官买卖 如果从移植效果角度来说,活体器官确实比尸体器官更具有优势,器官商品化能够吸引一些人提供器官以缓解器官紧张的供需矛盾,但是由此引发的道德、法律等问题却不得不使国家禁止买卖器官。主要有三个方面的问题:第一,器官的质量难以保证;第二,器官买卖会导致在生死面前的极度不平等;第三,器官的商品化极易诱发犯罪。1984年美国颁布《全国器官移植法》,宣布器官买卖为非法行为。我国《人体器官移植条例》也明确规定,任何组织或个人不得以任何形式买卖人体器官,不得从事与买卖人体器官有关的活动。

3. 胎儿器官(组织) 资料显示,胎儿器官(组织)移植一般不出现明显的免疫排斥反应,治疗效果最好。使用胎儿器官(组织)的伦理问题:主要包括胎儿是不是人,知情同意原则是否适用于胎儿的器官、组织、细胞,医生应该去问谁?出于治疗目的培育胎儿是否道德?胎儿器官、组织、细胞的产业化是否合乎道德等,这些问题已经在困扰着临床医务人员。人们担心的问题主要是利用胎儿器官会对胎儿造成伤害,比如为获取器官而杀死胎儿等。因此许多国家(包括中国)都采取禁止政策。

4. 异种器官 异种器官就是非人类的其他动物的器官,人类器官移植资源紧张,世界上许多患者在等待中死亡。目前人们对使用动物器官存在着以下疑问:第一是该项技术是否成熟;第二是移植是否是患者的最后选择;第三是患者是否清楚移植动物器官的后果。随着分子遗传学、生物基因工程、免疫生物化学等学科的发展,在不久的将来,异种器官有可能作为人体移植用器官的主要来源。

5. 人造器官 人造器官是指能植入人体或能与生物组织或生物流体相接触的材料,或者说是具有天然器官组织的功能或天然器官部件功能的材料。在器官资源紧张的情况下增加器官供应的另一个来源。

二、器官移植的伦理原则

随着器官移植技术在临床的广泛应用,人们对器官移植中的伦理道德问题越来越关注。鉴于在临床中遇到的各种伦理挑战,医务人员应当遵循伦理道德原则和移植技术规范。

(一)患者健康利益至上原则

患者健康利益至上是一切临床医学工作的基本道德原则,器官移植技术当然也不例外,这是因为就目前医学发展水平来说,器官移植对患者仍然是一种风险过大的治疗方法。必须把符合患者利益作为医生行为合乎伦理的第一标准。因为目前器官移植的成功率、预后状况、经济代价、对患者机体的损伤等方面都还未达到理想状态。一些器官移植尚有人体试验性质、手术痛苦大、患者存活率低等情况。

(二)唯一选择原则

唯一选择原则,也称最后选择原则,是在针对患者的所有治疗方案中,器官移植是唯一具有救治希望的方案,在当前的医学水平下,其他的治疗方案已经不能够使患者继续生存下去,且必须使用器官移植手术才有可能活下去。鉴于此,医生在决定对患者实施器官移植手术时,必须全面综合衡量各方面的代价得失,小心谨慎,不得任意使用。

(三)知情同意原则

器官移植手术中,应遵循知情同意原则。活人捐献器官,一定出于自愿,不可附加其他条件。要向供者和受者双方或其亲属及法定代理人说明器官移植的程序和可能发生的危险,术后可能的并发症和对未来生活的影响等重要内容。因为器官的摘取关乎供者的人格与尊严,对活体供体更关乎其生命健康和未来的幸福。医务人员在器官移植手术过程中,无论是受者还是供者,都必须充分尊重双方的知情权,并征得他们的自主同意,而且必须采取书面形式。

(四)自愿无偿与禁止商业化原则

器官是人体的最重要的组成部分,公民是否愿意捐赠器官,应当由本人自主决定或者与其家庭成员商议后决定,不能受到包括诱惑、胁迫等其他外力的干扰。器官移植必须遵循自愿、无偿原则,用于移植的器官必须以无偿捐赠的方式供应,更不得买卖器官。此原则要求必须对人的尊严加以尊重,同时防止因器官商业化而出现的不良后果。任何组织和个人不得以强迫、利诱等任何形式贩卖和盗取人体器官,从事器官移植的医务人员不得参与器官供者的治疗或者宣判其死亡。从事器官移植的医务人员不得收取或者变相收取所移植人体器官的费用,可以向接受人收取的包括:摘取和植入人体器官的手术费;保存和运送人体器官的费用;摘取、植入人体器官所发生的药费、检验费、医用耗材费。

(五)保密原则

由于器官移植无论对供者还是受者都会带来身体、心理和社会上的压力,因此医务人员要充分尊重个体的隐私权,对于器官捐献者、接受者和申请者的个人信息予以保密。这种保密,一方面包括对社会和他人保密;另一方面包括在有些情况下,供者与受者之间尽量保持"互盲",即移植给何人、器官来自何人均是不公开的,以避免供体家属向受体施加额外压力的可能。

(六)公正原则

在可供移植器官少而需求多的情况下,器官分配要保证公正、透明,应制订相应的医学和社会标准来分配器官,并建立伦理委员会来做出分配的决定。应努力尽可能使最合适和最迫切需要移植器官的患者得到移植,避免仅考虑有无支付能力和社会地位高低。在世界范围内可供移植器官资源普遍短缺的情况下,优先满足国内的临床需求,禁止各种形式的跨国器官交易和"移植旅游"。

知识拓展

器官捐献工作指南

为增加器官来源,2009 年底,卫生部和中国红十字总会积极探索公民死亡后器官捐献的模式,根据《人体器官移植条例》等相关法律、法规,结合国际经验,制订了全国统一的心脏死亡器官捐献(donation after cardiac death, DCD)工作指南,从 2012 年 1 月起,在全国推行"心死亡"遗体器官捐献,2 年内没有实行DCD 的医院,将吊销器官移植资质。

Note

第二节　基因诊断与基因治疗伦理

基因诊断与基因治疗是 20 世纪 70 年代发展起来的一种全新的临床诊断与治疗方法和手段,基因诊断与治疗因其潜在的独特价值和有效性而在临床中得到了青睐。

一、基因诊断伦理

(一) 基因诊断概述

基因诊断(Gene diagnosis)是以探测基因的存在,分析基因的类型和缺陷及其表达功能是否正常,从而达到诊断疾病的一种方法。又称 DNA 诊断或 DNA 探针技术或基因探针技术。基因诊断也包括信使核糖核酸 mRNA 的检测,因为 mRNA 是基因转录的产物,它是利用 DNA 重组技术直接从 DNA 水平上检测人类遗传性疾病的基因缺陷。

人类疾病都直接或间接与基因相关,在基因水平上对疾病进行诊断和治疗,既可达到病因诊断的准确性和原始性,又可使诊断和治疗工作达到针对性强、准确性高、简便快速的目的。在感染性疾病的基因诊断中,使用基因诊断的方法不仅可检出正在生长的病原体,还能检出潜伏的病原体,不仅能够确定以往感染,还能确定现行感染。对那些不容易做体外培养或不能在实验室安全培养的病原体,也可使用基因诊断的方法进行检测。因此,基因诊断技术的发展使当前对某些内科疾病的诊断达到了前所未有的快速、简便、敏感性高而特异性高的水平。与传统诊断手段相比,基因诊断能更早发现有关疾病的隐患,也更可靠。

目前,基因诊断检测的疾病主要有三大类:①感染性疾病的病原诊断,主要有结核分枝杆菌、乙型肝炎病毒、丙型肝炎病毒、艾滋病病毒等;②各种肿瘤的生物学特性的判断,主要有胃癌、乳腺癌、大肠瘤、骨肿瘤等;③遗传病的基因异常分析,主要有地中海贫血、糖尿病、血友病、进行性肌营养不良等。

基因诊断以基因为探查对象,因而有以下特点:①针对性强,特异性高,从基因水平探测病因,故针对性强。由于应用的技术以分子杂交为基本原理,故具有很高的特异性。②取材用量少,来源广,灵敏度高。患者的血液、尿液和羊水脱落细胞以及头发等均可用以检测。由于基因体外扩增技术的发展,待分析的标本只需微量,目的基因只需皮克(pg)水平。③适应性强,检测范围广。由于基因探针的来源种类较广,其探针序列可为已知亦可未知,其检测目的可为一个特定基因,亦可为一类特定的基因组,可为内源性基因亦可为外源性基因,在感染性疾病的基因诊断中,不仅可检出正在生长的病原体,也能检出潜伏的病原体,能确定以往感染,也能确定现行感染。对那些不容易体外培养和不能在实验室安全培养的病原体,也可用基因诊断进行检测。

(二) 基因诊断中的伦理问题

基因诊断是现代临床诊断疾病的一大技术突破,其医学意义巨大,但其在临床运用中也产生了许多伦理问题。其伦理问题主要有:①对于身患绝症的患者做基因诊断是否符合医学伦理学要求;②目前已经开始应用的基因诊断方法所测得的结果是否可靠;③患者在诊断过程中出现的一系列心理问题,医院是否应负责任;④基因诊断室规则是否确实严格遵守,并足以证明或确保其诊断结果不是因误差而造成;⑤被诊断为基因缺陷的人如何得到法律保障,使他们不受人寿保险、招聘单位和社会的歧视。因此有人认为,尽管基因诊断有许多潜在的益处,但是目前推广使用基因诊断是否合适的确值得商榷,对于基因诊断中所存在的伦理问题则应该采取适当的办法加以解决;从思想上正确认识基因诊断的意义;注重提高医务人员的素质,提高诊断方法的科学性与权威性;注意在基因诊断过程中配备法律和心理咨询人员并对被检阳性者提供必要的法律保护,避免因工作失误而导致被检者个人隐私的泄露。

应用基因诊断,特别要注意防止基因歧视。这要求严格遵守以下伦理规范:第一,基因诊断和遗传咨询服务应注意公平公正;第二,要尊重人权、尊重人格及尊严,贯彻自愿原则,应将诊断目的、结果、后果、风险等相关情况如实告诉被检者;第三,基因诊断前后应进行遗传咨询,检查结果发现某些特殊疾病,如有治疗和预防的方法,应毫不延迟地予以提供;第四,检测结果应注意保密,保护被检者的个人隐私,防止基因歧视,未经本人同意不得披露给单位(雇主)、保险公司、学校;第五,产前基因诊断的目的仅仅向夫妇和医生提供胎儿健康状况,并根据情况提出合理的建议,患病胎儿的处置应由母亲或夫妇最终决定;第六,基因诊断不能应用于非医学目的的性别选择。

二、基因治疗伦理

20世纪50年代,DNA双螺旋结构及信息传递中心法则的提出为基因治疗提供了理论支撑。早在20世纪60年代初就有人提出了基因治疗的设想,20世纪70年代早期有科学家开始尝试将遗传物质导入人体细胞中以治疗疾病,但试验以失败而告终。20世纪80年代初,Anderson首先阐述了基因治疗的理念。1980年美国的教授第一次进行了人类真正意义的基因治疗。他向美国国立卫生研究院(NIH)提出人类基因治疗草案,可惜未获批准。但他还是铤而走险,在以色列对1例β型地中海贫血的患者进行了基因治疗,但由于事先未征得批准,结果是以其自身在临床研究领域销声匿迹而告终。

知识拓展

吉尔辛格,18岁,是美国第一位在基因治疗中死亡的患者,于2003年9月死于费城某医院。他本来相当健壮但患一种遗传性疾病。事故初步调查结果显示,导致其死亡的主要原因是,医生在将基因导入人体细胞让其表达时发生了免疫反应,导致其多脏器衰竭而去世。据了解,吉尔辛格事件的发生与某医院在基因治疗中急于上临床不无关系。据美国FDA对该事件的初步调查报告显示,该事件中存在18个问题,包括医生事先未填写志愿者合格表,未充分证明接受基因治疗的患者是否适宜此方法。官方要求该医院必须对如何服从规则做出解释,待完全满足保护试验者安全的要求后,官方才会解除其进行基因治疗的禁令。

(一) 基因治疗概述

基因治疗是将外源性正常基因转移或整合至靶细胞内,以纠正、删除或修饰缺失基因和异常基因,达到预防及治疗目的的新型疗法。基因治疗依靠DNA重组技术的不断更新寻求突破,并随着临床试验的开展,证明了更多的基因治疗药物治愈疑难疾病的有效性及相对安全性,为各种先天性遗传性疾病及获得性难治性疾病患者带来希望。

根据基因操作的目的不同,可将基因治疗分为基因置换治疗和基因增强治疗。根据治疗对象的不同,基因治疗又可分为生殖细胞基因治疗和体细胞基因治疗两种类型。生殖细胞基因治疗,是在患者的生殖细胞(精子或卵细胞)中进行操作,改变生殖细胞的程序,这些细胞能将改变了的遗传物质传递给下一代。体细胞基因治疗,是把有正常功能的 DNA 拷贝导入代谢缺陷最明显的组织中,使其重新产生有效的产品,把正常的 DNA 拷贝插到这些细胞的染色体上。2015 年 4 月 18 日,我国的研究人员黄军就用 CRISPR / Cas9 技术将人类胚胎中致 β 型地中海贫血症的基因进行修饰,激起了国内外的广泛争议。2015 年 12 月召开的人类基因编辑国际峰会达成共识:鼓励基因编辑的基础研究及体细胞基因治疗的临床应用,禁止人类生殖相关细胞系的基因编辑的临床应用。

(二) 基因治疗中的伦理问题

2017 年 2 月 14 日,美国发布报告称,在父母双方均患有严重遗传疾病而渴望健康后代的情况下,基因编辑技术可应用于卵子、精子及早期胚胎细胞。基因治疗作为一种新的医疗技术,对于促进人类健康和提高人口质量等方面都有重大作用,但也是社会各界关注和争论的焦点,涉及广泛的伦理、社会和法律问题。目前,生殖细胞的基因治疗还不被伦理学所接受,而体细胞基因治疗在伦理学上是基本肯定的,因此基因治疗中的伦理问题目前主要是体细胞基因治疗中的伦理问题。基因治疗引发的伦理问题,主要有以下几个方面。

1. 基因治疗的安全有效性问题 安全一方面指目前患者个体的安全,另一方面指子孙后代乃至全人类的安全。由于目前基因治疗技术存在着技术上的安全性问题,这就要求对患者进行基因治疗的安全性进行评估,只有在保证患者的生命安全的情况下,才能够实施相应的治疗。另外,全人类的整体利益更应当引起人们的重视。当我们并不知道基因治疗会对后代产生什么样的影响,这种不确定的影响是否符合后代的最佳利益,并且我们更无从得知如果后代能够做出选择的话是否会对我们所做的影响他们改变的选择表示同意时,我们就不应该使用基因治疗技术,不应该代替后人做出决定。

基因治疗是通过基因水平的操作而达到治疗或预防疾病的目的,对生物系统的操作不同于物理、化学手段,目前无法保证其绝对安全和达到理想的纠正效果,因此,对患者及其后代可能会带来难以预计的后果,同时,在基因治疗的实践中,还存在着许多不确定性,对最终的治疗效果还没有足够权威的医学统计和临床证据,医生不可能预先明确地判断基因治疗的效果。在治疗效果不明确又有治愈的希望时,医生会抱着试一试的心态在患者身上实施试验性的基因治疗。对于这种试验性治疗是否得到了患者理智的同意,能否避免所有形式的欺骗和强迫,尚有争议。因此,对有可能涉及人类未来的基因治疗必须遵循安全性原则。

> **知识链接**
>
> 据不完全统计,截至 2004 年 1 月 31 日,世界上已有 918 个基因治疗方案用于临床,治疗的结果也是最难预测的。《循环》杂志 1999 年报道一位患者在接受诱导血管新生的基因治疗 40 天后死亡;《自然》杂志于 2000 年报道有 691 例采用腺病毒进行基因治疗临床试验发生了严重事件,事发后立即向 NIH 报告的只有 39 例。

2. 基因治疗的公平性问题 基因治疗的公平性主要体现在以下两个方面。一方面是社会资源的不公平,基因治疗作为一种高端生物医学技术,研发成本较高,占用较多宝贵的卫生资源,使医疗资源分配不均,且治疗经费昂贵,难以惠及普通民众。另外,基因治疗专利化,限制了患者的选择。另一方面可能导致社会人格的不公平,缺陷基因的存在不仅造成患者心理上的自卑,同时基因治疗过程中的信息泄露容易招致来自社会的基因歧视,危害其社会人格与社会关系的正常进行。而相较体细胞的基因治疗,接受生殖细胞基因治疗的患者及其后代面临更大的基因歧视,经改造基因的垂直传播可能出现所谓"怪胎""异种",进而遭受社会排斥。同时,非病理性基因治疗商业化,按照自身偏好打造完美宝宝,可能使"基因决定论"或"遗传本质主义"思想抬头。基因歧视某种程度上是人类欲望膨胀与畸形价值观下的病态心理表现,能影响个人社会人格的表达。

3. 维护人类尊严的问题　生殖性的基因治疗有根除疾病的垂直传播或遗传的可能,但也会改变人类生命的多样性,甚至会导致非人类的性状特征出现,这是我们所不能接受的,在世界范围包括我国已普遍叫停。基因治疗的开展除了医学目的之外,还有可能会导致非医学目的出现,对基因治疗技术滥用倾向导致遗传决定论或反人类的优生学等问题发生。

三、基因诊断与基因治疗的伦理原则

(一)坚持维护人类尊严与平等原则

医务人员在基因诊断过程中发现人的基因缺陷,出于人格尊严与平等的考虑,医务人员应对患者的基因隐私予以保密,以防患者因其基因信息被泄漏所致的歧视及不公平对待。应该像对待携带正常基因的健康人一样,平等地对待携带缺陷基因的患者,尊重其人格和权利。不能把患者仅仅作为治疗或实验的对象,更不能为某种利益或压力而损害患者利益。基因诊疗技术的应用,不应该给患者、当事人、受试者以及利益相关者造成伤害,应当切实维护人类的尊严。那种打着"改良人种"的幌子,滥用基因技术的行为应严厉禁止。

(二)坚持科学性原则

开展基因诊断、治疗必须有严谨的科学态度,决不可急功近利,更不能为经济利益而给患者带来痛苦、伤害。在动物模型实验中要有安全、有效的治疗效果,从动物实验过渡到临床试验或应用前需向国家有关审批部门报批,整个基因治疗实施过程必须符合医疗规范和伦理规范;要具有合适的靶细胞,即接受靶基因的细胞;并且具有高效专一的基因转录方法,以使外源靶基因导入靶细胞内,在基因转移后对组织细胞无害。

(三)坚持知情同意原则

实施基因诊断、治疗,医务人员出于对患者个人自主权的尊重一定要向患者或其家属就有关情况进行说明,让其充分了解有关信息,然后再做出是否接受基因诊断、治疗的决定。由于基因治疗目前仍然处在理论和技术不断完善和改进的阶段,治疗存在着一定的风险,治疗结果也不可预测。因此,医生必须向患者恰当而全面地提供所选择的基因治疗方案的相关知识,使其了解治疗方案的优越性以及潜在的危险性,让患者在充分理解这些信息的基础上,遵循自主原则做出决定。如果在患者或其家属不知情、未同意的情况下进行,是不符合道德要求的。

(四)坚持优后原则

所谓优后原则是指不到其他方法不能治疗疾病的最后阶段不采用基因疗法。根据这一原则,基因治疗的主要病种为恶性肿瘤、神经系统疾病、遗传病、感染性疾病(如艾滋

Note

病)和心血管疾病等。违背优后原则,对本不该用基因治疗的患者使用基因疗法或违背患者健康利益的基因治疗行为显然是不道德的。

（五）坚持治病救人的原则

只有用于治病救人的基因治疗才被接受和允许进行,任何以治病救人以外的目的进行基因治疗都违反伦理规则。对人的正常基因进行补充使人的某些特征向需要的方向改变,这种做法应该禁止。如果基因增强工程用于生殖细胞,就意味着当代人将其价值观强加于后代,还会引发新的种族歧视或基因歧视。

第三节　人类胚胎干细胞研究和应用伦理

一、人类胚胎干细胞研究的伦理问题

（一）干细胞概述

1. 概念　人体干细胞(stem cell)是人体内一种独特的基本细胞类型,是一类具有自我更新和高度分化潜能的细胞。干细胞可以分化成为各种专门的细胞或者组织,是用于治疗疾病或修复损伤的新方法。通过干细胞治疗的方法可以使很多类似于阿尔茨海默疾病、糖尿病等疾病患者获得康复,从而解决器官移植中供体不足的问题。

2. 干细胞的分类　干细胞按它的分化潜能大小可分为全能干细胞、多能干细胞和专能干细胞三类。全能干细胞是指人类精子与卵子结合形成受精卵,这就是初始的全能干细胞,受精卵继续分化为许多全能干细胞(又称胚胎干细胞),这些全能干细胞可以分化成人体200多种细胞类型,能形成机体的任何细胞和器官,取一个全能干细胞植入子宫,就可生长发育成一个完整的个体。多能干细胞是由胚胎干细胞进一步分化形成的。受精卵分裂的早期,会形成多个囊胚结构,在囊胚内部有胚胎干细胞集群,它具有分化为各细胞组织的潜能,如发育成骨髓造血干细胞、神经干细胞等,但它失去了发育成完整个体的能力。专能干细胞是由多能干细胞进一步分化而来的,它的功能只能向一种类型细胞或两种相关类型细胞分化,如造血干细胞可化分成红细胞、白细胞等。

3. 干细胞的特点　干细胞有以下特点:①干细胞本身不是处于分化途径的终端;②干细胞能无限地增殖分裂;③干细胞可连续分裂几代,也可在较长时间内处于静止状态;④干细胞通过两种方式生长,一种是对称分裂。形成两个相同的干细胞,另一种是非对称分裂。由于细胞质中的调节分化蛋白不均匀地分配,使得一个子细胞不可逆地走向分化的终端成为功能专一的分化细胞;另一个子细胞保持亲代的特征,仍作为干细胞保留下来。分化细胞的数目受分化前干细胞的数目和分裂次数控制。可以说,干细胞是具多潜能和自我更新特点的增殖速度较缓慢的细胞。

（二）人类胚胎干细胞

研究和利用胚胎干细胞是当前生物工程领域的核心问题之一。目前,关于干细胞研究的伦理争论主要集中在人类胚胎干细胞的研究上。

知识链接

　　在干细胞研究方面,美国是世界上先进的国家之一。从最初的骨髓移植算起,干细胞研究在美国已进行了 30 多年,1998 年 11 月,美国两组科学家宣布他们已经成功的分离并且培育了人类多能干细胞。威斯康星大学的汤姆生和约翰霍普金斯大学的吉尔哈特教授分别在《科学》和《美国科学院论文集》上报道,他们用不同的方法获得了具有无限增殖和全能分化潜能的人类胚胎干细胞。这一成就将会给移植治疗、药物发现和筛选、细胞和基因治疗及生物发育的基础研究等带来深远的影响,打开在体外生产所有类型的可供移植治疗的人体细胞、组织乃至器官的大门。

　　胚胎干细胞的获得,目前已有五种渠道:①用选择流产的人类胚胎组织产生;②用不孕症治疗后的剩余胚胎组织产生;③用以研究为目的捐献配子体外授精的胚胎产生;④应用体细胞核移植技术产生,即把患者的体细胞核取出转入去核的卵细胞中,在体外发育成一个胚胎;⑤应用嵌合体胚胎产生,即把人的体细胞核移植入动物的卵泡中产生嵌合体,从而解决了人类卵子有限和获取困难的问题。

　　（三）人类胚胎干细胞研究的价值

　　人类干细胞研究主要是指利用人类干细胞培养或再生人体组织和器官的研究。治疗性干细胞研究以解除病痛、挽救生命为目的,在一定程度上被允许和支持,其生物和医用价值十分巨大。

　　其主要价值体现在以下几个方面:①人体生物学基础研究方面的价值,人类胚胎细胞的建立及研究,可以帮助人们深入地理解人类发育过程的复杂事件,促进对人类胚胎发育细节的基础研究,揭示个体生命生长发育的奥秘,如胚胎细胞是如何形成彼此不同的细胞类型,以及是什么原因使之构成组织和器官之类的问题。②药学研究方面的价值,人类胚胎细胞是既可分化为多种细胞类型,又能在培养基中不断自我更新的细胞。它发展为胚体后的生物系统,可模拟体内细胞与组织间复杂的相互作用,这在药物研究领域具有广泛的用途。首先,胚胎细胞在短期内就能体现出在药物筛选的优势,使药物研制的过程更有效;其次,胚胎干细胞提供了在细胞水平上对新药的药理、药效、毒理及药代进行研究的手段,大大降低了药物检测成本;再次,胚胎干细胞有可能用来揭示哪些药物会干扰或危害胎儿发育、引起胎儿发育缺陷或畸形。③临床应用方面的价值,人类干细胞最诱人的前景和用途,在于其广阔的临床应用前景。首先是利用人类干细胞生产组织和细胞,用于细胞疗法,为细胞移植提供无免疫原性的材料。从理论上看,任何涉及丧失正常细胞结构和功能的疾病,都可以通过移植由人类干细胞分化而来的特异组织细胞来治疗。如用神经细胞治疗神经退行性疾病,用胰岛细胞治疗糖尿病,用心肌细胞修复坏死的心肌等。其次,人类干细胞还是基因治疗最理想的靶细胞。再次,细胞技术最理想的临床价值是在体外进行器官克隆,以供患者器官移植。

　　（四）人类胚胎干细胞的伦理争议

　　1. 选择性流产胎儿的研究争论　　在此种来源上,存在的伦理问题很大程度取决于对流产本身的看法。争议的焦点主要集中在对胎儿是否是人的认定。人作为一个由多要素构成的系统结构,主要包括生理要素、心理要素和社会要素。因此,人的内涵可概括为三个层面:生物学层面、心理学层面和社会学层面。

Note

胎儿虽然还不是"社会的人",但它是"生物的人",具有发展为"社会的人"的潜力。基于这样的理念,当孕妇的生命和健康受到威胁时,母亲的生命权高于胎儿,舍弃尚未出世的"生物学"意义的生命是可以接受的;当胎儿患有严重先天畸形、性别连锁遗传性疾病,剥夺胎儿出生权利对胎儿、母亲、社会来说也可以接受的;当一个社会的人口数量过度膨胀,有计划、自觉地控制人口的增长符合人类总体利益和长远利益的要求,这种情况下人工流产作为避孕失败后的辅助措施应该被社会所认可。

2. 自体外授精的剩余胚胎的研究争论　在体外授精时,由于其成功率低,往往会用多个卵细胞和精子结合成多个胚胎。除植入子宫的胚胎外,其余的胚胎被冷冻起来备用。如果体外授精成功,这些冷冻的体外授精剩余胚胎或是继续冷冻保存,或是转赠他人,或是用于科研,或是通过医学方法废弃。现在临床有大量人工生殖剩余胚胎,原来签订的保管协议已经到期,如果这些胚胎用于科研,也会出现类似流产后胎儿的问题。

3. 体外授精制造的胚胎的研究争论　体外授精技术的初衷是满足无法通过自然方法生儿育女的不育夫妇建立家庭的愿望。如今,借助体外授精方法,在实验室用捐献的精子和卵子制造出胚胎,其目的是为了获取所需的干细胞。把制造和使用胚胎当作实现另外目的的手段,这与胚胎的道德地位、人的尊严原则背道而驰。此外,由于取卵需要用腹腔镜和腹部切口,这对供卵者的伤害不容忽视。因此,在接受自愿捐献的卵子时,研究者要确保捐卵者完全的知情同意,要实现对捐卵者的伤害最小化,不得采取胁迫、引诱的方式获取卵子。

4. 体细胞核转移产生的胚胎的研究争论　在医学研究或治疗上,为了获得在遗传性上与患者完全相同的组织细胞,就必须经过核移植处理,即把患者的体细胞核取出,然后融入去核的卵细胞中,在体外发育成一个胚胎(囊胚),再取其内的细胞群,制备成单个的胚胎干细胞,并在体外诱导分化为不同的组织细胞,如神经细胞、心肌细胞等,然后用于疾病治疗或器官移植等医学用途,即治疗性克隆。其关键在于体细胞核移植,在伦理上的争论点是如何对待和处理在体外发育到囊胚阶段的人胚胎。发育到囊胚阶段经过核移植的卵细胞如果植入女性子宫,经过十月怀胎就可以生育出一个与供核者的基因型完全相同的克隆人,这就是所谓的生殖性克隆。

二、人类胚胎干细胞研究的伦理道德规范

(一) 治病救人的研究目的

人类细胞研究的目的是治病救人,而不是用于生殖等其他方面。从胚胎干细胞中培养出特定的细胞和组织用于临床治疗,可以为患者提供组织修复的足够材料,并且克服排异反应,这类研究可以允许和鼓励。但是,对于涉及体细胞核转移技术的生殖性克隆应该严格控制,即严格禁止用于复制人类目的的任何研究。

(二) 禁止生殖性克隆的原则

禁止生殖性克隆即禁止克隆人的个体,囊胚体外培养不能超过 14 天;囊胚不能植入人体子宫或其他动物子宫;人-动物细胞融合术可用于基础研究,其产物严禁用于临床。

(三) 尊重原则

胚胎是人类的生物学生命,具有一定的价值,应该得到人的尊重,没有充分理由不能随意操纵和毁掉胚胎。胚胎干细胞研究对于治疗人类多种疾病具有潜在价值,因此有理由允许和支持利用胚胎进行干细胞研究。

Note

（四）知情同意原则

必须告知人工流产的胎儿组织或体外授精成功后剩余的胚胎的潜在捐献者,配子或体细胞的潜在捐献者有关干细胞研究的信息,获得他们自由表示的同意,并给予保密;同样,在将干细胞研究用于临床时,也必须将有关信息告知受试患者及其家属,获得他们的自由同意,并给予保密。

（五）安全和有效原则

在使用人类胚胎干细胞治疗疾病时,必须经动物实验证明有效,并设法避免给患者带来伤害,临床试验应遵照国家有关药物临床试验和基因治疗的规范。

（六）防止商品化原则

应提倡捐赠进行人类胚胎干细胞研究所需的组织和细胞,禁止一切形式的生产、制造、销售,以及买卖配子、胚胎和胎儿组织的行为。

🗒 本 章 小 结

生命医学发展中的伦理	学 习 要 点
概念	器官移植,基因诊断,基因治疗,人类胚胎干细胞
伦理问题	尸体器官的自愿捐献,尸体器官的推定同意,器官移植的宏观分配,器官移植的微观分配
	基因治疗的安全有效性问题、基因治疗的公平性问题、维护人类尊严的问题、干细胞的分类、人类胚胎干细胞研究的价值、人类胚胎干细胞的伦理争议
伦理原则	平等原则、尊重生命原则,利益最大化原则,知情同意原则,公平公正原则,非商业化原则、坚持科学性原则、治病救人的原则、禁止生殖性克隆的原则

🗒 目 标 检 测

一、选择题

A1 型题

1. 针对器官短缺现象,器官来源最值得提倡的途径是（　　　）。

A. 胎儿器官　B. 克隆器官　C. 尸体捐赠　D. 自愿捐献　E. 器官买卖

2. 下列不属于器官移植应遵循的伦理原则的是（　　　）。

A. 患者健康第一　　　　　B. 知情同意　　　　　C. 公平、公正

D. 商业化　　　　　E. 有利

3. 关于人体器官移植的伦理原则,说法不正确的是（　　　）。

A. 器官移植手术,应遵循知情同意原则

B. 从尸体上摘取器官和组织无须经过院方及患者家属同意

C. 器官移植应坚持人道主义与功利主义相结合的原则

D. 活体提供器官的一个最基本的伦理原则是不能危及供者生命

E. 对接受移植的患者必须认真全面地评价其他疗法的可能性和有效性后,才能决

定是否进行器官移植

4. 下列不属于医务人员应当遵循伦理道德原则和移植技术规范的是(　　)。

A. 患者健康利益至上原则　　　　　　　B. 唯一选择原则

C. 知情同意原则　　　　　　　　　　　D. 自愿无偿与禁止商业化原则

E. 无私奉献原则

5. 在下列各项中,不属于基因诊断、基因治疗的伦理原则是(　　)。

A. 禁止专利的原则　　　B. 尊重患者的原则　　　C. 知情同意的原则

D. 有益于患者的原则　　E. 保守秘密的原则

6. 下列不属于基因治疗中伦理问题的是(　　)。

A. 安全性问题　　　　　B. 公平性问题　　　　　C. 维护人类尊严的问题

D. 有效性问题　　　　　E. 公正性问题

7. 下列不属于基因诊断及治疗所带来的伦理问题的是(　　)。

A. 胎儿生命权与父母选择权可能出现冲突

B. 人类遗传物质的纯洁性、神圣性是否受到了亵渎

C. 诊断及治疗时导入的基因如何正确表达

D. 对个体和人类社会是否安全

E. 生殖细胞的基因治疗是否可行

8. 关于人类胚胎干细胞研究和应用中道德争议的焦点问题是(　　)。

A. 人类胚胎干细胞的功能到底如何　B. 人类胚胎是否是生命、是否应该得到尊重

C. 人类胚胎发育阶段如何划分　　　D. 人类胚胎干细胞是否可以商品化

E. 人类胚胎是否可以克隆

9. 人类胚胎干细胞研究的价值应除(　　)外。

A. 人体生物学基础研究方面的价值　　　　B. 药学研究方面的价值

C. 临床应用方面的价值　　　　　　　　　D. 人体器官移植的基础应用价值

E. 以上皆是

10. 我国对克隆技术是否应该用于人类的立场是(　　)。

A. 允许治疗性克隆,不允许生殖性克隆　B. 不允许治疗性克隆,允许生殖性克隆

C. 允许一切克隆　　　　　　　　　　　D. 不允许一切克隆

E. 以上都不是

A2 型题

1.一位年轻的新婚妇女到医院找到医生,说在报纸上看到人类基因研究取得重大成果,她要求医生检查她的基因,并改变一下单眼皮的基因,再给她整容,她想把美丽基因传给自己的后代。医生做法是(　　)。

A. 医生答应为其改造脸部五官基因,实施基因美容

B. 医生还答应帮助她改造寿命基因,促使其长寿

C. 医生告知基因研究成果的应用领域是为了疾病的治疗与预防

D. 医生告诉其美容成功后怀孕,可保证其优生

E. 医生答应可以帮助其实现所有想法

2. 美国《时代》周刊报道 2008 年十大医学突破,其中基因图谱实现大众化,现在你只要花 399 美元,并提供少量的唾液,就可以为自己绘一张基因图谱。科学家通过提取你的 DNA,然后复制并找寻已知遗传变异。关于基因信息的认识正确的是(　　)。

A. 向公开姓名一样每个人都应公开自己的基因信息

B. 用人单位可以查验应聘者的基因信息

C. 保险公司可以查验投保者的基因信息

D. 基因信息不属于个人隐私，可以公开

E. 基因信息属于个人隐私，应该得到社会的尊重与保护

选择题答案

二、简答题

1. 简述人体器官移植应遵循什么伦理原则。

2. 人类胚胎干细胞引发了哪些伦理问题？

3. 人类胚胎干细胞研究的伦理道德规范是什么？

4. 请问基因诊断和基因治疗的道德规范有哪些？

参 考 文 献

[1] 颜景霞.医学伦理学[M].南京：江苏科学技术出版社，2012.

[2] 王柳行，颜景霞.医学伦理学[M].2 版.北京：人民卫生出版社，2014.

[3] 宫福清.医学伦理学[M].北京：科学出版社，2013.

[4] 袁俊平，景汇泉，李晓军. 医学伦理学（案例版）[M].2 版.北京：科学出版社，2012.

[5] 孙福川，王明旭.医学伦理学[M].4 版.北京：人民卫生出版社，2013.

[6] 宋焱鑫，韩跃红.从案例思考我国辅助生殖技术的行为准则与伦理规范[J].医学与哲学，2014，35(1A)：46-47.

[7] 王洪奇.基因诊断技术及其伦理问题初探[J].中国医学伦理学，2002，16(15)：39-42.

[8] 王晗，刘红.人类基因治疗的现状及伦理争议[J].交通医学，2012，26(2)：127-129.

[9] 司琪，蔡奥捷，程晓寒，等.基因治疗的发展及其伦理反思[J].中国医学伦理学，2017，30(12)：1496-1499.

[10] 戎华刚.基因治疗中的伦理问题探析[J].新乡医学院学报，2004，21(6)：507-510.

[11] 钟文燕，龙佳解.基因治疗技术安全性的哲学与伦理审视[J].科技管理研究，2008，28(10)：275-277.

[12] 陈晓阳，曹永福.医学伦理学[M].2 版.济南：山东大学出版社，2006.

[13] 安娜，王忠彦.基因治疗的伦理问题及对策探讨[J].医学与哲学，2012，33(3A)：23-24.

[14] 丁美超，房龙梅，宁超，等.关于基因技术应用中的伦理问题思考[J].中国医学伦理学，2015，28(2)：187-189.

[15] 钟文燕，龙佳解.基因治疗技术安全性的哲学与伦理审视[J].科技管理研究，2008(10)：275-277.

[16] 董峻，邬丽琼，程传贤.人类胚胎干细胞研究的科学价值及其伦理学问题[J].昆明医学院学报，2003，(2)：102-105.

[17] 杨铁君，冯泽永，张培林，等.人类胚胎干细胞研究伦理问题的思考[J].医学与哲学(人文社会医学版)，2011，32(7)：16-18.

（铜仁职业技术学院　廖淋森）

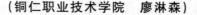

第十三章 科研伦理

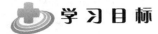

案例引导

被称为韩国最高科学家、"克隆之父"的黄禹锡,曾先后于2004—2005年在美国《科学》杂志发表了有关人类干细胞的论文,宣布在世界上率先用卵子成功培育出人类胚胎干细胞。然而后来黄禹锡研究小组有成员指出,黄禹锡关于干细胞研究不仅涉及"不道德"获取人类卵子,而且在论文中关于研究成果的数据也弄虚作假,韩国首尔大学于2005年底对此事进行调查,很快调查证实了这一事实,其中将2个干细胞系夸大为11个,并将2个受精卵胚胎干细胞当作经过实验培育出的体细胞克隆干细胞。

他的行为令科学界震惊,首尔大学很快解除了他的教授职务,韩国政府也取消了授予他的"最高科学家"称号,整个韩国为之蒙羞。

分析思考:

医学科研工作有什么特点? 在医学科研中,科学家应遵循哪些伦理准则?

医学科学研究的目的是探索疾病本质及发生、发展的规律,从而提高人类与疾病做斗争的能力,维护和增进人类的健康,造福人类。而医学科研中的道德伦理则是协调医学科研中人与人、人与社会之间等各种关系所应遵循的行为规范,崇高的医学科研伦理道德,能够引导医学科学向有利于人类的道路发展。

Note

第一节　医学科研伦理概述

一、医学科研概述

（一）医学科研的含义与特点

1. 含义　医学科研是以人类疾病为研究主体，以医院及实验室为主要研究场所，探索疾病的发病机制、诊断、治疗及预防措施，促进疾病向健康转化，提高人类生存质量的科学实践活动。

2. 特点　临床医学科研是以人类疾病为研究主体的，探索疾病的诊断、治疗及预防措施，促进疾病向健康转化，提高人类生存质量的科学实践活动。医学科研包括通过现代物理学、化学和生物学方法在人体上对人的生理、病理现象以及疾病的诊断、治疗和预防方法进行研究的活动，是通过生物医学研究形成的医疗卫生技术或者产品在人体上进行试验性应用的活动。这些活动与人类的健康和生命息息相关，因此，临床医学科研中医学伦理问题相对其他研究领域就更为重要。

（二）医学科研的根本目的

医学科研的根本目的是用科学的方法揭示生命运动的本质和规律，探讨疾病的发生、发展与相互转化的规律。医学科学研究是为谋求人类健康，提高与疾病做斗争的能力和掌握更好的同疾病做斗争的医药手段所进行的探索。

（三）医学科研的主要内容

1. 医学科研课题的确定、设计和组织　也就是顶层设计，医学科研的动机和目的是为了积极推进医学科学的发展，使医学科学更好为维护和增进人类的健康服务。因此，在科研选题时，应该尽可能客观、公正、负责地揭示医学科研的潜在风险，并自觉的应用伦理价值规范及伦理精神制约其研究与开发应用活动。试验设计时要首先考虑国家、社会利益和人民健康的需要，医学科研人员要树立纯正的动机和目的，具有坚定的方向和信念。科研课题的设计要遵循如下几个原则。

（1）创新性。创新是科研工作的灵魂，无创新的科研是没有任何价值的。在科学技术竞争异常激烈的今天，要想取得突破性的科研成果是非常艰难的，但作为科研工作者，致力于从普通工作中寻找创新，仍大有文章可做。创新可以在某些细节上下功夫，比如在方法学上的创新，虽然求证的结论与前人相同，但运用了不同的方法和材料，从另一角度进一步对原有的科学论断做了论证和支持，毫无疑问，在某种意义上具有创新性。如果因方法和材料不同，结论不一，就要进一步找原因，并对该现象做出合理的解释，有解释就有新理论、新发现。再就是在研究路线上的创新，研究路线的创新往往给人一种耳目一新的感觉，应大力提倡。

（2）科学性。科研设计要有严谨的科学态度。任何科学研究必须建立在前人工作基础上，因此任何一个科学工作者都必须首先掌握丰富的文献，了解该领域的最新进展。当然好的设计离不开大胆的设想、推测，但绝不是无缘无故、没有根据的瞎想，要以科学世界观和方法论为指导思想。

（3）先进性或前沿性。科学研究的本质就是用现有认知水平去探索未知的领域，所以进行科研设计要力求做到科学研究工作具有一定的先进性,而高质量的科研工作需要有先进的技术力量做支撑。必须站在本学科领域的制高点,探索前沿性的问题,才能使所做的工作更有意义。

(4)实用性。科研工作可分为基础理论研究、应用基础研究和应用性研究。应用基础研究和应用性研究可直接产生社会经济效益,而基础理论研究并非毫无用处,它是前两者的基础,当科学研究进行到一定程度,它可以产生巨大的社会经济效益。医学科学研究更要从实际出发,提高人类对疾病的防治能力,改善人类的生活生存质量。

(5)连续性和系统性。要想提高科研工作的质量和水平,科研工作的连续性和系统性至关重要。科研工作切忌没有一个固定的研究方向,一些著名的科学家和有建树的学者往往是穷其一生解决某一问题,从事某一领域的探索,这种锲而不舍的精神很值得学习与称道。当然,长期研究某一个科学问题确实不易,这涉及认知水平的不断提升和现有技术手段的革新,这就要求一个科技工作者不但要有坚持不懈、敢于攻坚的勇气和毅力,同时要努力提高自身素质,更新完善自己的科学研究水平。

(6)技术路线的可操作性。一个好的科研思路要是没有可行性也是等于零,因此设计课题要从实际出发,根据自身的技术力量制定切实可行的技术路线。科学研究过程要经过周密而严谨的推敲、反复论证。

2. 技术方法的选择与使用　科学研究工作中,解决科学问题是目的,技术方法是手段。在选择技术方法进行科学研究时,要把握好以下几点。①可靠性:方法学的可靠性是前提,没有可靠的方法就没有可靠的结果。②经济性:科研工作还应考虑经济因素,使科研资金花在刀刃上,提高科研工作的性价比。③简单性:在不影响结果可靠性的前提下,选择那些步骤最简单的方法。要善于应用先进技术方法,在引用先进技术方法的同时要善于研发新技术和改进原有方法,根据需要创造出能解决实际问题的方法,达到自己的目的要求,这本身就是一种创新。

3. 数据的采集与分析　医学科学试验离不开材料、数据,数据的收集一定要记载详尽。将标本进行处理后进行定量或者定性的检测就形成了数据。数据必须具备真实性和可重复性两大基本属性。保证科研数据真实,这是一个科研工作者最基本的职业道德,数据作假有悖于科学精神,害人害己。另外,数据的取得应具有可重复性,也就是经得起实践的检验。数据分为质化数据和量化数据。质化数据指的是那些不能用具体数字进行量化的数据,比如图片、影像、声音等,这些数据只能对结果进行定性描述。质化数据很重要,是对试验结果或事物描述的是非判断,其缺点很难从量上进行分析判断。量化数据是指可以用数字进行描述的数据,量化数据是在质化数据基础上进行进一步量化的结果。质化数据是回答"是与非"的问题,而量化数据则是解答"多与少"的问题,量化数据可以做进一步的统计分析和结果检验。

4. 发表科研成果、实践应用　科研成果是指通过科学研究得到的结果,科研工作者不仅要对自己的研究领域进行不懈的、深入的探索研究,还应具备将自己的研究成果通过文章、论著、专利等形式转化为实际社会效用的能力。医学科研工作的目的就是通过对疾病的探索研究,提高人类与疾病做斗争的能力,维护和增进人类的健康,造福人类。进行科研工作自始至终都应把这个最终目的放在首位,不忘初心,砥砺前行。

二、医学科研伦理

(一)医学科研伦理与医学科研的关系

医学科研伦理是协调医学科研过程中人与人、人与社会各种关系所应遵循的行为规范。医学科学研究以及医学科学新技术的发展,能够治愈疾病、延长人类的寿命、提高人类生存的质量,为人类的发展与进步做出了不可磨灭的贡献,但是医学科研过程中会遇到或产生诸多伦理学问题,二者之间不可避免地发生冲突与碰撞。如何看待、处理二者的关系成为当今医学科研过程中面临的热点问题。

1. 医学科研与医学道德对立统一　医学科学发展造福于人类同时,也带来了一些伦理问题,例如克隆技术、基因治疗技术、生殖技术和器官移植技术等。这些问题的产生既有着医学技术本身的原因,也有着复杂的社会文化原因,解决这些问题需要道德法规的指导。因此,要用辩证的思维理性地对待医学科研与医学道德冲突,要承认医学科学与医学道德之间的对立,同时也应看到二者内在的统一和协调。高尚的医学道德和先进的医学思想,能够引导医学科学向着有利于人类的道路发展,而发达的医学科学技术则有利于树立和实现高尚的医学道德。

2. 医学科研与医学道德相互促进　历史的每一次科技领域内的重大突破与发展,必然会对人们的思维方式、行为方式以及价值观念带来不同程度的冲击,尤其是在道德领域产生的一些新的道德观念,当然也会带来一些新的道德问题。在处理这些新的道德伦理问题时,人们的道德观念就会得到提升,而这种新的道德观念则会影响和引导科学技术继续向前发展。在现代社会,科技发展对道德的促进作用比道德进步对科技的推动作用更为明显。医学科学和医学伦理之间的关系亦是如此。一方面,医学科学的新发展和新成果拓宽了医学伦理学的研究领域,如辅助生殖技术、亲子鉴定、人类基因组研究、人类胚胎干细胞研究等。医学科研为医学伦理提供了新内容、新课题及提出了新挑战,进一步深化和丰富了医学伦理的基本观点,促进了医学伦理的发展。另一方面,医学伦理道德为医学科学提供了正确的价值取向,为医学发展保驾护航,创造良好的伦理环境,促进医学事业健康发展。特别是在科学技术如此发展、如此强大的当代,在科学技术的负面效应日趋明显的今天,更应尊重伦理的基本价值,运用伦理规范来兴利防弊,努力防止和减少负面效应,促使科学技术健康顺利发展。因此,设置伦理审查或关卡,不是不利于医学科学的发展,而是为了促进医学科学的健康发展。医学科研与医学伦理应该相互合作、相辅相成、相互促进。这两方面都很重要,缺一不可。

（二）正确处理医学科研伦理和医学科研的关系

1. 给予医学科研宽松的环境　自从 20 世纪以来,人类在科技方面取得了前所未有的巨大进步:航天技术实现了人类环游太空的千年梦想;核技术的发展使得人类获得巨大的新型能源;计算机技术的发展则使得人类的脑力得到极大扩展;医学技术的发展使得人类寻找到治疗各类残害人类健康的病魔的金钥匙。人类生活因为科技的发展出现了巨大、深刻的进步和变化。同时科学技术发展的历史告诉我们,任何一项科学技术发展和科学成果的诞生都有一个从不完善到逐步完善的过程:输血技术、麻醉技术、外科技术应用的早期也曾经夺走过许多人的生命,但现在人们已不再怀疑这些技术在抢救患者生命中的重要作用。如果当时人们因为这些技术的某些缺陷而加以否定、禁止,那么科学就不会进步。因此,临床实践中要理性的对待医学科技的发展,给予临床医学科学研究宽松的环境,这样有助于医学技术的快速发展与进步。

2. 完善医学伦理对医学科研的指导与规范　医学科研与医学伦理之间的关系不是矛盾的,而是辩证统一的,二者在不断合作中,相互促进、共同发展。我们应该看到医学伦理对医学科研的指导与促进作用。与国外先进、完善的医学伦理学体系相比较,我国处于起步阶段,还存在一定的差距。因此,临床医学实践中给予医学科研宽松的环境的同时,应关注临床医学科研中的伦理问题,完善医学伦理对医学科研的指导与规范作用,避免违反医学伦理、损害人类利益的状况出现,引导和促进医学科研的健康发展,使其更好地服务人类。其主要表现在:加强医学科研人员的伦理学教育,将医学伦理和生命伦理贯穿于素质教育、临床前教育及临床实习等医学教育的全过程;规范医学科研的伦理审查,积极建立符合我国实际的医学科研伦理审查制度、体系、运行和操作规范;完善伦理委员会的职能,建立伦理审查工作视察与评价的管理规范,提高伦理检查的质量,缩小与发达国家的差距,促进伦理委员会在人体临床研究中的作用;注重医学科研中道德情感的培养,增强对试验动物的关爱和对人类受试者人权的尊重等方面。

(三) 医学科研伦理对医学科学发展的作用与意义

1. 高尚的医学伦理道德是促进医学科学发展的动力 医学科学家具备了良好的道德素质和道德修养,可以在坚定的科学信念和为人民健康谋福利的宗旨指导下,勇于探索,不畏艰辛,百折不挠,不断进取。

2. 医学科研伦理能保证医学科研的正确方向 医学科学和其他科学一样,它的作用也是具有双向性,在用于造福人类健康上,可以显示出巨大力量,如果偏离维护人类健康的正确方向,也可以给人类带来危害或灾难。医学科研伦理能够保证医学科学研究者能清醒、自觉地坚持为人类健康服务的根本方向。

3. 医学科研伦理是营造优良科研环境、保证科研任务完成的重要条件 随着科学技术的飞速发展,医学模式的转变,医学和其他学科联系越来越广泛,任何重大课题的突破,常常都是多学科配合和团队协作的产物,因此,在现代医学科学迅速发展的今天,更加需要提倡团队精神,更加需要谦虚谨慎、尊重科研伦理道德精神,营造医学科研发展的优良环境。

4. 医学科研伦理是评价医学科研成果的重要标准 现代医学研究领域不断拓新,研究内容不断丰富,如克隆技术、重组 DNA、生殖技术、器官移植等新的诊疗技术和成果相继问世,工业化以来的环境污染、生态失衡等危害人类健康和生存的问题纷至沓来,凡此种种启示我们对医学科研的评价,一定要坚持实事求是、忠于事实、对人民对社会有利的原则。对医学科学研究的评价一定要坚持既考虑评价成果价值,又要评价其社会效果和道德意义。20 世纪 50 年代德国生产的"反应停",由于急功近利,对其副作用估计不足而造成数以万计的海豹肢体畸形儿,给家庭和社会带来了深重的灾难,这一惨痛教训说明一项科研成果的推广,一定要十分重视其社会效果和科研伦理意义。我国正处于社会主义建设的新时期,随着现代化进展和广大群众对卫生保健的要求日益增高,对医学科研中诸如人体试验等许多新的问题中的医学伦理要求,必须做出正确回答,以推动医学科学的发展。

总之,医学伦理学是医学科研中不可回避的重要问题,我们必须要承认医学科研技术的发展为人类医学的发展提供了强大的理论基础和技术支持,但同时也带来了一系列伦理问题。我们要辩证地分析二者的关系,不仅理性地对待医学科研和医学伦理之间的矛盾,也要看到二者在不断合作中相互促进、共同发展的关系,更应该看到医学伦理对医学科研的指导与促进作用。在临床医学实践中,应正确处理医学科研与医学伦理的关系,既要给予医学科学研究宽松的环境,同时要发挥医学伦理的指导与规范作用,从而促进医学技术的快速、健康发展,使其更好地服务人类。

(四) 医学科研伦理的道德准则

1. 动机纯正、目的正确 医学科研的目的是为了积极推进医学科学的发展,使医学科学更好地为人民的健康服务。我国医疗卫生事业的社会主义性质,要求医学科研人员在科研中坚持为人民服务的方向,在选题、确定实验设计等方面始终服从国家、社会和人民利益的需要和造福于人类。

纯正的动机和目的能激励医学科研人员和医务工作者献身于医学科研事业,激发他们迸发出无穷的创造力和百折不挠的科研精神。只有深刻地理解医学科研的崇高目的和实际意义,才能在科研的征途上,勇于攀登,不畏艰险,不怕失败,百折不挠地去勇敢拼搏。当医学科研工作者能从道德感情上体验到自己从事的研究工作是和自己纯正的动机相连时,才能获得道德感情上的欣慰和满足,才能在困难、挫折面前不低头,终身为之奋斗而在所不惜。

2. 尊重科学、诚实严谨　医学科研需要进行大量的实验。实验是医学科研工作中的重要一环,许多医学科研的发展和成果都是在实验材料的基础上进行综合分析、概括总结出来的。实验材料、数据等是否客观、精确、可靠,影响着科研的进展及其结果的正确性,在实际运用中还可能影响到患者的健康、生命安全,故具有很重大的道德意义。在实验中,如果只按自己的主观愿望和要求,随心所欲地取舍数据,甚至伪造资料、书写不真实结果,这些都是不符合科研道德的行为,有损于医学科研的信誉。另外,如果在搜集、积累选择各种病例资料时,只挑选适用于证明自己论点的部分,而将不利于自己的论点的部分有意抹杀不顾,或者在分析研究材料时不负责任地滥做推论,杜撰论文,那更是不符合科研道德的。

3. 谦虚谨慎、团队协作　谦虚谨慎,尊重前人和他人的劳动成果,是医学科研工作者的重要品德。科研成果的取得,离不开个人的作用,这是应该得到充分尊重和肯定的。否认这一点,既不利于调动个人的积极性,也不利于医学科研的开展。充分发挥医学科研中的个人作用,这是符合科学发展规律的。但同时,个人又离不开集体,现代医学科研的发展,需要多学科合作。当今医学科研成果的获得往往不是依靠个人的力量就能取得的,而是需要各方面力量的有机组合作用的结果。它包括情报互相提供、思想互相交流、实验互相配合、团队成员间的互相帮助、部门间甚至国际间的相互协作等。从历史唯物主义观点来看,科学是人类集体劳动和智慧的结晶。

4. 正确认识和对待保密　医学科研中有保密问题,但对保密的范围、程度历来有不同看法。保密是否合乎道德伦理,需要具体分析。医学科学是为了人类健康服务的事业,它的每一进展、成果、发现,都是为人类谋利益的,都是为了医学科学的发展。从这个意义上讲,医学科学是公开的,是面向全世界、全人类的,没有绝对的保密。但是由于现实社会生活的复杂性,医学活动常受到社会政治经济关系的制约。无论在资本主义国家还是社会主义国家,医学科研都在一定的时期和一定的范围内存在着保密的问题。

第二节　人体试验与尸体解剖伦理

一、人体试验伦理

在医学科研中,人体试验是在基础理论研究和动物试验之后、常规临床应用之前的中间研究环节。由于人与动物的差异性,决定了任何一种新技术、新药物经历动物试验等多种研究之后,必须经过一定的人体试验证实无害或利大于害时,才能正式推广使用。

人体试验医疗是促进医学科学发展的重要途径之一,用以提高疾病诊断,改善治疗和预防的措施,以及探索发病机理为目的的人体试验,是一项严肃的科学实践。任何新药和新材料临床疗效的确定或免疫预防效果的评定都必须通过严格设计的人体试验来最终证实。因此,在开展人体试验医疗中,明确道德责任和道德原则是十分必要的,用它来区分必须履行的和被禁止的行为,以保证人体试验在道德上的正确性。

（一）人体试验的含义与类型

1. 人体试验的含义　人体试验是指以人体作为受试对象,科研人员有控制性地对受试者进行观察和研究,以判断假说真理性的行为过程。

2. 人体试验的类型　人体试验分为天然试验和人为试验两大类型。天然试验是指试验的发生、发展和后果是一种自然演进过程,不以科研人员的意志为转移。这类研究多数是回顾性的,所以有人也称天然后果总结试验。人为试验是指科研人员按照随机的原则,对受试者进行有控制的观察和试验研究,以检验假说。这类试验多数是前瞻性的,它又分为:①自体试验,科研人员利用自己的身体进行试验研究,以获得对某种疾病的防治方法或医学信息,这体现了科研人员对医学事业的献身精神和高度责任感;②自愿试验,受试者在一定的社会目的、治疗目的或经济目的的支配下,自愿参加的人体试验,这也是人体试验中最常见的一类;③欺骗试验,为了达到某种目的,科研人员利用受试者的某些欲望而编造谎言去欺骗受试者进行试验,这种试验是不道德的;④强迫试验,是在一定的武力或政治压力下,科研人员违背受试者的意愿而使之不得不参加的人体试验,这是一种非人道的试验。

（二）人体试验中常见的伦理问题

1. 充分动物实验的必要性问题　对于"不治之症"或"病入膏肓"的患者,医务人员不是消极地使其"坐以待毙",而是为了抢救患者的生命采用一些未经充分动物实验证明有效的疗法。只要具有一定的科学根据,具有逻辑上的合理性,作为一种非常措施,并且是对患者负责和有利于医学科学发展的做法,是合乎道德的,应予允许。如1958年,我国医务人员深入陕北克山病地区,经初步研究,发现克山病主要是心肌的病理改变所致,医务人员面对着急性克山病连续发生、患者相继不断死亡的情况,采取静脉一次注射大剂量维生素C,抢救急性克山病患者获得成功,尽管静脉注射大剂量维生素C没有导致人体内环境严重紊乱的可能,但根据大剂量维生素C有可能改变心肌营养的有关科学试验材料推断,在抢救生命的危重时刻,进行这项临床试验治疗,虽然有着一定的危险性,但也应该认为是负责的,是合乎道德的。当然,这种非常规而又没有先例的试验性临床治疗,一定要在有经验的医生的严格指导下,而且必须具有周密的医学监护和适当的医疗措施保护下,以及在征得患者同意并经领导审查批准后方可进行。这样,即便是失败的,也可被认为是人道的,断不可加之"杀人试验"的罪名。

2. 安慰剂的使用问题　在人体试验中,为了排除试验者和受试者主观因素的干扰,保证观察的客观性和获得资料的真实性,有时使用安慰剂和双盲法。安慰剂对照是临床试验设置对照组常用的一种方法。临床试验中为了抵消来自患者主观感觉和心理偏因的影响,采用安慰剂对照,使偏因均匀地分布于对照组和试验组,排除精神因素的假象,不仅能区别疗效,而且能区别毒性。这是科学的,不是对患者的愚弄、欺骗,更不是不顾患者利益的非人道的试验。安慰剂一般是没有药理作用的,但在临床观察中却有一定的效果。有人指出,大约1/3的患者通过采用安慰剂,可得到显著的止痛效果。美国加利福尼亚州莱维因教授指出,安慰剂之所以能减轻疼痛,是因为它能产生麻醉样物质,其作

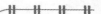

用原因之一当然是患者心理状态对机体的影响。但对这种观点及安慰剂的使用价值,尚须进一步研究探讨。

(三)人体试验的医学道德原则

有关我国人体试验的道德原则正在逐步完善中,我国执业医师法第二十六条规定:医师进行试验性临床医疗,应当经医院批准并征得患者本人或其家属同意。为此,医学科研工作者在进行人体试验时,首先必须遵循以下的道德原则,避免发生违反医德的行为。

1. 符合患者健康高于医学目的的原则　人体试验的首要准则必须是患者健康利益高于医学目的,《赫尔辛基宣言》在前言中强调"患者的健康必须是我们首先认真考虑的事",并指出"试验的危险不能超过带来的利益",根据这一准则对人体试验的具体要求应该是无害于受试者健康,可预测的试验研究价值和利益应高于预测试验的风险,这些应作为开展每一项人体试验的前提,不能满足这一根本原则的试验坚决不做,背离这一原则不顾受试者的健康,是不符合医学道德的行为。

2. 符合医学目的的原则　人体试验的目的是有利于患者、有利于人类环境生存的改善、造福人类、促进医学科学的发展。开展人体试验的医学科学研究,必须严格审查其是否符合医学目的,凡是真正为了提高诊疗水平、改进诊疗措施、加深对疾病病因及机制的了解,目的是为了增进人类健康,这种人体试验是合乎医学道德的,背离这一目的是不道德的医学行为。

3. 符合知情同意的原则　人体试验应该在受试者完全知情同意,在没有任何压力和自愿的状况下进行。知情同意包含了知情与同意两部分密切相关的内容。知情的前提是被告知,即科研人员要给预备参加人体试验的受试者提供足够、正确的试验信息,包括试验的目的、方法、资金的来源、可能发生的冲突、科研人员的所属机构的从属关系、预期的益处和潜在的危险,以及试验可能引起受试者的痛苦或不适等,并且科研人员提供的信息要使他们能够充分理解和有责任回答他们的质疑。同时,预备参加人体试验的受试者还应被告知有权不参加人体试验或在任何时候撤销同意,并且不会因此遭到报复。同意的前提是预备参加人体试验的受试者具有理解和决定能力,并且他们的自由同意是同意的关键。理解和决定能力是指预备参加人体试验的受试者具有自主行为的能力,如果他们缺乏或丧失自主的行为能力,应征得他们的法定监护人的同意。具体地说,对于法律上没有行为能力者,即身体或智力不能表示同意,或法律上无行为能力的未成年者,那么必须依照法律得到他们法定监护人的知情同意。但是,对不具有法律上的行为能力,如未成年的儿童不到法定年龄,而有能力对参加人体试验做出同意的决定时,除了获得法定监护人的同意外,科研人员还要获得他们的同意。上述的预备参加人体试验的受试者的同意或法定监护人的同意,都不受外力的干涉,即必须坚持自由同意。也就是说,他们与科研人员没有依赖关系,或同意不是在任何诱惑、欺骗、隐瞒和强迫下进行的。在预备参加人体试验的受试者知情同意的前提下,并签署知情同意书后,才能在其身体上进行试验。

4. 符合受试者利益的原则　人体试验必须以维护受试者的利益为前提或出发点。因此,人体试验必须以动物实验为基础,确认某种新药物、新技术对动物无毒无害后,才能在人体上进行试验。同时,人体试验必须在有关专家和具有丰富医学研究及临床经验的医生参与或指导下进行,并且要寻求安全、科学的途径和方法,以避免试验的盲目性和不科学性。另外,在人体试验开始前,要对本试验过程中所有可能出现的特殊情况都有

Note

充分估计,事先准备好可靠的应急或补救措施;在试验中出现严重危害受试者身心的情况时,无论试验多么重要都要立即终止试验,以使受试者受到的不良影响减小到最低限度。在人体试验的全过程中,科研人员都应遵循科学的原理,采用试验对照和双盲的方法,确保试验结果的科学性。人体试验结束后,还要严格遵守规章制度和操作规程,试验数据要准确无误。对试验结果的分析和报告要尊重事实,科研资料也要妥善保存。任何篡改数据、编造假象的行为都是不道德的。

(四)人体试验的伦理文献

人体试验自古有之,然而真正强调人体试验应遵循伦理原则的是 1946 年纽伦堡国际军事法庭制定的《纽伦堡法典》,该法典是关于人体试验的第一个国际性伦理文件,它明确规定了实施人体试验应遵循的伦理原则。1964 年在芬兰的赫尔辛基召开的第 18 届世界医学大会上,又通过了包括人体试验在内的第二个国际性伦理文件,即《赫尔辛基宣言》,该宣言是对《纽伦堡法典》的进一步完善和拓展,并且自 1975 年以来进行了多次修改,2000 年修改后的宣言多项条款涉及人体试验应遵循的伦理原则。1981 年在菲律宾的马尼拉召开的第 15 次国际医学科学组织理事会(CIOMS)圆桌会议上,通过了关于《人体生物医学研究的国际标准》。同年,这些标准作为准则得到了在日内瓦举行的世界卫生组织医学研究全球咨询委员会的批准,该准则是在 1975 年修改的《赫尔辛基宣言》的基础上着重提出怎样对待以人体作为试验对象的研究中四个主要的伦理问题。在上述国际性伦理文件的基础上,1963 年英国医学会颁布了《关于人体试验研究的准则》,1977 年英国皇家护理学院也发表了《护理研究之人权伦理指引》;1966 年美国医学会颁布了《临床研究的准则》,1971 年美国卫生、教育、福利部联合颁布了《关于人体试验的准则》,1985 年美国护士学会发表了《护士临床及其他研究人员的人权指引》;1983 年加拿大护士协会发表了《护理研究运用于人类的伦理指引》;1999 年中国国家药品监督局局务会审议通过了《药品临床试验管理规范》等。其中,都明确规定在医学或护理研究中以人为受试者应遵循的伦理原则。

二、尸体解剖伦理

1. 尸体解剖道德的历史演变 我国由于封建社会伦理道德的长期统治和影响,尸体解剖是被禁止的,被认为是大逆不道的事情。所谓"身体发肤,受之父母",损坏了就是"不孝",而毁人尸体,更是不合封建的仁义之道。据《南史·顾恺之传》记载:一妇女因遵丈夫遗嘱,解剖了丈夫的尸体,结果以"伤夫五脏不道"的罪名被判处死刑,子不能劝阻,竟以"不孝"之罪被杀头。因此,我国虽早在两千多年前的医书中就有关于人体解剖位置的粗略描述,到近代也有像王清任那样敢在坟山弃尸身上做解剖的探求,但却由于封建伦理道德的长期影响和束缚,尸体解剖一直被认为是不道德的事,因而人体解剖在我国一直没有能够发展成为一门独立的学科,这给祖国医学的发展带来了一定的局限性。在中世纪的欧洲,由于教会的统治和禁令,人体解剖被视为有违圣经,属于不道德的行为而被禁止。长期来,人们只能凭借主观猜测来解释一些病理生理现象,其中不可避免地夹杂着许多错误的成分。

近代医学是随着资本主义的兴起而发展起来的。资产阶级在反对中世纪宗教统治中提倡科学和理性,主张人的自由解放,这对于医学的发展有着积极的影响,使医学从神学的束缚中解放出来,一些医学家冲破了教会的禁令,用唯物主义的观点进行了对人体的解剖和研究。著名的有 16 世纪比利时医学家维萨里,他敢于向宗教神权挑战,在进行尸体解剖的基础上,于 1543 年写下了《人体构造》一书。他以事实驳斥了圣经上关于上帝抽出亚当的一根肋骨而创造了夏娃的传说,纠正了古希腊盖伦学说的错误 200 余处,给了人们新的认识,使解剖研究工作获得公认,成为近代人体解剖学的奠基人,原来认为尸体解剖是不道德的观念,在科学的发展中有了较快的改变。到今天,这种用于医学目的的尸体解剖再也不被社会一般人们视为不道德的了。更有一些人出于对发展医学科学事业的关心,自愿在死后将遗体捐献出来供医学研究,得到了社会的敬重和赞誉。

2. 尸体解剖的道德要求

(1)尊重患者的生前意愿或征得亲属同意。一个人处于健康状态或临终状态,立下了生前意愿或遗嘱,自愿同意逝世后进行尸体解剖,并且办理了合法手续;或者一个人生前意愿或遗嘱中没有表示逝世后反对尸体解剖,而亲属又同意尸体解剖并签署了知情同意书。在上述两种情况下,医务人员进行尸体解剖是合乎医学道德的。反之,患者生前没有意愿且未征得其亲属的同意而进行尸体解剖或摘取逝者的器官是不道德的,也是违法的。

(2)必须用于医学或法律目的。尸体解剖是为了明确死亡的原因,从而提高临床诊治水平或帮助法律鉴定,或者为了摘取器官进行器官移植和其他医学科学研究。上述尸体解剖是用于医学或法律目的,因而是符合医学道德的。否则,用于非医学和非法律目的的尸体解剖是违背医学道德的。

(3)必须敬重、严肃、认真地对待尸体。患者或亲属同意尸体解剖是"洒向人间的爱",也是对医学发展的无私奉献。因此,医务人员在进行尸体解剖时,要以敬重、严肃、认真的态度对待尸体,而不能随意摆弄、嬉笑,并且尸体解剖结束后要使尸体清洁无味、五官端详、肢体舒展、易于鉴别,这也是对逝者的尊重和对家属的极大安慰。

在社会主义社会,如何对待尸体和器官移植的来源问题,应该坚持既有利于科学的发展,又必须符合社会主义医德要求的原则,坚持两者的辩证统一。

本章小结

科研伦理	学习要点
概念	医学科研,医学科研伦理,人体试验
伦理问题	医学科研方法的选择,人体试验的医学目的与受试者的利益
伦理原则	尊重生命原则,利益最大化原则,知情同意原则,符合医学目的原则

目标检测

一、选择题

A1 型题

1. 医学科研与医学科研伦理的关系是(　　)。

　　A. 对立关系　　　　　　　　B. 协同关系　　　　　　　　C. 对立统一关系

　　D. 合作关系　　　　　　　　E. 独立关系

2. 下列不属于人体试验道德原则的是(　　)。

　　A. 人健康高于医学目的　　　　　　　B. 符合医学目的

　　C. 受试者知情同意　　　　　　　　　D. 符合试验机构利益

E. 符合受试者利益

3. 医学科研的伦理道德准则不包括（　　　）。

A. 动机纯正、目的正确　　　　　　　　B. 充分保密、不能共享

C. 尊重科学、诚实严谨　　　　　　　　D. 谦虚谨慎、团队协作

E. 科研数据客观、真实

4. 对医学科学实验材料、数据的要求，描述不正确的是（　　　）。

A. 客观　　　　　　　　　　　B. 精确

C. 可靠　　　　　　　　　　　D. 必要可以根据研究者的意愿改变

E. 真实

5. 医学科研伦理的意义下列哪项的描述是正确的？（　　　）

A. 一定程度上阻碍医学科研的发展

B. 对医学科研的发展方向毫无影响

C. 能够为医学科研指明正确的方向

D. 无法评价医学科研成果价值

E. 与医学科研为对立关系

6. 关于医学科研的特点描述正确的是（　　　）。

A. 与其他学科没有区别，都是科学研究

B. 对人的生理、病理现象进行研究的活动

C. 是一门独立的学科，无须与其他学科联系

D. 以动物为研究主体

E. 是研究疾病的学科

7. 医学科研的作用不包括（　　　）。

A. 探讨疾病的发展规律　　　　　　　　B. 提高人民的经济生活水平

C. 提高人类与疾病斗争的能力　　　　　D. 揭示生命运动的本质和规律

E. 提高人类对疾病的认知能力

8. 下列人体试验的医学道德准则正确的是（　　　）。

A. 受试者知情同意　　　　　　　　　　B. 受试者应该为医学目的牺牲健康

C. 一切以实验成功为目的　　　　　　　D. 一些特殊实验可以不告知受试者

E. 一些特殊实验可以违背伦理道德

9. 关于尸体解剖的道德要求，描述错误的是（　　　）。

A. 尊重患者的生前意愿

B. 必须用于医学和法律目的

C. 敬重、严肃、认真地对待尸体

D. 用于医学目的时可以不征求家属同意

E. 遵守法律

10. 在人体试验中，为了排除试验者和受试者主观因素的干扰，保证观察的客观性和获得资料的真实性，有时使用（　　　）。

A. 安慰剂和双盲法　　　　　　　　　　B. 对比法

C. 等差数列法　　　　　　　　　　　　D. 统筹分析法

E. 欺骗手段

A2 型题

1. 一位医学科研工作者，在读取数据结果时，人为剔除了一些数据，为了得到自己想

要的实验结果,他违反了哪项医学科研伦理原则?(　　　)

A. 动机纯正、目的正确　　　　　B. 尊重科学、诚实严谨

C. 谦虚谨慎、团队协作　　　　　D. 理性客观的保密

E. 主观分析、保证结果

2. 某医疗机构开发了一种能够预防痢疾的新型疫苗,需要一批志愿者进行临床药物试验,下列行为哪项违背了人体试验医学伦理原则?(　　　)

A. 为了崇高的医学目的和广大患者的利益,适当隐瞒药物的一些副作用,以免志愿者数量不够

B. 进行了充分的前期试验,证实对人体无害,且向志愿者进行充分的说明

C. 试验必须符合受试者利益

D. 试验必须是以改善人类健康为目的,而不是为了营利

E. 尊重志愿者的意愿

二、简答题

1. 医学科研选题应遵循的原则?

2. 医学科研与医学科研伦理的关系?

3. 人体试验的医学道德原则?

选择题答案

参 考 文 献

[1] 颜景霞.医学伦理学[M].南京:江苏科学技术出版社,2012.

[2] 王柳行.医学伦理学[M].2 版.北京:人民卫生出版社,2014.

[3] 宫福清.医学伦理学[M].北京:科学出版社,2013.

[4] 毕媛,黄海,王捷,等.医学科研与医学伦理关系的思考[J]. Guid of China Medicine,2012,10(6):298-299.

(内蒙古医科大学第二附属医院　李瑞峰)

第十四章　医学伦理教育、评价与监督、修养

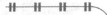

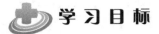 学习目标

掌握：医学伦理教育过程、原则和方法；医学伦理评价的标准、依据和方式；医学伦理监督的意义和作用；医学伦理修养的意义。

熟悉：医学伦理评价的作用；医学伦理监督的方式；医学伦理修养的境界、途径与方法。

了解：医学伦理教育的意义、含义及特点；医学伦理评价的含义、医学伦理监督的原则；医学伦理修养的内涵。

培养对医学行为中美丑、善恶、是非等的判断能力，不断提高医德修养的自觉性。

 案 例 引 导

守候乡村的"天使"

【钟晶语录】"人就算活 150 岁，如果没为别人做点有益的事，那也是虚度了年华。"

她出生于 1982 年，是个漂亮的贵阳姑娘，个子娇小，皮肤白皙，一双眼睛大而明亮。2008 年，她辞去贵阳长江医院的工作，跟随在乡镇工作的丈夫来到龙河村，为当地缺医少药的老百姓开起了村卫生室，这也是龙河村 4000 多名村民唯一能进行新农合报销的卫生室。岂知两个月后，丈夫被调至黔西南州委工作。"走还是留？"她很纠结。她发现，由于贫穷闭塞，当地农村妇女大都缺乏基本的卫生保健知识，不少妇女患妇科病后，找不到女性妇科医生，一直拖到病情恶化。龙河村还是个风湿病高发村，老人几乎都患有风湿病，一些村民 40 来岁就骨骼变形、直不起腰。村民最缺乏的就是能够对症下药的好医生。最终她毅然决定留下来为当地百姓治病。

分析思考：结合实际思考自己如何做一名合格的医生？

医学伦理教育、评价和修养是医学伦理学的重要组成部分。医学伦理学的基本原则和规范，必须通过医学伦理教育、评价和修养转化为医学生和医务人员的医德品质，并进一步转化为其医德行为。因此注重医学道德教育、评价和修养，对培养医学生和医务人员的职业道德品质具有重要意义。

第一节　医学伦理教育

对医学生和医务人员开展有目的、有计划的医学伦理学基础理论和基本知识教育，同时通过在医疗卫生服务的实践过程中施加优良医德医风的影响，使医学伦理的基本原则和规范转化为医学生和医务人员内在的医德信念、医德品质和医德行为，使医学生和医务人员更好地履行医德义务。

知识链接

一、医学伦理教育的意义和特点

（一）医学伦理教育的意义

医学伦理教育是培养德才兼备的医务人员的重要基础，医务人员的培养和成才主要取决于医学技术和医学道德两个方面，这两个方面是紧密联系、相辅相成的。医学伦理教育的意义不仅在于对医者道德素养的培育，也在于通过医学道德实践使相应的道德规范成为医患、医际、医社间共同遵守的行为规则，使社会主体确认和践行各自的道德责任，进而实现教育形塑社会的功能。

1. 我国正处在全面建成小康社会的决胜时期　这一伟大事业要求医务工作者不仅要有精湛的医术水平，而且要有全心全意为人民健康服务的理想和追求。加强医德教育，有利于医务工作者正确认识医疗卫生事业的意义，树立正确的人生观、价值观，形成全心全意为人民健康服务的优秀职业品质。

2. 医学伦理教育是形成良好医德医风的重要环节　医学伦理教育对医疗卫生单位和医务工作者医德风尚的改善及良好医德医风的形成具有不可忽视的影响。医德风尚是一种无形的力量，它的好坏直接影响医疗服务的水平和质量。在市场经济条件下，激发他们的医德情感，养成良好的医德行为和习惯，才能从根本上促进良好医德风尚的形成。实践证明，医德教育开展得好的单位，医学道德在实践中的作用显著，医务人员的医德意识强，医德风尚就好，改进医院工作、改善医患关系、提高医疗质量的各项措施就能顺利地推行、落实。由此可见，医学伦理教育是医疗卫生单位形成良好医德医风的重要环节。

3. 医学伦理教育是改善医患关系的重要途径　当今社会由于种种原因导致医患关系出现一些问题。作为未来的医务工作者，理应严格约束自己，做一个医德高尚的医生，自觉提升医务工作者的形象，通过提高自身人文修养改善医患关系。引入医学伦理学范畴中的医学人文关怀理念不失为改善医患关系的有效途径。医务人员应当注重人文关怀，从患者的角度出发，将以疾病为中心转变为以患者为中心。

4. 医学伦理教育是辅助医生全面把握判断病情的重要工具　随着医学技术的进步和诊疗手段的多样化，以及人民生活水平的提高，人们对健康和疾病的关注和重视程度越来越高，医院就诊患者人群构成日趋多样化，反映出整个社会多元化的趋向越来越明显。对于人的社会属性的认识和不同疾病患者共性心理特征的把握有助于医务人员全面、负责任地判断病情。试想如果医生不去了解患者的主诉，只凭检查报告是否就能非常准确地把握不同患者之间的差别从而对症施治呢？所以掌握医学伦理学的理论和技能能够在非医疗技术方面指导医务人员的日常诊疗工作。

Note

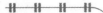

5. 医学伦理教育是促进医学科学发展的重要举措　良好的医德医风,有助于医务人员取得患者的信任,在和谐的医患关系下,医务人员能获得患者在治疗上的配合,对于促进医院和医务人员提高医疗护理质量,对技术精益求精,起着重要的作用。此外,随着医学技术的发展,医学科学取得了辉煌成就,但还存在许多医学难题,良好的职业操守是无形的精神支柱,可以帮助医务人员培养攻克难关的意志和毅力,坚定献身医学事业的信心和决心,进而推动医学事业的发展。

6. 医学伦理教育是塑造医务人员人文精神的重要途径　医学伦理教育的目的不仅在于提高医务人员的认知能力、判断能力和选择能力,更重要的是要塑造医务人员的医学人文精神和人文关怀能力。人文素养的培养和积淀,对于医务人员把"以救死扶伤为天职"的精神落到实处,有重要的作用和意义。

（二）医学伦理教育的特点

医学伦理教育对象的特殊性决定了其具有自身的特点。

1. 实践性　医学伦理教育的实践性,是指医学伦理教育必须适应社会实践的客观需要和医学发展的客观要求。理论联系实际的原则,是医学道德教育的根本原则之一。要求我们做到言行一致、知行合一。医学伦理教育必须适应社会实践发展的客观需要,着眼于当前医学教育的主要目标、人才培养、卫生事业改革和发展,把医德教育与医疗卫生事业的改革发展以及存在的行业不正之风等相结合,着力在实践中提高医务人员的医德水平。

2. 长期性　首先,医德品质的形成有着自身的规律。医务人员对医德认识是由浅入深、由片面到全面的过程,医德品质的养成不是一蹴而就的。其次,医德品质的形成受个人生活、工作、学习经历等外部环境因素的影响。医学伦理教育应根据长期性特点,从实际出发,依据和结合学生和医务人员的实际情况,有的放矢,长期开展教育。

3. 多样性　医学伦理教育的多样性是由医疗卫生工作的复杂性和医学生、医务人员的差异性决定的。医学院校的学生应进行系统化的医学伦理教育,使他们全面学习医德理论知识,从思想上提高医德认识。对于医务人员,要根据职业岗位特点进行针对性教育,加强医德理论与实践的结合。

二、医学伦理教育的过程、原则和方法

（一）医学伦理教育的过程

构成医德品质的基本要素有医德认识、医德情感、医德意志、医德信念和医德行为习惯五个方面,可以归纳为知、情、意、信、行。医学伦理教育,大体上也包含上述基本过程。医德教育的过程是医德基本要素的培养提高和发展过程。

1. 提高医德认识　医德认识是指对医学道德的理论、原则、规范、范畴和准则的感知、理解和接受。认识是行动的先导,没有道德认识,就很难形成良好的道德行为。所以,有意识地提高医德的认知水平对每一位医学生和医务人员而言,显得十分重要。医学生和医务人员的每一个医疗实践活动,都是受思想认识指导的。有些医学生在临床实践过程中的行为不符合患者愿望和社会要求,这往往是由于道德的认识水平低、医德观念薄弱所致。因此,通过各种途径、采用各种方式,帮助医学生和医务人员提高对道德的认识水平,是医学伦理教育工作的首要环节。

2. 培养医德情感　道德情感是指人们依据一定的道德标准,对现实的道德关系和自己或他人的道德行为等所产生的爱憎好恶的内心体验。医德情感就是医务人员对医疗

卫生事业及患者产生的爱与恨、善与恶的内心体验。医务人员一旦产生正面积极的道德情感,就会有对善的热烈追求,进而做出正确的、有利于患者的选择。培养医务人员的医德情感,是提高医德水平的重要内容。

3. 锻炼医德意志 医学道德意志是医务人员在履行医学道德义务过程中所表现出来的自觉克服困难、排除障碍,做出抉择的力量和坚持精神。它体现着医务人员产生医学道德行为的意图,并表现在有目的的自觉行动之中,是从医学道德认识到医学道德行为的一个由此及彼的重要环节。有无坚毅果敢的医学道德意志,是医务人员能否履行医学道德义务的重要条件,也是衡量医务人员医学道德品质优劣的重要标准之一。医务人员在医疗实践过程中,必然会遇到各种困难、阻力,如果没有坚强的医学道德意志,就可能遇难而退;相反,有了坚强的医学道德意志,就能严肃认真、一丝不苟、知难而上。所以锻炼医德意志是关系到医务人员能否达到一定医德水平的重要条件。

4. 树立医德信念 道德信念是根据一定的道德认识、情感、意志而确立起来的。对道德义务的真诚信仰和强烈责任感,是推动医学生医德行为的动力,是促进医德认识转化为医德行为的重要因素。一个医护人员只有树立了坚定的信念,他的医德行为才具有坚定性、稳定性和持久性,才能自觉地依照自己确定的信念来选择自己的医疗行为,并用它来评价自己的行为和别人行为的善恶。白求恩同志之所以不远万里,来到中国,把一生献给了中国人民的革命事业,究其主要的原因,就是白求恩同志有一个共产主义的信念和强烈的医德责任感。

5. 养成良好医德行为和习惯 医德行为是医务人员在一定的医德认识、情感、信念、意志的支配下所采取的行为,医务人员的道德水平主要通过医德行为反映出来。坚持高尚的医德行为便会形成良好的医德习惯,养成良好的医德习惯是医德教育的最终目标,也是广大医务人员毕生的追求。

在医德教育的全过程中,医学道德认识、医学道德情感、医学道德意志、医学道德信念和医学道德行为习惯构成了医德品质的五个环节,这五个环节不是彼此割裂、孤立存在的,而是相互联系、相互渗透、相互制约、相互促进的。

(二)医学伦理教育的原则

1. 目的性原则 医德教育必须有明确的目的性,否则就会迷失方向。医德教育的目的是培养具有高尚医德、全心全意为人民身心健康服务的医务工作者。不论采取任何形式的医学伦理教育,都要做到有利于培养医务人员良好的医德品质、有利于加强医德医风建设、有利于维护人民群众的身心健康。

2. 理论联系实际原则 医德于实践中进行,不能单纯停留在理论上。医学道德本身就来源于实践,也只有在实践中,才能使医务人员对医学道德不仅有理性的认识,而且有感性的直接触动。医务工作者只有亲身体会到患者在被疾病折磨时的痛苦、家属面对亲人身患重症时的焦急与期盼,才能理解医生对于患者的意义,才能做到急患者之所急、想患者之所想。这样才会自觉地形成高尚的医学道德品质。

3. 因人施教原则 因人施教原则是指在医德教育过程中,要坚持实事求是,具体问题具体分析。受教育者的年龄大小、文化层次、性格特点、工作内容等都不尽相同,所以医德教育必须做到因人施教,有的放矢,不能千篇一律,搞"一刀切",否则会事倍功半。

4. 积极疏导原则 积极疏导就是在医学道德教育中进行积极疏导的灌输式教育。医学道德行为是医务工作者内心信念支配的结果。因此,贯彻以正面教育为主,沟通情感、讲清道理、以理服人、寓情于理、情理结合、循循诱导、启发自觉,使受教育者心悦诚服

257

地接受教育,才能更有效地调动医务工作者的积极性和自觉性,以相同的思想感情为基础,找到沟通思想的"共鸣点",从而使广大医务工作者养成良好的医学道德行为和习惯。

(三)医学伦理教育的方法

医德教育的方法是人们在医德教育实践中不断摸索总结出来的。遵循医学伦理教育的原则,运用多种有效形式,选择符合时代特点、灵动、有趣的方法,这对医德教育目的的实现有重要作用。

1. 理论与实践相结合 通过医学道德教育,把医学道德理论与实践结合起来,引导大家学习掌握医学道德理论和原则规范,并转化为良好的医德行为习惯,达到知行合一。

2. 榜样示范学习法 利用人们对榜样的仰慕崇拜心理和模仿天性来进行医德教育,这是一种很有效的方法。不同时代不同时期所涌现出的一批批医疗卫生行业先进人物,他们的感人事迹和模范行为给人们树立了光辉的榜样,这是对医务人员进行医德教育最有说服力、最具感染力的教材。

3. 案例分析引导法 通过典型案例的伦理分析,提高医务人员的医德素质,对积极引导医学生和医务人员正确认识和处理在医疗实践中所遇到的伦理问题具有重要意义。

第二节 医学伦理评价与监督

医学伦理评价是医德实践活动的重要形式,又是构成医学伦理学体系的重要内容。医学评价把医德理论、医德规范和医德实践三者统一起来,是医学伦理原则和规范发挥作用的杠杆,它以独特的方式影响和制约着医务人员的医疗实践活动。正确地开展医学伦理评价对于促进医德水平的提高,加快卫生事业的改革与发展,实现小康社会具有十分重要的作用。

一、医学伦理评价的含义

医学伦理评价是指人们依据一定的医德标准对医学生、医务人员或医疗卫生部门的职业行为及各种医德现象所做出的道德价值和善恶判断。它以社会舆论、传统习俗和人们的内心信念为主要手段,以医务人员的行为和品质为主要对象,通过善恶、正邪等范畴来改变、影响医德状况,实现医德医风的好转。

医学伦理评价有两种类型:一种是社会评价,即医务行为当事人之外的组织或个人,通过各种形式对医务人员的职业行为进行善恶判断和表明倾向性态度;另一种是自我评价,即医务人员对自己的行为在内心深层进行善恶判断。

二、医学伦理评价的作用

(一)教育作用

医学伦理评价具有深刻的道德教育作用。通过医学伦理评价,对医务人员的医学行为分辨其善恶、明辨其是非、褒善贬恶,就是将抽象的医德规范具体化,使人们易于理解、乐于接受,这是对医务人员进行医德教育的有效方法,是使医德原则和规范转化为医务人员的医德行为,并形成医德品质的重要杠杆。医疗卫生行业的良好医德医风的形成和发展,需要通过医学伦理评价去促进。广泛开展医学伦理评价,提倡高尚的医德,必将有

知识链接

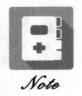
Note

利于促进医疗卫生行业风气的根本好转。

（二）调节作用

医学伦理评价是使医学伦理原则和规范转化为医德行为的重要杠杆。通过社会舆论，使人们在受到赞赏时会感到荣幸，受到批评时产生痛苦，当自我评价"问心无愧"时会欣喜自若，受良心谴责时则会无地自容。医学伦理评价对防止医疗过失、调整医患和医际关系、提高医德素质具有重要意义。

（三）裁决作用

医务人员在医疗实践中的行为是否符合医学道德原则和规范，是通过医学道德评价来进行裁决的。人们通常把医学道德原则和规范比作"法"，把医学道德评价比喻为"道德法庭"的审判。社会评价和同行评价，可以看作是"公审"；而个人自我评价，可以看作是"自审"。通过"道德法庭"的"公审"，支持、鼓励和表彰高尚的医学道德行为，批评、谴责和制止违背医学道德的行为。这种对医务人员的职业行为有褒有贬的裁决，可以起到弃恶扬善的作用。

（四）促进作用

通过医学伦理评价形成强大的社会舆论，有利于进一步促进医院管理质量的提高，更好地维护患者的利益。通过医学伦理评价，对医学新技术、新手段带来的伦理问题进行思考和讨论，形成正确的道德认识，促进医学新技术沿着有利于全人类的方向发展。

三、医学伦理评价的标准和依据

知识链接

医德的基本原则

医德的基本原则：防病治病，救死扶伤，实行社会主义人道主义，全心全意为人民健康服务。

医学伦理评价的标准和依据是关于医学伦理评价如何操作的问题，确立医学伦理评价的正确标准和依据，对医学伦理评价具有决定性意义。

（一）医学伦理评价的标准

医学伦理评价的标准是客观的，这些标准归根到底是以符合社会发展的客观规律、有利于促进社会进步为依据，体现着最广大人民群众的根本利益，是从长期的医学实践中形成并总结出来的。从社会主义医德基本原则和规范出发，根据有利于生产力发展的原则，医学伦理评价的标准必须结合医学实际加以具体化。目前我国医学伦理学界普遍认为，医学伦理学评价标准主要有以下几点。

1. 疗效标准　疗效标准是指医疗行为是否有利于患者疾病的缓解、痊愈、保障生命安全。这是评价和衡量医务人员医疗行为是否符合道德，以及道德水平高低的重要标准。因为救死扶伤、防病治病、维护患者身心健康是医务人员最基本的道德义务和责任，医务人员在任何时候任何情况下，都应把人民的利益和健康放在首位，并作为医疗行为的出发点和落脚点。作为医务工作者，医德的基本要求是使自己的行为有利于患者的身心健康。

2. 社会标准　社会标准是指医疗行为是否有利于人类生存环境的保护和改善。医学的目标不仅仅是医治疾病,更重要的是预防疾病,防止疾病的蔓延、恶化,以及改善人类生存、劳动的环境,这也是医务人员应承担的义不容辞的道德责任。因此,医务人员的行为,应着眼于社会的进步和发展,有利于人类生存环境的保护和改善,才能更有利于人类的健康。

3. 科学标准 科学标准是指医疗行为是否有利于医学科学的发展和进步。医学的目的是维护人的生命和增进人类健康,这就需要积极地开展科学研究。医务人员在试行、推广某些新技术时,如果对挽救患者的生命、提高人类健康水平、发展医学科学有价值,就应当认为是道德的,应当受到社会舆论的支持和国家法律的保护。

以上三条标准是密切相连、不可分割的有机整体,其实质是维护患者身心健康利益,在根本上是一致的。其中第二条标准考虑到医学的发展,反映了广大患者的长远利益,是患者利益在时间上的延伸,体现了当下利益和长远利益的结合。第三条标准把患者个体利益和社会的整体利益相结合,在考虑患者个体利益的同时顾及社会的整体利益,是患者利益在空间上的扩展。只有坚持按上述三条标准对医务人员的医疗行为进行医学伦理评价,我们才能做出比较公正的善恶评判。

(二)医学伦理评价的依据

1. 动机与效果的统一 动机与效果是道德行为过程中的两个重要因素。动机是指行为所要达到的目标,是主观愿望,效果是指行为所产生的客观结果。医疗行为的动机是指医疗行为的意识、思想、心理、观念等主观方面,是意识中、思想中、观念中的医疗行为。而医疗行为的效果则是动机的实际结果,是实际发生的行为。

医学领域中的医学动机和医学效果是对立统一的辩证关系,二者之间是相互联系和相互转化的。首先,医学动机产生于医疗实践中,包含着对一定医学效果的追求,并指导医疗行为达到预期的医疗效果,在医学效果中体现医学动机;其次,医学动机一定要转化为相应的医学效果,医学效果的好坏又会指导医务工作者产生新的医学动机。这是一个十分复杂的过程。这一过程可能出现几种情况:好的动机产生好的效果,好的动机产生不良的效果,不良的动机产生好的效果等。这些复杂情况的出现要求人们在分析和评价医务工作者的动机和效果时,必须深入分析整个医疗过程。要坚持动机和效果的辩证统一,既要看动机又要看效果。医学领域中的医学效果是指医务工作者的医疗行为所产生的客观后果。在具体的医疗活动中效果也是复杂的,可以区分为直接效果和间接效果、眼前效果和长远效果、局部效果和整体效果、有益效果和有害效果(毒副作用)。

因此,在医学伦理评价过程中,要把动机和效果统一到医学伦理评价实践中。如果是对医疗行为者的品德进行评价,可以依据其动机;如果对医疗行为本身进行评价,可以依据其效果。

2. 目的与手段的统一 目的就是医务人员通过各种职业活动所期望达到的目标,而手段则是为了实现目标而采取的各种措施、办法和途径。目的与手段是对立统一的,目的决定手段,手段服从目的。因此,我们在医学伦理评价中,不仅要看医务人员是否有正确的目的,而且还要看其是否选择了恰当的手段。

就临床而言,根据医学目的选择医疗手段,应遵循以下四条原则:①有效原则:作为临床应用的一切诊疗手段,包括新技术和新药物的应用,如果未经严格的动物试验和临床试验证明是有效的,都不能使用。②最佳原则:选用的诊治手段应该是最佳的,一是疗效较好;二是安全可靠、副作用最小,三是痛苦最小,四是费用最低。③一致原则:医务人员在选择治疗手段时只能从患者的利益出发,根据病情的实际予以治疗,不能该治的不

Note

治、大病小治、小病大治，这些都是违反医德的。④社会原则：选择的治疗手段应考虑到社会的后果。

总之，在进行医学伦理评价时，要将有利于人类健康利益作为根本原则，以动机与效果、目的与手段相统一为依据，从实践出发，实事求是地做具体的辩证分析，才能做出正确的判断。

四、医学伦理评价的方式

(一) 社会舆论

社会舆论是指公众对某种社会现象、事件或行为的看法和态度。社会舆论可分为两类：一类是有组织的正式舆论，它通过各种宣传工具，广泛宣传某种思想和行为，是自觉形成的，具有权威性强、覆盖面广等特点；另一类是非正式舆论，是人们根据传统习俗和经验自发形成的，是社会人群对周围的人或事发表的言论，具有分散性和随意性的特点，传播的范围有限。

社会舆论是医学伦理评价的主要方式，在医学伦理评价中起主要作用。但是，社会舆论并不都是正确的，特别是非正式舆论，由于受旧思想、旧观念的影响，有许多不符合现代社会道德要求的内容，因此在运用时要能够识别正误，区别对待，做到具体情况具体分析。

(二) 内心信念

内心信念是指医务人员通过长期的学习和实践，在内心深处形成的对医德的真诚信仰和良心。内心信念在行为前对医德行为有预测作用；在行为中对医德行为及后果有自我监督的内在力量。内心信念的特点如下：①观念形成的理智性；②把握、校正行为的自尊性；③追崇所信赖的道德价值目标的自觉性。这种内心信念，成为判断自己行为的标准，成为评价自己行为道德性质的一种能力。相对于社会舆论和传统习俗来说，它是更为重要的医学伦理评价力量。内心信念具有深刻性和稳定性，深刻性是指医务人员内心信念的形成并非一朝一夕之事，而是长期医疗实践和学习的结果，是由感性认识上升到理性认识的结果，是医德意识、医德情感和医德意志的统一。医务人员的内心信念一旦形成，不会轻易改变，可以在一个较长的时期内支配自己的医疗行为。

当医务人员真诚地履行了自己的职责，竭尽全力医治好了患者的疾病，他就会对自己合乎医德要求的行为过程及结果感到心安理得、问心无愧，进而获得一种精神上的满足和享受，形成一种信心和力量，并在今后的实践中继续坚持这种行为。当医务人员在医疗实践中出现了某些差错，给患者带来一定的痛苦或损失时，即使别人未察觉也会受到自己良心的责备，由此而感到内疚和羞愧，进而促使自己进行自我谴责和检讨，并在今后的实践中避免再发生类似不良行为。内心信念作为一种道德的精神支柱要经过长期反复磨炼形成，它主要通过良心来发挥作用，以良心的自我谴责和良心的自我满足、自我安慰等形式进行医学伦理评价活动，一旦形成，便具有稳定性和深刻性。

(三) 传统习俗

传统习俗是指通过历史沿袭下来的稳定的、习以为常的行为倾向、行为规范和道德风尚。传统习俗不仅被人们普遍认可和接受，具有评价道德好坏、善恶的作用，而且在某种程度上成为不同领域道德规范的补充。但是，由于传统习俗的形成以一定的历史条件为背景。因此，传统习俗评价的作用有积极和消极之分。医德传统是社会传统习俗的组成部分之一，我们要正确地分析和看待医德传统，取其精华，去其糟粕，尊重传统而不把

Note

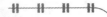

知识链接

传统神圣化,提倡创新又不使道德表现得混乱无序。只有那些涉及患者健康利益、体现医务人员职业道德价值观念的习俗,才是医学伦理评价时应该采纳的。对那些迂腐过时的传统习俗应该摒弃,积极树立新的道德风尚,促进医德建设。

五、医学伦理的监督

医务人员高尚的医德品质的形成,离不开一定的约束和监督。在社会主义精神文明建设和全面小康社会建设过程中,医德监督是不可缺少的重要因素。

(一) 医学伦理监督的定义

医学伦理学研究的是医疗领域的医学道德现象,即医学道德意识现象、医学道德规范现象和医学道德活动现象,医学道德现象需要通过医学道德主体去实现和体现。医务人员高尚医学伦理品质的形成,除了个人的修养外,也离不开一定的约束和监督、管理,在加强社会主义医学伦理医风建设中,医学伦理监督是不可缺少的重要因素。

医学伦理监督,是通过各种有效途径和方法,去检查、评估医务人员的临床、科研、教学等医疗卫生相关行为,帮助医务人员树立良好医学伦理风尚,促使医疗卫生相关行为符合医学伦理原则和规范。也就是说,医学伦理监督是按照医学伦理标准和原则,对医务人员医疗卫生相关活动中履行医学伦理规范的情况进行的检查和督促。在医疗活动中深入地实施医学伦理监督,可以提高广大医务人员的医学伦理品质,督促医务工作者自觉地严格遵守医学伦理规范,对于维护医疗卫生活动的正常秩序,提高医疗卫生工作的质量和水平,促进社会和谐发展,保护人民健康,加强社会主义精神文明建设,都有着十分重要的意义和作用。

(二) 医学伦理监督的意义和作用

1. 医学伦理监督能促进良好医德医风的建设 医学伦理监督在临床工作中,可以促进良好医德医风的建设。通过医学伦理监督,可以巩固医学伦理教育的积极成效,在医院内形成人人以遵守医学伦理规范为荣、以违反医学伦理规范为耻的风尚,从而营造一种良好的医学伦理氛围,形成一种集体舆论环境。这样,就有利于促进医务人员加强自身医学伦理修养,成为加强医院医德医风建设和社会主义精神文明建设的强有力的保证。

2. 医学伦理监督能培养医务人员良好医学伦理品质 医学伦理品质的形成,是由他律性向自律性转化的过程,存在着一个由外化向内化演进的过程。医务工作者在这个转化和演进的过程中,不是完全自发的,而是需要一定的主观和客观的促进条件。主观条件是医务人员自身的医学伦理修养和自觉学习、遵守与提高,客观条件则是医学伦理教育及第三方监督。医务人员要成为一个具有完善道德的人,总是要在一定的约束和监督之下,通过不断地学习、认识,用医学伦理规范时时对照督促自己,才能逐渐培养良好的医学伦理品质。在加强社会主义医学伦理建设中,医学伦理监督是培养医务人员良好医学伦理品质的不可缺少和不可替代的重要环节。

(三) 医学伦理监督的方式

通过院内、院外监督形式,强化监督机制,有效地约束、规范医务人员的临床、教学、科研三方面的行为,使其符合医学伦理规范,树立医疗行业新风尚。

1. 法律监督 医学伦理在多种情况下需要法律的支持和介入,如人体器官、辅助生殖、安乐死等医疗行为,均不能缺少法律的制约与监督。马克思主义认为,道德与法律是

Note

对立统一的关系：一方面，道德是通过说服教育和榜样感化的自律性行为规范，它是通过社会舆论的赞扬和谴责、表彰和批评的方式来实现的，而法律则是通过禁令或强制性的他律性规范，依靠审讯和裁决来强制执行；另一方面，道德与法律在某些内容上又是相互依存、相辅相成的，在一定条件下二者是可以相互转化的。道德教育和道德舆论的作用有助于提高法律的尊严和功效，而法律则能够加强道德的影响威力。道德固然以扬善为基本特征，但治恶也是不可缺少的一个方面。法律监督以强制为特征，是更有效的治恶手段。以法律来监督道德行为，对于各种非道德行为无疑会起到震慑作用。对非道德行为的惩罚无异于是对道德行为的褒扬。法律手段是其他手段所无法替代的，对道德活动从根本上起到了有效的保障作用。

2. 规章制度监督　建立医德医风检查考核制度，对医务人员医德医风考核进行量化及评估：医院医德医风教育的问题，说到底是人的问题，全体员工是医院目标实现的基础，是提升医院质量的执行者。医疗是一种高度人工智能的行业，每个医务工作者与患者接触，言行和工作表现都直接反映其医学伦理素养，所以必须强化全员医学伦理意识。规章制度以其强制性和强有力的约束性对人们的行为产生制约作用，医疗卫生部门的各项规章制度，都是依据一定的医学伦理原则和规范制定的，把这些医学伦理内容以制度的形式反映出来，使医务人员在执行规章制度的同时接受医学伦理监督，并以此提高医务人员医学伦理意识及水平。如医疗质量评估考核制度、奖惩制度、医德医风考评制度等，这些制度都反映了医学伦理建设的要求，为医务人员提供了正确的思想及行为导向，使医务人员在规章制度的指引下，树立正确的医学伦理观念，履行医学伦理义务。在医学伦理建设中，建立健全医学伦理监督的激励约束机制尤为重要。其一，要建立医学伦理评价指标体系，使医学伦理的评价和监督建立在科学客观的评价制度的基础之上，使评价和监督有规矩可循。其二，要严格执行奖惩制度。凡是违反了医学伦理规范的行为，要根据实际情况给予批评教育，责令整改，情节严重的给予处罚、处理甚至依法处置。对于遵守医学伦理规范、传播正确医学伦理思维的行为，要运用物质和精神的手段予以鼓励和宣传。

3. 人民监督　人民群众的眼睛是雪亮的，人民是真正的英雄，他们是医学伦理活动状况的直接的受益者或受害者，人民中蕴含着丰富的医学伦理监督的智慧和能力，动员人民群众直接参与医学伦理监督，它具有广泛性、群众性和客观性的特点。因此，应该采取切实可行的措施，增加医院管理的透明度，将医院的各项管理制度、医学伦理行为规范等向群众公开，自觉接受社会各界的监督。同时，还应建立和完善各种有利于群众监督的规章制度和有效措施。

（1）建立透明价格制度：实行挂牌服务，实行检查、检验、治疗项目的收费价格等公开制度。

（2）建立顺畅投诉制度：设置意见薄、意见箱；公开举报信箱、举报电话；门诊设立门诊接待室，面对住院患者设立医务科，广泛听取社会各界对医学伦理相关行为的意见，接受人民的监督，认真受理人民群众来信来访和举报投诉工作。

（3）建立社会监督员制度：社会监督员由非本单位人员组成，对医院医学伦理相关行为进行监督，允许及鼓励定期或不定期进行评论、报道。

（4）定期满意度调查：如通过定期召开患者座谈会或通过微信平台满意度问卷填写、纸质满意度调查表的填写、口头满意度调查等方法，对门诊、住院、出院患者进行满意度调查，广泛征求患者及家属意见，及时反馈改进。

4. 舆论监督　在信息传播快速发展的时代，通过各种媒体和人民群众广泛的口头、文字信息传播，实施对医疗卫生单位的舆论监督，是一种快捷、直接、震慑力大、影响面广的医学伦理监督实施方式。这种方式在社会主义医学伦理建设中发挥着不可替代的舆论导向和监督作用。舆论监督是构成医学伦理监督的主要组成部分，在医学伦理行为导向上起着主要的、积极的作用；而人们自发形成的舆论监督经常成为组织舆论监督的必要补充，并受其支配、影响和制约，同样起着一定的约束、导向作用。现今，医学伦理舆论已成为监督、评价医务人员医学伦理行为的一种手段，对促进社会主义医学伦理医风建设和精神文明建设，起着越来越重要的作用。

5. 自我监督 自我监督是医务人员依靠其内在的、自身的力量对其医学伦理品质和行为的监督。自我监督是医学伦理监督的一个重要方面，也是医务人员发挥主观能动性，加强修养的自省、自控的重要方式。因为在医疗实践中，很多工作常常是在没有他人监督下独立进行的，社会舆论、规章制度等监督手段是很难直接发生作用的，这主要靠"慎独"，依靠医务人员内在的自控自律，依靠其内在的职业良心、职业信念的监督。医学伦理自我监督是以医学伦理原则、规范为标准，以"设身处地""己所不欲勿施于人"的古训为前提，在此基础上"吾日三省吾身"，改正不符合医学伦理要求的行为，从而达到自我约束、自我提高，实现医学伦理他律性向医学伦理自律性转化。

医学伦理监督是医疗卫生部门精神文明建设的重要组成部分，是对医学伦理教育、医学伦理修养的检验，也为二者指明了方向。卫生改革的新形势下，要逐步建立健全医学伦理监督机制，大胆探索医学伦理监督的有效方法，并促使医学伦理监督向制度化、规范化、法制化方向发展。

（四）医学伦理监督的原则

医学伦理监督是依据其自身的规律和特点来确定医学伦理监督的原则。

1. 他律与自律监督结合 他律监督包括法律监督、规章制度监督、舆论监督、人民监督，他律监督与自律监督结合是医学伦理监督的一个基本原则。医学伦理监督只有坚持综合监督的原则，通过他律监督的外部约束，以及自我监督的内在约束，共同形成监督体系，才得取得满意的监督效果。

2. 坚持以人民群众的健康利益为目标 医学伦理监督的目标是使医务人员的医疗相关行为符合医学伦理规范和标准，即医疗标准、科学标准和社会标准。以有利于疾病的缓解和治疗，有利于医学科学的发展和社会进步，有利于人类生存环境的保护和改善，作为评价监督的标准。坚持以人民群众的健康利益为目标，避免违反医学伦理的行为和思想，避免主观主义，为人民健康做出应有的贡献。

3. 发扬民主，广开言路 医学伦理监督必须注重发扬民主，动员广大人民群众和社会各界的广泛参与，不拘泥于形式，积极接受广泛的批评，并及时反馈监督信息，公开监督成效。一切涉及违反医学伦理规范的来信来访和报刊电视批评，都要认真核实，及时妥善处理，公开核实及处理结果，这样可以更好地进行医学伦理监督。

4. 预防为主，积极教育 医学伦理监督的目的归根到底是为了使医务人员树立正确的医学伦理观念，使医疗相关行为符合医学伦理规范。因此，预防为主、防患于未然是医学伦理监督的重要责任，积极予以教育、指引，广泛传播医学伦理学知识，使医务人员了解并积极遵从医学伦理规范。坚持积极教育原则，既要严格要求，不姑息迁就，不得过且过，又要正确引导，积极灌输，定期考核，这是取得良好监督成效的重要举措。

第三节 医学伦理修养

一、医学伦理修养概述

医学伦理修养,是指医务人员为实现一定的医德理想而在医德意识和医德行为方面所进行的自我锻炼、自我改造、自我提高的行为活动,以及经过这种努力所形成的相应的医德情操和达到的医德境界。医德修养是一种重要的医德活动形式,它不仅对个人的医德品质的形成具有重要意义,而且对整个行业的医德医风建设起着关键性的作用。

(一)医学伦理修养的内涵

医学伦理修养是医务人员在医德方面通过勤奋学习和刻苦实践以及经过长期医疗实践的磨炼,所达到的医德境界,包括在医疗实践中所形成的情操、举止、品行等;是在医德认识、医德情感和医德意志等方面自我教育和改造的成果。它包括两方面内容:一是医务人员按医德原则和规范所进行的意志磨炼、医德践行的过程;二是指医务人员在医德实践中,经过长期努力所达到的医德水平和医德境界。医德修养的目的在于医务人员自身的品质的塑造。医德修养的实质是医务人员把医德原则和规范转化为内心信念的过程。自觉地开展善恶两种对立观念的斗争,择其善者而从之,择其不善者而改之。

(二)医学伦理修养的内容

医学伦理修养的内容即医德规范体系的内容,具体体现为医德原则、医德规范所提出的要求。在医疗实践中,通过对医学伦理理论的学习和把握,培养医务人员恪守职业道德规范的自觉性和坚定性,并做到自检自律。医学伦理修养的内容主要有以下几方面。

1. 医学伦理理论修养 医学伦理理论既是对医疗实践中伦理经验的概括和总结,又是医务人员医德行为的指南。医务人员只有对医学伦理理论和原则有较好的把握、理解、认同,并内化为道德信念,才能在医疗实践中明辨是非,行善施乐。

2. 医学伦理意识修养 医务人员根据医学伦理原则和规范的要求,对自己的思想和行为进行自查和反省,及时去除不良意识和观念,形成正确的医学伦理意识,做到见贤思齐。

3. 医学伦理情感修养 医学伦理情感修养是在医学伦理修养的基础上,由医务人员的同情心、责任心和事业心等积淀而成的,集中体现为医务人员实现医学专业精神的情感意志和能力。医务人员对患者的同情和尊重,热情和关注,医务人员的反躬自省和人格完善等,都会使道德情感渐趋稳定和深沉。

4. 医学伦理行为修养 医学伦理理论修养、意识修养和情感修养最终体现在医务人员的医疗行为上。由医学伦理意识到行为习惯的养成,情感和意志起着关键作用。

5. 医学伦理智慧修养 医学伦理智慧修养是一种相对完善的对医学伦理的认知和把握能力,是一种在道德困境和冲突中,仍能把握不易觉察的隐藏在深处最为关键的伦理问题的能力。伦理智慧是由丰富的知识、高尚的情感、坚定的信念以及医疗实践道德经验的不断积累而形成的。

（三）医学伦理修养的境界

医学伦理修养的境界是指医务人员经过医学伦理修养达到的程度。目前,我国医务人员的医学伦理境界主要有四种。

1. 极端自私　这种境界的少数医务人员把医疗职业作为获得个人私利的手段、谋取个人私利的资本,对患者的态度完全取决于自己获得利益的多少。这种医务人员尽管是极少数,但危害很大,影响极坏,必须重点加以教育,促其转变。

2. 先私后公　这种境界的人往往把个人利益看得很重,服务态度不稳定,责任心和服务质量时好时坏。当集体利益和个人利益发生矛盾时,常常要求前者服从后者。这类人在我国现阶段医务人员中占有一定比例,直接影响着医疗服务质量,如果不及时进行医学伦理教育和引导,极易滑向极端自私境界。

3. 先公后私　处于这种境界的医务人员占大多数,他们基本上树立了为人民服务的人生观,明确了作为一名医务人员的真正意义。这里说的"私",是指医务人员的正当利益;"公"是指人民健康、卫生事业和集体利益。处于这种境界的医务人员,能够正确处理个人同整个卫生事业、同集体、同患者及同行之间的关系,能够把集体和患者的利益放在第一位,以事业为重,以患者利益为重;坚持多做贡献,合理报酬;谦虚礼让,尊重他人;严于律己,宽以待人,较好地履行了自己的道德义务和责任。

4. 大公无私　大公无私的医学伦理修养境界是人类社会最高层次的医学道德境界。处于此境界的医务人员,对患者极端热忱,对工作极度负责,对技术精益求精,工作中全心全意为人民群众的健康服务。从不计较个人的得失,一切以患者利益为重,把医疗卫生工作当作个人的事业,以无私奉献为人生的最大快乐和幸福。

医学伦理修养境界的四个层次,反映了医务人员医学伦理修养水平的高低。自私自利的境界以"私"字为核心,表现为极端的个人利己主义,必须坚决地予以抵制;先私后公的境界以公私兼顾为特征,在实践中很难处理好,是一种较低层次的医学伦理修养境界;只有先公后私、大公无私的医学伦理境界才是社会和广大人民群众所期望的境界,才是广大医务人员所要追求的医学伦理修养境界。这四种境界,是当前医务人员不同思想境界和道德状况的反映,但这又不是静止的、一成不变的。广大医务人员应切实加强自身医学道德修养,不断提高医学道德水平,逐步向更高层次的医学道德境界迈进,像白求恩那样,做"一个高尚的人,一个纯粹的人,一个有道德的人,一个脱离了低级趣味的人,一个有益于人民的人"。

二、医学伦理修养的途径与方法

（一）医学伦理修养的根本途径

医务人员为了达到提高医德品质的目的,在医学伦理修养方面,还必须遵循正确的途径。从根本上说,医学实践是医学伦理修养的根本途径。

1. 医学实践是医学伦理修养的基础　医德是调整医学领域中人与人之间利益关系的准则,如果离开了医学实践,医务人员的医德行为就无从表现,也就无法对医务人员的行为进行善恶的判断,当然也就谈不上医学伦理修养的必要性。这样也就无法有效地培养和提高自己的医德品质。可见,脱离医学实践,医学伦理修养就成了一句空话。

2. 医学实践是检验医学伦理修养的标准　医学伦理本身就具有知行合一的特点,医学伦理修养同样也不能脱离医学实践。医务人员医学伦理修养的效果如何,只有通过医学实践来对照检查,改正和克服自己不符合医德原则和规范的言行,从而不断地加强医学伦理修养,提高自己的医德水平。

3. 医德实践是促进医学伦理修养提高的动力 当前,随着社会主义市场经济的发展、医学的发展和卫生事业改革的深入,不断地给医学伦理提出了许多新的要求。这就需要医务人员及时地把握这些要求,通过加强自身的医学伦理修养来适应变化了的医学实践。此外,医务人员的良好医德品质形成,是不可能一蹴而就的,这就决定医学伦理修养必然是一个长期的实践过程。只有在实践中不断地进行修养,才能使自己的医德品质得到提高。

4. 医德实践是医学伦理修养的目的和归宿 医学伦理修养本身并不是目的,而是提高医务人员医德品质的手段。医务人员之所以要具备医学伦理修养、要具备良好的医德品质,归根到底是为了在医疗实践中更好地为患者服务、为医学的发展和社会进步服务。所以医德实践既是医学伦理修养的目的,也是医学伦理修养的归宿。

(二) 医学伦理修养的方法

1. 坚持在医疗实践中加强医学伦理修养 人的本质是一切社会关系的总和。人的道德品质是人的本质的重要组成部分,从根本上讲,它只能在社会实践中得到改造和提高,因而只有积极地参加医疗实践,在实践中自觉地进行自我锻炼、自我改造,才是医学伦理修养的根本途径。具体说来,在医疗实践中加强医学伦理修养要从以下两个方面做起。

(1) 坚持在医疗实践中认识和改造主观世界。实践是检验真理的唯一标准,也是进行医学道德教育的根本途径和加强医学伦理修养的根本方法。只有在实践中,医务工作者才能认识到自己的行为是否符合医学道德规范。同时,医务工作者要克服和纠正自己不道德的思想行为,培养和提高医学道德品质,也必须通过医疗实践才能真正做到。否则,其结果必与言行不一致。因此脱离医疗实践、孤立的医学伦理修养是不切实际的,亦无助于医德品质的培养。只有坚持理论与医疗实践相结合,做到言行一致,才能更好地将改造主观世界与客观世界结合起来,促进医学伦理修养的不断深化。

(2) 坚持在医疗实践中检验自己的言行,检验自己的医学伦理修养水平。医学伦理修养和医学道德品质的提高是一个长期而曲折的过程。每一个人在生活中都面临着不断的选择,在选择中增加自身的经验,而个人所达到的道德水平,并不能保证在一切问题上都能做出符合道德的选择。同时,社会的发展会不断地提出新的问题,人们已有的知识选择经验和道德水平并不会总是让人做出正确的选择,尤其是很多行为的后果,往往要通过很多曲折才能表现出来。这就说明,人们对善恶的认识同真理一样,只有通过实践,其道德品质才能不断地巩固和提高。如果医务工作者止步不前,不随实践本身的变化而不断加强修养,医德品质也不会真正得到提高。

2. 贵在自觉、持之以恒 社会舆论、传统习俗是医学道德品质形成的重要方面,但归根到底是通过医务人员的内心信念起作用的。医务工作者只有把医学道德原则和规范变成内心信念,才能使医学道德原则和规范成为心灵深处的"医学法律"、头脑中的"自我命令",用来调整自己的行为,使其符合医学道德的要求,达到全心全意为群众防病治病的目的。周恩来曾说过,天下无天生的完人,觉悟程度也是逐渐提高的,从不自觉到自觉。认识是发展的,自己要不断进行自我教育、改造。道德修养是自我学习、自我教育、自我锻炼、自我提高的过程,没有高度的自觉性是不行的。同时医学道德品质的形成更非一日之功、不可一蹴而就的。高尚的道德人格和医学道德素质需要一个长期的"积善"过程,"积善"即精心培养优秀的医学道德观念和素质,使其不断积累和壮大。只有不弃小善,才能积成大善;只有积成众善,才能有高尚的医学道德。

3. 内省的方法　所谓内省,就是自己经常对自我内心世界进行反省。医德修养离不开内省、检查、解剖等"自识"的修养功夫,只有经常地、自觉地解剖自己、评价自己、分析自己、调控自己,才能使自己的医德境界不断地向更高目标升华,并抵制社会上不良风气的影响。

孔子说:"内省不疚,夫何忧何惧?"曾子则称:"吾日三省吾身。"韩愈认为:"早夜以思,去其不如舜者,就其如舜者。"医务人员经常检点、省察自己是非常必要的。

4. 自律的方法　自律就是自己对自己的严格要求和约束。医务人员要加强医德品质,必须自觉进行医德自律。古代著名医家,无不注意培养自律品格。孙思邈在《大医精诚》中说:"省病诊疾,至意深心;详察形候,纤毫勿失;处判针药,无得参差。"希波克拉底在其《誓言》中也说:"我之唯一目的,为病家谋幸福,并检点吾身,不做各种害人及恶劣行为,尤不做诱奸之事。"

5. 力求"慎独"　医德中的"慎独",是指医务人员在单独工作、无人监督时,仍能坚持医德信念履行医德原则和规范。"慎独"既是一种医德修养方法,也是一种高尚的医德境界。医疗卫生工作直接关系到人的生命,而医务人员的工作常常是在独立操作的情况下进行的,而且专业性强,其他人员很难进行监督,因此很大程度上需要依靠医务人员的自觉性和责任感。

医务人员要自觉地把"慎独"作为一项重要的医德要求,作为保障自己正确履行医德规范的一个重要手段,要培养自己的"慎独"精神。首先,要提高认识,自觉重视"慎独"的重要性,只有认识到这一点,并且自觉自愿地提高修养,才能逐步达到"慎独"的境界。其次,要从小处着手,不仅在无人监督的情况下不做坏事,而且在抢救危重患者却又无人讨论、商量时,要积极主动、勇于负责,敢于承担风险,切不可患得患失,犹豫不决,贻误患者的治疗时机。最后,要坚持不懈,持之以恒。"慎独"作为医学伦理修养中一种自我教育的方法和要达到的高尚境界,绝非一日之功,要经过长期艰苦的努力才能达到。

本 章 小 结

医学伦理教育、评价与修养	学 习 要 点
概念	医学伦理教育、医学伦理评价、医学伦理修养
医学伦理教育原则与过程	目的性原则、理论联系实际原则、因人施教原则、积极疏导原则
	提高医德认识、培养医德情感、锻炼医德意志、树立医德信念、养成良好医德行为和习惯
医学伦理评价的作用	教育作用、调节作用、裁决作用、促进作用
医学伦理修养境界	极端自私、先私后公、先公后私、大公无私

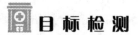

目 标 检 测

一、选择题

1. 对医学伦理评价的意义,理解不正确的是(　　　)。

A. 表明评价者个人的喜好

B. 形成健康的医德氛围

C. 调节医学人际关系

D. 有助于将外在医德规范内化为医务人员的信念

E. 有助于指导医务人员选择高尚的医德行为

2. 评价医德行为善恶的根本标准是（　　）。

A. 患者意见

B. 患者家属的意见

C. 新闻媒体的认定

D. 有利于患者、有利于医学发展、有利于生存环境的改善

E. 社会主义医德规范体系

3. 下列不属于医学伦理修养意义的是（　　）。

A. 有利于提高医务人员的医德素质

B. 有利于形成良好的医德医风

C. 有利于提高医务人员的医德评价能力

D. 有利于整个社会的精神文明建设

E. 以上皆不是

4. 医学伦理教育的规程不包括（　　）。

A. 提高医德认识　　　B. 培养医德情感　　　C. 锻炼医德意志

D. 树立医德信念　　　E. 培养医德意识

5. 对于医学伦理教育的原则理解不正确的是（　　）。

A. 目的性原则　　　B. 理论联系实际原则　　　C. 因人施教原则

D. 积极疏导原则　　　E. 积极参与原则

6. 医学伦理教育的方法理解不正确的是（　　）。

A. 理论与实践相结合　　　B. 榜样示范学习法　　　C. 案例分析引导法

D. 临床医师引导法　　　E. 以上皆是

7. 医学伦理评价的标准理解不正确的是（　　）。

A. 疗效标准　B. 社会标准　C. 科学标准　D. 道德标准　E. 以上皆是

8. 下列哪一项不属于医学伦理评价的方式？（　　）

A. 社会舆论　B. 传统习俗　C. 专家评定　D. 内心信念　E. 以上皆是

9. 对医学伦理的监督原则理解有误的一项是（　　）。

A. 他律与自律监督结合

B. 坚持以人民群众的健康利益为目标

C. 发扬民主，广开言路

D. 公正廉洁，平等互助

E. 预防为主，积极教育

10. 对于医学伦理修养的内容理解不正确的一项是（　　）。

A. 医学伦理理论修养　　　B. 医学伦理意识修养　　　C. 医学伦理情感修养

D. 医学伦理行为修养　　　E. 医学伦理品德修养

A2 型题

1. 某医院护士在给患者打针时，误将三床患者的药物注射到二床患者身上，她发现错误后进行了自我反省，并写下保证书，决心吸取教训，不再发生类似的错误。以后的实践证明，该护士的责任心有了很大提高。这个事例说明（　　）。

A. 加强医学伦理评价非常重要

B. 进行医学伦理监督非常重要

C. 提高医学伦理修养十分重要

D. 强化医学伦理意识不需要法律手段

E. 提高医学伦理修养必须要重视医务工作者的个体自觉性

2. 一名 8 岁的小孩因扁桃体发炎需要做手术。某医生为捞取额外收入,在正常上班时间擅自到患者家中进行手术。为了尽快做完手术,既未对小孩进行体温等常规检查,也未使用有关药物,当小孩出现危险后又缺乏必要的抢救器材和药品,最后导致小孩因窒息而死亡。这一事例反映出(　　　)。

A. 技术落后是产生医疗事故的主要原因

B. 医德培养对医务人员起不到制约作用

C. 市场经济对医德建设具有负面形响

D. 医德修养对医疗实践中诊疗工作的顺利进行起着重要作用

E. 诊疗过程中存在许多突发事件

二、简答题

1. 什么是医学伦理评价?评价的标准和方式有哪些?

2. 联系实际,简述医学伦理修养的途径和方法。

3. 什么是医学伦理修养?

4. 简述医学伦理教育的特点和过程。

5. 简述医学伦理教育的重要意义。

参 考 文 献

[1] 颜景霞. 医学伦理学[M]. 南京:江苏科学技术出版社,2012.

[2] 王柳行. 医学伦理学[M]. 2 版. 北京:人民卫生出版社,2014.

[3] 宫福清. 医学伦理学[M]. 北京:科学出版社,2013.

[4] 袁俊平,景汇泉,李晓军. 医学伦理学[M]. 2 版. 北京:科学出版社,2012.

[5] 孙福川,王明旭. 医学伦理学[M]. 4 版. 北京:人民卫生出版社,2013.

[6] 丘祥兴,孙福川. 医学伦理学[M]. 3 版. 北京:人民卫生出版社,2008.

[7] 王超,朱红英. 医学伦理教育的现状及其分析[J]. 检验医学教育,2007(4):3-6.

[8] 王超."医患冲突"背景下医学伦理教育的检视与重构[J]. 伦理学研究,2018(1):100-105.

[9] 赵菁,刘章锁,杨鹏跃,等. 新医学模式下医学伦理教育研究[J]. 中国高等医学教育,2017(4):5-6

(铜仁职业技术学院　廖淋森)

选择题答案

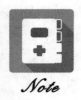
Note